U0201523

吉林省重大科技成果转化项目（课题编号：20160301003YY）

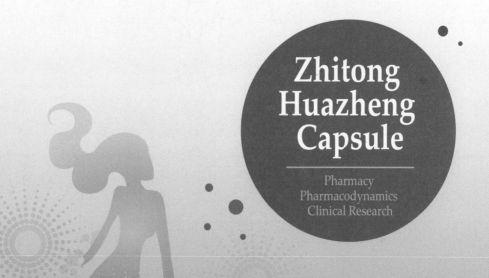

Zhitong
Huazheng
Capsule

Pharmacy
Pharmacodynamics
Clinical Research

止痛化癥胶囊

药学·药效学·临床研究

李平亚　主　编

刘金平　冯　浩　副主编

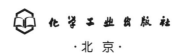

化学工业出版社

·北京·

本书围绕中药制剂止痛化癥胶囊展开，说明了该中药制剂的质量标准，进一步对其成分研究、药效学研究、制剂筛选研究和临床研究等现代药物研究内容进行了阐述，在对各项研究阐述过程中提供了具体的实验材料、实验方法和实验结果，本书以大量实验数据与图表为基础，内容扎实、思路清晰、方法明确，能为从事中药制剂研究和开发的技术人员提供研究范例和研究思路，对广大的临床医生及患者科学应用止痛化癥胶囊具有较强指导性。

图书在版编目（CIP）数据

止痛化癥胶囊：药学·药效学·临床研究/李平亚
主编. —北京：化学工业出版社，2019.1
ISBN 978-7-122-33352-0

Ⅰ．①止… Ⅱ．①李… Ⅲ．①止痛药（中药） Ⅳ.
①R286

中国版本图书馆 CIP 数据核字（2018）第 268251 号

责任编辑：杨燕玲　满孝涵
责任校对：王　静　　　　　　　　装帧设计：史利平

出版发行：化学工业出版社（北京市东城区青年湖南街13号　邮政编码100011）
印　　装：中煤（北京）印务有限公司
787mm×1092mm　1/16　印张19¼　字数342千字　2019年1月北京第1版第1次印刷

购书咨询：010-64518888　　售后服务：010-64518899
网　　址：http://www.cip.com.cn
凡购买本书，如有缺损质量问题，本社销售中心负责调换。

定　　价：**198.00元**

主　　编　李平亚

副 主 编　刘金平　冯　浩

编写人员

　　　　　陈万里　许立鑫　房　丽　赵晓阳　梁　博　曲丽丽

　　　　　苏良涛　郭文英　李英杰　李平亚　刘金平　王翠竹

　　　　　张楠淇　吴福林　王振洲　郑大为　冯　浩　李　卓

止痛化癥胶囊荣获了"吉林省名牌产品"、"妇科疾病类十强产品"（2011）、"行业典范　百姓安全用药"（卫计委2012）及"行业品牌值得信赖产品"（卫计委2013）等多项荣誉，是名副其实的中药大品种，但是综观该品种的科研历史及应用，存在着中医药行业产品众所周知的五大瓶颈问题：临床定位宽泛、药效物质不清、作用机制不明、制药工艺粗放、质控水平低下。因此深入开展其二次开发是十分必要的。

本书针对止痛化癥胶囊物质基础不清楚、质量控制水平不高、药理作用及机制不明确及临床适应证宽泛、优势不突出等问题，利用现代药物的研究手段及方法，深入开展了药学、药效学、入血成分及临床再评价等研究。围绕提高止痛化癥胶囊的质量，从新工艺剂量筛选入手，科学设置工艺品质调控点及质控指标，精准控制工艺参数，实现了批次间一致性目标；将化学组成、药效物质及入血成分及指纹图谱的研究结果整合到质量检测标准，显著提升了药品质控水平，为大幅度提高中成药质量标准提供了技术支撑；从药理学角度阐释了止痛化癥胶囊多组分、多通路、多靶点及多途径的整合调节机制；通过大量的临床研究结果，确定了止痛化癥胶囊的临床科学定位。

本书为广大的中药制剂研究人员、临床医生提供了深入了解及应用止痛化癥胶囊的科学依据，希望能使读者有所收获。

编者

2018年10月于长春

Zhitong Huazheng capsule, which has been awarded 'Jilin Province Name-brand Products', 'Top 10 Products for Gynecology Diseases' (2011), 'Industry Model, Public Safe Medication' (National Health and Family Planning Commission of China (NHFPC, 2012) and 'Industrial Brand Trustworthy Products' (NHFPC, 2013), is a A variety with large sales of traditional Chinese medicine. However, the development and the application of this drug shares the five common issues known as the bottleneck of the traditional Chinese medicinal products: lack of focus clinical target, ambiguous pharmacophore, unclear mechanism, low-grade production process, low-level quality control. Thus, revisit the properties of this drug in depth is extreme necessary.

This book focuses on the issues of the Zhitong Huazheng capsule in terms of ambiguous pharmacophore, low-level quality control, uncertain mechanism, unclear clinical target and non-prominent advantages. We employs state-of-art technologies and methodologies of modern drug development to study the pharmacy, pharmacodynamics, plasma composition of the drug metabolites and clinical revaluation.

In order to improving the quality of the Zhitong Huazheng capsule, we screened the formulation, properly set the process quality control point and index, precisely controlled the process parameters and successfully achieved reproduction among different batches. While incorporating the chemical composition, pharmacophore, plasma component and fingerprint spectra, the quality control standard of the drug was improved significantly. This protocol may provide support for further improving the quality of the traditional Chinese medicine. Pharmacodynamics studies revealed the synergistic regulation mechanism of the Zhitong Huazheng capsule involving multi-component, multi-pathway, multi-target and multi-function. We also determined the proper clinical target through clinical trials of large samples.

This book provides scientific evidences of understanding and applying the Zhitong Huazheng capsule for the investigators of traditional Chinese medicine and clinical doctors. We sincerely hope the reader benefit from this book.

Editor

Changchun, October 2018

目录

Contents

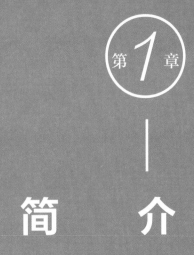

第1章

简　介

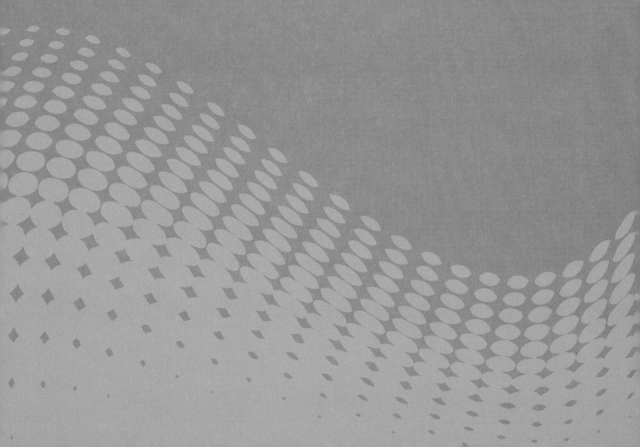

1.1　概述 --

止痛化癥胶囊是由吉林金宝药业股份有限公司生产的中药制剂，2002年批准上市。执行标准：部颁标准中药成方制剂第十三册，标准编号：WS3-B-2676-97，药品批准文号：国药准字Z22020845。

本品由全蝎、蜈蚣、鱼腥草、三棱、丹参、当归、炙黄芪、延胡索等19味中药精制而成。

止痛化癥胶囊为硬胶囊，内容物为棕褐色和黑褐色颗粒，气微香，味苦、微咸。党参、炙黄芪补血益气，具有免疫调节和抗炎作用；白术、山药、芡实补益脾胃、益肾气；当归、丹参、鸡血藤具有活血补血、调经止痛、舒经活络、促进微血管血管内皮细胞和微血管增殖的作用；三棱、莪术行气破血、消积止痛，具有较好的调节内分泌激素水平、抗血栓、抗炎、抗纤维组织增生等作用；延胡索、川楝子疏肝理气、镇痛抗炎，又有类激素样作用，能缓解一系列围绝经期症状；诸虫类药攻窜通络、活血止痛；炮姜、肉桂散寒止痛、活血通经。全方补中有消，攻中有补，标本兼治，攻补兼施，扶正不留瘀，祛瘀不伤正，共奏软坚散结、祛瘀止痛之效。

【药理毒理】　①药效学实验表明，本品具有明显的抗炎镇痛作用同时能促进生殖系统微循环化解体内肿块并有增强免疫力的作用。②体外试验显示，对致病性大肠杆菌、金黄色葡萄球菌具有明显的抑制和杀灭作用。③毒理实验表明，该药安全可靠；临床服用剂量均为安全。

【功能主治】　活血调经、杀菌消炎、止痛化癥、软坚散结。本品用于治疗慢性盆腔炎、阴道炎、月经不调、痛经闭经、白带量多、子宫糜烂、色斑、肿块、具有杀菌、消炎、止痛、化癥的疗效。

【规格】　每粒装0.3克，12粒/板，2板/盒。

【用法与用量】　口服，每日2～3次，每次4粒，2周一疗程。

【不良反应】　个别患者服用本品以后有头昏、无力症状。

【注意事项】　孕妇忌用，请在医师指导下使用。

【贮藏】　密封，置阴凉干燥处。

1.2　质量标准 --

1.2.1　品名

止痛化癥胶囊

Zhitong Huazheng Jiaonang

1.2.2　处方

党参75g、炙黄芪150g、炒白术45g、丹参150g、当归75g、鸡血藤150g、三棱45g、莪术45g、芡实75g、山药75g、延胡索75g、川楝子45g、鱼腥草150g、北败酱150g、蜈蚣1.8g、全蝎75g、土鳖虫75g、炮姜22.5g、肉桂15g。

1.2.3　制法

以上十九味，蜈蚣、全蝎、土鳖虫粉碎成细粉，其余丹参等十六味加水煎煮三次，第一次3h，第二次2h，第三次1h，合并煎液，滤过，滤液浓缩成稠膏，加入蜈蚣等细粉，混匀，制粒，装入胶囊，制成1000粒，即得。

1.2.4　性状

本品为硬胶囊，内容物为棕褐色或黑褐色颗粒；气微香，味苦、微咸。

1.2.5　鉴别

（1）取本品内容物9g，研细，加甲醇50mL，超声处理30min，滤过，滤液蒸干，残渣加水30mL使溶解，用水饱和的正丁醇提取2次，每次30mL，合并正丁醇液；加氨试液三倍量，摇匀，放置分层，取正丁醇液蒸干，残渣加甲醇1mL使溶解，作为供试品溶液。另取黄芪甲苷对照品，加甲醇制成每1mL含1mg的溶液，作为对照品溶液。照薄层色谱法（《中华人民共和国药典（2015年版）》，以下简称《中国药典》2015年版一部附录Ⅵ B）实验，吸取供试品溶液5μL、对照品溶液2μL，分别点于同一硅胶G薄层板上，以三氯甲烷－甲醇－水（13：7：2）的下层溶液为展开剂，展开、取出、晾干，喷以10%硫酸乙醇溶液，在105℃加热至斑点显色清晰。供试品色谱中，在与对照品色谱相应的位置上，显相同颜色的斑点。置紫外光灯（365nm）下检视，显相同颜色的荧光斑点。

（2）取本品内容物6g，研细，加浓氨试液3mL及三氯甲烷40mL，摇匀，放置1h，超声处理30min，滤过，滤液蒸干，残渣加甲醇1mL使溶解，作为供试品溶液。另取延胡索对照药材2g，加甲醇50mL，浸泡过夜，同法制成对照药材溶液。再取延胡索乙素对照品，加甲醇溶解，制成每1mL含1mg的溶液，作为对照品溶液。照薄层色谱法（《中国药典》2015年版附录Ⅵ B）实验，吸取上述两种溶液各5～10μL，分别点于同一用1%氢氧化钠溶液制备的硅胶G薄层板上，以正己烷-三氯甲烷-甲醇（7.5：4：1）为展开剂，置以展开剂预饱和的展开缸内，展开、取出、晾干，置碘蒸气中熏至斑点清晰，取出，挥尽板上吸附的碘后，置紫外光灯（365nm）下检视。供试品色谱中，在与对照品色谱相应的位置上，显相同颜色的荧光斑点。

（3）取本品内容物6g，研细，加甲醇40mL，超声处理30min，滤过，滤液蒸干，残渣加水20mL使溶解，用乙醚振摇提取2次，每次25mL，弃去乙醚液。水液加盐酸调节pH值至2～3，用乙醚25mL提取，弃去乙醚液，水液用乙酸乙酯振摇提取2次，每次25mL，合并乙酸乙酯液，用水30mL洗涤，乙酸乙酯液蒸干，残渣加甲醇1mL使溶解，作为供试品溶液。另取白术对照药材2g，加甲醇30mL，超声处理30min，滤过，滤液蒸干，残渣加水20mL使溶解，用乙酸乙酯振摇提取2次，每次25mL，合并乙酸乙酯液，蒸干，残渣加甲醇1mL使溶解，作为对照药材溶液。照薄层色谱法（《中国药典》2015年版附录Ⅵ B）实验，吸取上述两种溶液各10μL，分别点于同一硅胶G薄层板上，以三氯甲烷-丙酮-甲酸（19：1：0.1）为展开剂，展开、取出、晾干，喷以2%氢氧化钠溶液，在紫外光（365nm）下检视。供试品色谱中，在与对照药材色谱相应的位置上，显相同颜色的荧光斑点。

（4）取丹参对照药材2g，加盐酸溶液（1→50）25mL，加热回流1h，滤过，滤液用乙酸乙酯振摇提取2次，每次25mL，合并乙酸乙酯液，蒸干，残渣加甲醇1mL使溶解，作为对照药材溶液。另取丹参素钠对照品，加甲醇制成每1mL含0.5mg的溶液，作为对照品溶液。照薄层色谱法（《中国药典》2015年版附录Ⅵ B）实验，吸取（3）项下的供试品溶液及上述对照药材溶液各2～5μL，分别点于同一硅胶G薄层板上，以甲苯-乙酸乙酯-甲酸（8：5：2）为展开剂，展开、取出、晾干，置氨蒸气中熏15min，在紫外光（365nm）下检视。供试品色谱中，在与对照品色谱和对照药材色谱相应的位置上，显相同颜色的荧光斑点。

（5）取本品内容物6g，研细，加甲醇40mL，超声处理30min，滤过，滤液蒸干，残渣加水20mL使溶解，用乙酸乙酯振摇提取2次，每次25mL，合并乙酸乙酯液，蒸干，残渣加甲醇1mL使溶解，作为供试品溶液。另取当归对照药材1g，加水50mL，煎煮1h，滤过，滤液用乙酸乙酯振摇提取2次，每次25mL，合并乙酸乙酯液，蒸干，残渣加甲醇1mL使溶解，作为对照药材溶液。再取阿魏酸对照品，加甲醇制成每1mL含0.5mg的溶液，作为对照品溶液。照薄层色谱法（《中国药典》2015年版附录Ⅵ B）实验，吸取供试品溶液10μL、对照品溶液和对照药材溶液各5～10μL，分别点于同一硅胶G薄层板上，以甲苯－乙酸乙酯－甲酸（20∶10∶1）为展开剂，展开、取出、晾干，喷以1%铁氰化钾溶液与1%三氯化铁溶液等体积的混合溶液（临用前配制）。供试品色谱中，在与对照药材色谱和对照品色谱相应的位置上，显相同颜色的斑点。

（6）取本品内容物6g，研细，加80%丙酮100mL，超声处理30min，滤过，滤液蒸干，残渣加甲醇1mL使溶解，作为供试品溶液。另取鸡血藤对照药材2g，加80%丙酮40mL，同法制成对照药材溶液。再取芒柄花素对照品，加甲醇制成每1mL含1mg的溶液，作为对照品溶液。照薄层色谱法（《中国药典》2015年版附录Ⅵ B）实验，吸取上述三种溶液各5μL，分别点于同一硅胶GF254薄层板上，以三氯甲烷－甲醇（20∶1）为展开剂，展开、取出、晾干，在紫外光（254nm）下检视。供试品色谱中，在与对照药材色谱和对照品色谱相应的位置上，显相同颜色的斑点。

（7）取本品内容物6g，研细，加甲醇30mL，超声处理30min，滤过，滤液蒸干，残渣加水20mL使溶解，再加盐酸1mL，加热回流1h，立即冷却，加三氯甲烷振摇提取2次，每次25mL，合并三氯甲烷液，蒸干，残渣加甲醇1mL使溶解，作为供试品溶液。另取山药对照药材2g，同法制成对照药材溶液。照薄层色谱法（《中国药典》2015年版附录Ⅵ B）实验，吸取上述两种溶液各5μL，分别点于同一硅胶G薄层板上，以甲苯－丙酮（9∶1）为展开剂，展开、取出、晾干，喷以10%硫酸乙醇溶液，在105℃加热至斑点显色清晰。供试品色谱中，在与对照药材色谱相应的位置上，显相同颜色的斑点。

1.2.6　检查

应符合胶囊剂项下有关的各项规定（《中国药典》2015年版附录Ⅰ L）。

1.2.7　含量测定

照高效液相色谱法（《中国药典》2015年版附录Ⅵ D）测定。

1.2.7.1　色谱条件与系统适用性试验

以十八烷基硅烷键合硅胶为填充剂，以甲醇为流动相A，二甲基甲酰胺－冰醋酸水溶液（取二甲基甲酰胺溶液2mL，冰醋酸溶液1mL，加水95mL，混匀）为流动相B，梯度洗脱。梯度洗脱程序为0—25min，0→5% A。检测波长为283nm。理论板数按丹参素峰计算应不低于6000。

1.2.7.2　对照品溶液的制备

取丹参素钠对照品适量，精密称定，加50%甲醇制成每1mL含50μg的溶液（相当于每1mL含丹参素45μg），即得。

1.2.7.3　供试品溶液的制备

取装量差异项下的本品内容物，研细，取约1g，精密称定，置具塞锥形瓶中，精密加入盐酸溶液（1→50）50mL，密塞，称定重量，超声处理（功率250W，频率50kHz）30min，放冷，再称定重量，用盐酸溶液（1→50）补足减失的重量，摇匀，加入氯化钠5g，摇匀，离心，精密量取上清液25mL，用乙酸乙酯振摇提取4次（50mL、30mL、20mL、20mL），合并乙酸乙酯液，回收乙酸乙酯至干，残渣用50%甲醇溶解，转移至10mL量瓶中，并稀释至刻度，摇匀，滤过，取续滤液，即得。

1.2.7.4　测定法

分别精密吸取对照品溶液与供试品溶液各10μL，注入液相色谱仪，测定，即得。

本品每粒含丹参以丹参素（$C_9H_{10}O_5$）计，不得少于0.20mg。

1.2.8　功能与主治

益气活血，散结止痛。用于气虚血瘀所致的月经不调、痛经、癥瘕，症见行经后错、经量少、有血块、经行小腹疼痛、腹有癥块；慢性盆腔炎见上述证候者。

1.2.9　用法与用量

口服。一次4～6粒，一日2～3次。

1.2.10　注意

孕妇忌用。

1.2.11　规格

每粒装0.3g。

1.2.12　贮藏

密封。

1.2.13　版本

《中华人民共和国药典（2015年版）》。

参考文献 --

［1］史旭芹，尚尔鑫，唐于平等．基于响应曲面分析法对当归－黄芪配伍养血补血功效相互作用研究．药学学报，2012，（10）：1375-1383.

［2］Wang J，Tong X，Li P，et al．Bioactive components on immuno-enhancement effects in the traditional Chinese medicine Shenqi Fuzheng Injection based on relevance analysis between chemical HPLC fingerprints and in vivo biological effects．Journal of Ethnopharmacology，2014，155（1）：405-415.

［3］Chu X，Liu X J，Qiu J M，et al．Effects of Astragalus and Codonopsis pilosula polysaccharides on alveolar macrophage phagocytosis and inflammation in chronic obstructive pulmonary disease mice exposed to PM2.5．Environ Toxicol Pharmacol，2016，48：76-84.

［4］Li L L，Yin F G，Zhang B，et al，Dietary supplementation with Atractylodes Macrophala Koidz，polysaccharides ameliorate metabolic status and improve immune function in early-weaned pigs．Livestock Science，2011，142（1-3）：33-41.

［5］张国民，黄志芳，刘慧萍等．不同剂量生山药煎液对脾虚便秘模型小鼠的胃肠道影响．中华中医药学刊，2015，（2）：272-275.

［6］杨晓曦，程晓晨，卢育新等．芡实醇提物对糖尿病肾病大鼠肾功能的影响及其体外抗氧化能力测定．国际药学研究杂志，2015，（3）：380-385.

［7］秦建鲜，黄锁义．鸡血藤药理作用的研究进展．时珍国医国药，2014（1）：180-183.

［8］孟华，朱妙章，郭军等．中药当归、川芎、丹参提取液促血管生成作用的实验

研究. 中药材，2006，29（6）：574-576.

［9］余成浩，彭腾，杜洁等."三棱－莪术"组分配伍对大鼠子宫肌瘤的影响. 中药药理与临床，2014（3）：104-107.

［10］郑蓓蓓，窦志英.对金铃子散中延胡索和川楝子不同炮制品之间配伍后镇痛抗炎作用研究. 天津中医药大学学报，2011，30（4）：225-228.

［11］朱建波，顾红红. 止痛化癥胶囊联合抗生素治疗慢性盆腔炎临床观察. 新中医，2017，（4）：97-100.

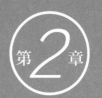

第 2 章

药学研究

2.1　化学成分研究　--

2.1.1　无机元素分析——ICP-MS法测定止痛化癥胶囊中48种无机元素的含量

ICP-MS作为一种无机元素测试分析技术，具有检出限低、线性范围广、精密度高、准确性好、重复性好以及多种元素同时分析的特点。在食品科学和药学等分析领域得到了广泛的应用。本节建立了ICP-MS法同时测定了止痛化癥胶囊三批药材中48种微量元素的含量。为该药物的进一步研究提供了科学依据。

2.1.1.1　材料

（1）仪器

FW177型高速万能粉碎机，AL104型电子天平（瑞士Mettler Toledo公司），200目/英寸标准筛，高压釜，电热板，7500a型电感耦合等离子体质谱仪（ICP-MS，美国Agilent公司），Milli-Q超纯水机（美国Millipore公司）。

（2）试剂

Li、Be、B、Sc、Ti、V、Cr、Mn、Co、Ni、Cu、Zn、Ga、Ge、As、Se、Rb、Sr、Y、Zr、Nb、Mo、Ag、Cd、Sn、Sb、Cs、Ba、La、Ce、Pr、Nd、Sm、Eu、Gd、Tb、Dy、Ho、Er、Tm、Yb、Lu、Ta、W、Hg、Tl、Pb、Bi标准溶液（美国安捷伦公司混标CLMS系列，质量浓度均为10mg/L），In、Rh单元素标准溶液（美国安捷伦公司混标CLMS系列，内标，质量浓度均为50mg/L），Li、Y、Co、Bi质谱调谐液（质量浓度均为10mg/L）；超纯水（电阻率18.2MΩ/cm），硝酸（优级纯，ρ=1.42g/mL），氢氟酸（色谱纯）。实验用器皿均用10%硝酸浸泡过夜，用超纯水冲洗后备用。本实验所用各种酸均经亚沸腾二次蒸馏后使用。

（3）药材

止痛化癥胶囊由吉林金宝药业股份有限公司生产，规格0.3g/粒，国药准字Z22020845，产品批号160701。

2.1.1.2　方法与结果

（1）仪器工作条件

用质量浓度均为10mg/L的Li、Y、Co、Bi调谐液对仪器进行最佳工作条件的选择，使仪器的各项参数均达到测量指标。射频（RF）入射功率1350W，等离子体气速15.0L/min、载气流速1.12L/min、冷却气流速13.0L/min，高盐雾化器、雾化室温度2℃，采样深度7.0mm，采取锥孔径1.0mm，截取锥孔径0.4mm，蠕动泵转速0.1r/s，氧化物指标（CeO^+/Ce）小于0.5%，双电荷指标（Ba^{2+}/Ba^{2+}）小于1%，积分时间0.1s。

（2）溶液的制备

① 标准溶液的制备

精密吸取48种待测元素分别稀释到质量浓度为10mg/L作为储备液，各标准溶液适量，用3% HNO_3溶液逐级稀释，制备成浓度分别为10.0μg/L、30.0μg/L、60.0μg/L、120.0μg/L、250.0μg/L、500.0μg/L的Li、Be、V、Cr、Mn、Co、Ni、Cu、Zn、Ga、As、Se、Rb、Sr、Cd、Sn、Sb、Cs、Ba、Hg、Pb、Bi的标准工作溶液；浓度分别为5.0μg/L、10.0μg/L、20.0μg/L、50.0μg/L、100.0μg/L、200.0μg/L的B、Sc、Ti、Ge、Y、Zr、Nb、Mo、Ag、La、Ce、Pr、Nd、Sm、W的标准工作溶液；浓度分别为2.0μg/L、4.0μg/L、8.0μg/L、15.0μg/L、30.0μg/L、50.0μg/L的Eu的标准工作溶液；浓度分别为0.5μg/L、1.0μg/L、2.0μg/L、3.0μg/L、5.0μg/L、10.0μg/L的Gd、Dy的标准工作溶液；浓度分别为0.2μg/L、0.5μg/L、1.0μg/L、2.0μg/L、3.0μg/L、5.0μg/L的Tb、Ho、Er、Tm、Yb、Lu、Ta、Tl的标准工作溶液。

② 供试品溶液的制备

精密称取止痛化癥胶囊6g，粉碎机粉碎，过200目筛，取粉末约0.2g，精密称定，置于5mL聚四氟乙烯溶样弹中，加入1.0mL硝酸及0.5mL双氧水，混匀。在120℃的电热板上对样品进行预处理，待液体蒸至湿盐状，加入1.4mL氢氟酸、1.6mL硝酸，将溶样弹加盖及钢套密闭，放入恒温干燥箱，190℃保持48h。在箱内自然冷却至室温后，在120℃的电热板上，蒸至溶液剩余至湿盐状，冷却，加50%硝酸3.0mL，将溶样弹加盖及钢套密闭，放入恒温干燥箱，150℃保持12h。冷却后，用高纯水将消解液移至PET（聚氯乙烯）样品瓶，定容至50mL，摇匀备用。同法制备空白溶液。

③ 内标溶液的制备

选用In、Rh作内标，所有空白溶液、标准溶液及测试样品均加入内标。精密吸取适量In、Rh标准溶液，用3%HNO₃溶液稀释制成1μg/L的内标溶液。

（3）测定方法

选择 ^{7}Li、^{9}Be、^{11}B、^{45}Sc、^{47}Ti、^{51}V、^{53}Cr、^{55}Mn、^{59}Co、^{60}Ni、^{65}Cu、^{66}Zn、^{71}Ga、^{72}Ge、^{75}As、^{82}Se、^{85}Rb、^{88}Sr、^{89}Y、^{90}Zr、^{93}Nb、^{95}Mo、^{107}Ag、^{111}Cd、^{118}Sn、^{121}Sb、^{133}Cs、^{137}Ba、^{139}La、^{140}Ce、^{141}Pr、^{146}Nd、^{147}Sm、^{153}Eu、^{157}Gd、^{159}Tb、^{163}Dy、^{165}Ho、^{166}Er、^{169}Tm、^{172}Yb、^{175}Lu、^{181}Ta、^{182}W、^{202}Hg、^{205}Tl、^{208}Pb、^{209}Bi 等48种元素的相应同位素进行分析测定。根据元素质量数差别采用不同的内标进行校正，每个样品取3个数值。以校正后的强度结果为纵坐标（Y），质量浓度为横坐标（X），绘制标准曲线，根据标准曲线计算得到样品的质量浓度。

（4）方法学验证

① 线性关系

取 "（2）①标准溶液的制备" 配制的不同质量浓度的混合标准溶液，根据 "（1）仪器工作条件" 的工作条件进行测定，以标准溶液的质量浓度（C，μg/L）为横坐标，测量值与内标测量值的比值（A）为纵坐标，绘制标准曲线，得到各元素的线性方程及相关系数，结果见表2.1。

② 检测限

精密吸取3%HNO₃空白溶液，在相同的条件下连续测定11次，测定元素的信号响应值，以信号响应值的3倍标准偏差（3σ）所对应的质量浓度为各个元素的仪器检出限，见表2.1。结果显示，各元素的检出限均能满足分析要求。

③ 精密度试验

取 "（2）①标准溶液的制备" 项下的10μg/L的多元素混合标准溶液，连续进样6次，计算6次测得质量浓度的RSD，见表2.1。各元素RSD均小于4.69%，表明本法的精密度良好。

④ 重复性试验

取止痛化癥胶囊粉末（样品编号S1），按照 "（2）②供试品溶液的制备" 项下方法平行制备6份供试品溶液，分别测定，统计6次重复进样的测定结果，结果见表2.2，计算各元素RSD小于4.93%，表明本法重复性良好。

表 2.1　各元素线性关系、检测限及精密度

Tab. 2.1　Linearity，LODs and precision for test of elements

元素	回归方程	r	线性范围 / (μg/L)	检测限 / (μg/L)	精密度 RSD/%
^{7}Li	$Y=1.113 \times 10^{-3}X-4.027 \times 10^{-3}$	0.9996	10.0 ~ 500.0	0.014	2.37
^{9}Be	$Y=2.319 \times 10^{-3}X-5.403 \times 10^{-3}$	0.9998	10.0 ~ 500.0	0.006	1.50
^{11}B	$Y=1.733 \times 10^{-3}X-6.270 \times 10^{-3}$	1.0000	5.0 ~ 200.0	0.012	1.49
^{45}Sc	$Y=1.162 \times 10^{-2}X-1.210 \times 10^{-3}$	1.0000	5.0 ~ 200.0	0.011	0.97
^{47}Ti	$Y=8.302 \times 10^{-4}X-7.213 \times 10^{-4}$	1.0000	5.0 ~ 200.0	0.13	1.98
^{51}V	$Y=1.179 \times 10^{-2}X-4.845 \times 10^{-4}$	1.0000	10.0 ~ 500.0	0.011	2.33
^{53}Cr	$Y=1.287 \times 10^{-3}X-3.178 \times 10^{-3}$	0.9997	10.0 ~ 500.0	0.035	0.77
^{55}Mn	$Y=1.355 \times 10^{-2}X-1.083 \times 10^{-2}$	0.9999	10.0 ~ 500.0	0.002	2.79
^{59}Co	$Y=1.254 \times 10^{-2}X-1.007 \times 10^{-2}$	0.9999	10.0 ~ 500.0	0.0033	1.95
^{60}Ni	$Y=2.815 \times 10^{-3}X-3.701 \times 10^{-3}$	0.9999	10.0 ~ 500.0	0.035	0.91
^{65}Cu	$Y=2.976 \times 10^{-3}X-3.054 \times 10^{-3}$	0.9999	10.0 ~ 500.0	0.16	3.15
^{66}Zn	$Y=1.097 \times 10^{-3}X-2.934 \times 10^{-4}$	0.9999	10.0 ~ 500.0	0.075	2.95
^{71}Ga	$Y=5.613 \times 10^{-3}X-3.099 \times 10^{-3}$	0.9998	10.0 ~ 500.0	0.005	1.03
^{72}Ge	$Y=2.378 \times 10^{-3}X-1.740 \times 10^{-3}$	0.9999	5.0 ~ 200.0	0.0065	2.77
^{75}As	$Y=1.121 \times 10^{-3}X-1.409 \times 10^{-3}$	0.9999	10.0 ~ 500.0	0.004	1.87
^{82}Se	$Y=8.036 \times 10^{-5}X-5.130 \times 10^{-5}$	0.9999	10.0 ~ 500.0	0.12	2.22
^{85}Rb	$Y=1.029 \times 10^{-2}X-2.725 \times 10^{-2}$	0.9999	10.0 ~ 500.0	0.036	1.90
^{88}Sr	$Y=1.274 \times 10^{-2}X-5.085 \times 10^{-3}$	1.0000	10.0 ~ 500.0	0.002	0.75
^{89}Y	$Y=1.472 \times 10^{-2}X-1.573 \times 10^{-3}$	1.0000	5.0 ~ 200.0	0.005	3.11
^{90}Zr	$Y=7.693 \times 10^{-3}X-2.186 \times 10^{-3}$	0.9999	5.0 ~ 200.0	0.0005	2.13
^{93}Nb	$Y=1.324 \times 10^{-2}X-5.445 \times 10^{-3}$	0.9999	5.0 ~ 200.0	0.0009	1.90
^{95}Mo	$Y=2.167 \times 10^{-3}X-4.826 \times 10^{-4}$	0.9999	5.0 ~ 200.0	0.009	1.23
^{107}Ag	$Y=2.885 \times 10^{-2}X-3.675 \times 10^{-3}$	1.0000	5.0 ~ 200.0	0.0008	2.79
^{111}Cd	$Y=1.009 \times 10^{-3}X-3.015 \times 10^{-4}$	1.0000	10.0 ~ 500.0	0.047	1.27
^{118}Sn	$Y=3.677 \times 10^{-3}X-1.376 \times 10^{-3}$	0.9998	10.0 ~ 500.0	0.002	3.17
^{121}Sb	$Y=1.326 \times 10^{-2}X-1.057 \times 10^{-3}$	1.0000	10.0 ~ 500.0	0.001	1.92
^{133}Cs	$Y=1.342 \times 10^{-2}X-7.929 \times 10^{-3}$	1.0000	10.0 ~ 500.0	0.0027	2.66
^{137}Ba	$Y=1.601 \times 10^{-3}X-5.059 \times 10^{-4}$	0.9999	10.0 ~ 500.0	0.0051	1.79
^{139}La	$Y=1.498 \times 10^{-2}X-2.101 \times 10^{-3}$	1.0000	5.0 ~ 200.0	0.01	0.63

元素	回归方程	r	线性范围/（μg/L）	检测限/（μg/L）	精密度 RSD/%
^{140}Ce	$Y=1.401\times10^{-2}X-2.540\times10^{-3}$	1.0000	5.0 ~ 200.0	0.0021	1.34
^{141}Pr	$Y=1.617\times10^{-2}X-5.470\times10^{-3}$	0.9999	5.0 ~ 200.0	0.0042	2.96
^{146}Nd	$Y=2.800\times10^{-3}X-1.092\times10^{-3}$	0.9999	5.0 ~ 200.0	0.00015	1.67
^{147}Sm	$Y=2.322\times10^{-3}X-6.497\times10^{-4}$	0.9999	5.0 ~ 200.0	0.005	3.05
^{153}Eu	$Y=7.960\times10^{-3}X-1.740\times10^{-4}$	1.0000	2.0 ~ 50.0	0.0076	0.87
^{157}Gd	$Y=2.396\times10^{-3}X-5.899\times10^{-6}$	1.0000	0.5 ~ 10.0	0.0039	1.79
^{159}Tb	$Y=1.499\times10^{-2}X-7.362\times10^{-7}$	0.9999	0.2 ~ 5.0	0.00001	2.23
^{163}Dy	$Y=3.692\times10^{-3}X-2.142\times10^{-6}$	1.0000	0.5 ~ 10.0	0.0042	2.85
^{165}Ho	$Y=1.431\times10^{-2}X-3.539\times10^{-5}$	1.0000	0.2 ~ 5.0	0.003	1.02
^{166}Er	$Y=4.808\times10^{-3}X-3.715\times10^{-5}$	1.0000	0.2 ~ 5.0	0.0057	3.46
^{169}Tm	$Y=1.450\times10^{-2}X-9.043\times10^{-5}$	1.0000	0.2 ~ 5.0	0.00001	2.07
^{172}Yb	$Y=3.254\times10^{-3}X-2.935\times10^{-5}$	1.0000	0.2 ~ 5.0	0.0066	0.97
^{175}Lu	$Y=1.405\times10^{-2}X-8.507\times10^{-5}$	0.9999	0.2 ~ 5.0	0.002	1.58
^{181}Ta	$Y=1.386\times10^{-2}X-1.273\times10^{-2}$	0.9998	0.2 ~ 5.0	0.0006	3.04
^{182}W	$Y=3.571\times10^{-3}X-1.848\times10^{-3}$	0.9997	5.0 ~ 200.0	0.0025	1.53
^{202}Hg	$Y=1.287\times10^{-3}X-6.481\times10^{-4}$	1.0000	10.0 ~ 500.0	0.001	2.59
^{205}Tl	$Y=1.259\times10^{-2}X-7.892\times10^{-3}$	0.9998	0.2 ~ 5.0	0.0005	0.83
^{208}Pb	$Y=1.106\times10^{-2}X-4.781\times10^{-3}$	1.0000	10.0 ~ 500.0	0.01	4.69
^{209}Bi	$Y=8.825\times10^{-3}X-3.550\times10^{-3}$	1.0000	10.0 ~ 500.0	0.0047	2.33

⑤ 稳定性试验

取止痛化癥胶囊粉末（样品编号S1）0.1g，精密称定，按照"（2）②供试品溶液的制备"项下方法制备供试品溶液，分别于0、2h、4h、8h、12h、24h依次进样测定各元素的含量，结果见表2.2。计算各元素RSD小于4.44%，结果表明，室温放置24h内，供试品溶液稳定性良好。

⑥ 加样回收试验

精密称取止痛化癥胶囊粉末（样品编号S1）0.25g，精密称定，共9份，按"（2）溶液的制备"项下的方法制备高、中、低三个浓度的供试品溶液，每个浓度平行制备5份，分别加入适量的混合标准溶液，测定各元素含量，计算回收率，见表2.3。

表2.2　重复性及稳定性试验结果（*n*=6）

Tab.2.2　Results of repeatability andstability tests（*n*=6）

元素	重复性		稳定性	元素	重复性		稳定性
	平均值/（μg/g）	RSD/%	RSD/%		平均值/（μg/g）	RSD/%	RSD/%
^{7}Li	1.255	4.01	3.98	^{118}Sn	28.271	1.48	1.23
^{9}Be	0.065	2.75	2.87	^{121}Sb	37.169	1.13	1.33
^{11}B	27.660	1.46	1.55	^{133}Cs	0.181	3.16	1.45
^{45}Sc	0.598	4.16	3.22	^{137}Ba	17.091	3.82	2.34
^{47}Ti	93.672	0.67	1.98	^{139}La	1.004	0.68	1.09
^{51}V	3.858	4.28	3.44	^{140}Ce	1.767	4.28	3.10
^{53}Cr	27.110	1.89	1.82	^{141}Pr	0.209	1.25	1.09
^{55}Mn	38.539	0.99	1.04	^{146}Nd	0.735	0.91	1.04
^{59}Co	0.557	4.15	3.99	^{147}Sm	0.139	3.49	2.34
^{60}Ni	11.455	3.58	2.98	^{153}Eu	0.027	4.68	4.12
^{65}Cu	122.578	0.85	1.01	^{157}Gd	0.141	1.00	0.95
^{66}Zn	30.989	2.07	2.22	^{159}Tb	0.021	4.68	3.15
^{71}Ga	0.501	4.12	4.15	^{163}Dy	0.141	1.04	0.98
^{72}Ge	0.298	4.47	4.55	^{165}Ho	0.019	3.96	2.77
^{75}As	0.601	2.23	2.33	^{166}Er	0.066	2.47	2.27
^{82}Se	0.133	4.82	4.02	^{169}Tm	0.009	4.54	4.02
^{85}Rb	12.344	4.91	4.07	^{172}Yb	0.068	3.48	3.34
^{88}Sr	38.559	1.98	2.23	^{175}Lu	0.009	4.54	4.01
^{89}Y	1.098	4.63	4.44	^{181}Ta	0.012	3.40	2.98
^{90}Zr	1.793	4.93	4.13	^{182}W	0.068	3.28	2.97
^{93}Nb	0.266	4.48	4.09	^{202}Hg	0.120	2.38	2.26
^{95}Mo	0.235	2.66	3.15	^{205}Tl	0.032	4.27	4.58
^{107}Ag	0.069	4.67	4.12	^{208}Pb	1.006	0.44	1.03
^{111}Cd	0.111	4.70	4.17	^{209}Bi	0.045	3.27	3.19

表2.3 加样回收实验结果（n=5）

Tab. 2.3 Results of recovery tests（n=5）

元素	回收率/%					平均回收率/%	RSD/%
^{7}Li	97.7	97.1	98.8	98.1	97.7	97.9	0.63
^{9}Be	98.8	99.8	99.2	99.5	99.1	99.3	0.34
^{11}B	102.4	101.1	101.6	102.3	101.1	101.7	0.62
^{45}Sc	97.0	99.4	100.9	97.1	98.1	99.1	1.80
^{47}Ti	93.0	95.0	98.6	99.8	101.2	97.5	3.51
^{51}V	103.4	98.7	102.0	100.3	102.8	101.4	1.89
^{53}Cr	102.0	101.5	102.0	98.3	97.6	100.3	2.14
^{55}Mn	102.5	103.3	102.5	97.6	96.4	100.5	3.18
^{59}Co	96.7	96.0	95.7	97.7	98.2	96.9	1.10
^{60}Ni	99.0	101.3	99.0	103.4	102.5	101.0	1.99
^{65}Cu	98.0	102.0	102.0	101.5	100.7	100.8	1.66
^{66}Zn	102.0	99.0	101.3	98.3	97.2	99.6	2.04
^{71}Ga	99.3	94.2	98.6	95.5	97.2	97.0	2.19
^{72}Ge	98.3	103.1	102.2	101.4	100.7	101.1	1.80
^{75}As	102.4	99.4	98.2	101.3	100.2	100.3	1.63
^{82}Se	101.2	95.2	96.4	98.3	97.2	97.7	2.33
^{85}Rb	98.3	99.4	94.5	98.3	97.2	97.5	1.92
^{88}Sr	97.3	98.2	99.2	97.1	98.7	98.1	0.92
^{89}Y	102.2	98.2	103.3	97.6	98.8	100.0	2.56
^{90}Zr	100.3	102.2	99.3	96.9	97.8	99.3	2.10
^{93}Nb	99.9	97.6	98.3	98.5	101.3	98.9	1.52
^{95}Mo	101.7	102.3	99.6	100.7	98.1	100.5	1.67
^{107}Ag	96.9	98.1	100.1	97.3	98.5	98.2	1.27
^{111}Cd	94.3	98.2	96.1	101.3	102.4	98.5	2.79
^{118}Sn	98.2	102.4	103.1	97.7	102.0	100.7	2.51
^{121}Sb	96.2	98.8	101.9	97.1	102.1	99.2	2.73
^{133}Cs	102.2	100.1	97.2	101.8	98.0	99.9	2.23
^{137}Ba	103.5	100.9	98.1	99.9	102.7	100.1	1.85

元素	回收率/%					平均回收率/%	RSD/%
^{139}La	96.9	98.1	97.7	99.1	100.4	98.4	1.37
^{140}Ce	100.1	97.7	101.9	102.3	99.1	100.2	1.92
^{141}Pr	98.1	99.2	100.4	101.1	99.6	99.7	1.15
^{146}Nd	101.8	98.7	100.0	101.6	102.1	100.8	1.44
^{147}Sm	96.4	100.9	102.7	99.1	97.9	99.4	2.48
^{153}Eu	99.8	100.5	101.0	97.9	102.2	100.3	1.59
^{157}Gd	103.3	97.1	96.6	98.1	97.0	98.4	2.83
^{159}Tb	96.5	98.1	97.6	98.8	99.1	98.0	1.05
^{163}Dy	99.7	100.9	97.9	96.3	102.8	99.5	2.54
^{165}Ho	101.9	99.1	103.4	98.9	97.9	100.2	2.31
^{166}Er	102.0	103.2	97.6	98.4	99.3	100.1	2.40
^{169}Tm	98.5	99.0	95.3	100.7	101.3	98.9	2.38
^{172}Yb	94.1	98.9	98.7	96.5	97.5	97.1	1.85
^{175}Lu	100.9	97.6	99.1	101.4	97.6	99.3	1.80
^{181}Ta	101.5	99.5	98.9	102.1	97.1	100.0	2.03
^{182}W	97.9	98.1	101.0	99.1	98.3	98.9	1.28
^{202}Hg	98.2	97.9	98.9	96.9	102.3	98.8	2.09
^{205}Tl	98.4	97.1	100.9	98.7	97.9	98.6	1.44
^{208}Pb	103.1	98.1	97.9	100.9	98.9	99.8	2.20
^{209}Bi	97.6	102.2	98.8	99.2	103.1	100.1	2.35

（5）样品测定结果

按照"（2）溶液的制备"项下的方法制备止痛化癥胶囊（样品编号S1、S2、S3）的供试品溶液，分别测定 ^{7}Li、^{9}Be、^{11}B、^{45}Sc、^{47}Ti、^{51}V、^{53}Cr、^{55}Mn、^{59}Co、^{60}Ni、^{65}Cu、^{66}Zn、^{71}Ga、^{72}Ge、^{75}As、^{82}Se、^{85}Rb、^{88}Sr、^{89}Y、^{90}Zr、^{93}Nb、^{95}Mo、^{107}Ag、^{111}Cd、^{118}Sn、^{121}Sb、^{133}Cs、^{137}Ba、^{139}La、^{140}Ce、^{141}Pr、^{146}Nd、^{147}Sm、^{153}Eu、^{157}Gd、^{159}Tb、^{163}Dy、^{165}Ho、^{166}Er、^{169}Tm、^{172}Yb、^{175}Lu、^{181}Ta、^{182}W、^{202}Hg、^{205}Tl、^{208}Pb、^{209}Bi 等48种微量元素的含量，结果见于表2.4。

表2.4   止痛化癥胶囊无机元素含量测定结果/（μg/g）

Tab.2.4   **Contents of inorganic elements in Zhitong Huazheng capsule/（μg/g）**

元素	测量值	元素	测量值	元素	测量值	元素	测量值	元素	测量值	元素	测量值
^{7}Li	2.989	^{59}Co	1.762	^{85}Rb	32.162	^{118}Sn	55.932	^{147}Sm	0.187	^{172}Yb	0.081
^{9}Be	0.092	^{60}Ni	19.161	^{88}Sr	46.473	^{121}Sb	45.851	^{153}Eu	0.085	^{175}Lu	0.012
^{11}B	110.701	^{65}Cu	255.103	^{89}Y	1.208	^{133}Cs	0.297	^{157}Gd	0.187	^{181}Ta	0.003
^{45}Sc	0.874	^{66}Zn	86.498	^{90}Zr	1.663	^{137}Ba	440.702	^{159}Tb	0.027	^{182}W	0.094
^{47}Ti	75.663	^{71}Ga	0.719	^{93}Nb	0.172	^{139}La	1.212	^{163}Dy	0.163	^{202}Hg	0.131
^{51}V	3.927	^{72}Ge	0.424	^{95}Mo	0.974	^{140}Ce	2.372	^{165}Ho	0.030	^{205}Tl	0.065
^{53}Cr	55.112	^{75}As	1.689	^{107}Ag	0.010	^{141}Pr	0.276	^{166}Er	0.088	^{208}Pb	1.864
^{55}Mn	198.623	^{82}Se	1.467	^{111}Cd	0.122	^{146}Nd	1.022	^{169}Tm	0.014	^{209}Bi	0.026

2.1.1.3   讨论

本文采用ICP-MS法测定了止痛化癥胶囊中的48种微量元素的含量，结果表明重金属元素含量分别为Pb元素的质量分数为1.864μg/g，As元素的质量分数为：1.689μg/g，Cd元素的质量分数为0.122μg/g，Hg元素的质量分数为0.131μg/g。均低于《中国药典》2015年版对于中药材重金属含量的限定（Pb元素的质量分数为5.0μg/g，As元素的质量分数为2.0μg/g，Cd元素的质量分数为0.3μg/g，Hg元素的质量分数为0.2μg/g）。

止痛化癥胶囊中人体必需微量元素的含量普遍较高。其中，Cu参与和维持机体的造血功能，通过调节细胞色素氧化酶的活性，促进生物氧化为组织供氧。Sr可参与Ga的代谢，与骨骼的形成密切相关，同时有研究发现，Sr可以改善脂质代谢紊乱、降低心血管病的死亡率。Mn可以维持血糖、血脂和血压的正常，是体内多种酶的组成成分或激活剂，具有维持骨骼发育、促进糖和脂肪代谢及抗氧化等功能。Zn在体内参与多种酶及DNA的合成，促进生长发育，维持正常的免疫功能。Sn可以促进生长发育、血红蛋白的分解，有助于创伤愈合，及抑制癌细胞的生成。B影响Ca、Mg、P三种元素的代谢，可以增加骨密度，可以预防绝经后妇女的骨质疏松。Cr可以明显改善糖代谢，影响肝脏中脂肪与胆固醇的合成和降解，对蛋白质和RNA的合成均具有调节作用。Rb有类似K的作用，蓄积在红细胞中，在生理应激引起的神经传递中发挥着作用。Ni是多种酶的激活源，参与多种酶蛋白的组成，促进红细胞再生，刺激生血机能。V具有胰岛素样作用，能促进脂类代谢，抑制胆固醇的合成，对心血管功能有利。Se在预防心血管疾病、抗氧化、抗衰老、抗病毒、防癌、保护视力以及免疫调节方面有着重要的作用。Co是维生素B$_{12}$的组成成分，有造血功能，能促进各种物质的代谢。这些元素影响人体内多种酶的活性，参与蛋白质、氨基酸的合成，对止痛化癥胶囊药效的发挥产生直接或间接的影响。

2.1.2　挥发性成分研究——顶空固相微萃取－气相色谱－质谱联用法检测止痛化癥胶囊挥发性成分

固相微萃取技术（solid phase micro-extraction，SPME）属于非溶剂萃取法，是一种新型的样品预处理方法。此提取方法无溶剂、快速且灵敏，可以使样品的制备最小化。通过纤维头从样品中吸附待测物，并解吸于分析设备中的一种无溶剂样品预处理技术，其集采集、萃取、浓缩于一体，有装置简单、操作方便、适合与其他分析仪器连用的优点。为全面了解止痛化癥胶囊的挥发性成分，本文首次采用顶空固相微萃取－气相色谱－质谱联用技术对止痛化癥胶囊的挥发油成分进行了分析鉴定。

2.1.2.1　材料与仪器

止痛化癥胶囊由吉林金宝药业股份有限公司生产，规格0.3g/粒，国药准字Z22020845，产品批号160701。

美国Agilent公司5975-6890N气相色谱－质谱联用仪；手动固相微萃取装置（美国Supelco公司），萃取纤维头为100μm PDMS、7μm PDMS、PA；20mL样品瓶（具聚四氟乙烯胶垫瓶盖，美国Agilent公司）；HP-1510 气相色谱顶空加热器（上海济成分析仪器有限公司）；FA1104N型电子分析平（上海菁华科技仪器有限公司）。

2.1.2.2　实验方法

（1）挥发油提取

将固相微萃取的100μm PDMS纤维萃取头置于气相色谱的进样口260℃、1mL/min下老化10min。止痛化癥胶囊去胶囊壳、药末粉碎、过200目筛，称取1.0g的粉碎后的药末置于20mL 样品瓶中，密封。60℃下顶空萃取60min，随后从样品瓶中拔出萃取头，立即插入色谱仪进样口，260℃解吸2min。

（2）GC-MS分析

色谱条件：Agilent HP-35气相毛细管柱（30m×0.25mm，0.25μm）；程序

升温，起始温度60℃，保持3min，以5℃/min升温到280℃，维持280℃至完成分析；汽化室温度260℃；载气为He（纯度99.99%），柱流量1.0mL/min，不分流进样。

质谱条件：电子电离源（EI），温度230℃；四级杆温度150℃。电离方式为EI，电子轰击能量70eV；溶剂延迟4min。数据采集模式为全扫描；质量扫描范围m/z 20～600；扫描速度150u/s。

用峰面积归一化法计算各组分的相对质量分数，对相对质量分数大于0.01%的挥发油成分进行积分并鉴定，利用美国Wiley7Nist05、NIST05两种质谱数据进行计算机检索比对，而后进行人工图谱解析确定化合物结构。

2.1.2.3　结果与讨论

应用HS-SPME技术收集止痛化癥胶囊中的挥发油成分，热脱附后经GC-MS分析，共检出70个色谱峰，SPME-GC-MS分析止痛化癥胶囊挥发油总离子流图见图2.1。

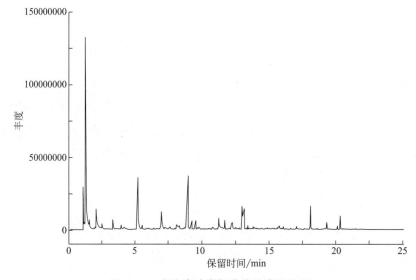

图2.1　止痛化癥胶囊挥发油总离子流图

Fig.2.1　Total ion current chromatogram of essential oil from Zhitong Huazheng capsules

通过HPMSD化学工作站检索NIST02.L标准质谱图库，结合人工图谱解析，共鉴定出70种化学成分，已鉴定的化合物主要包括烯烃、有机酸、醛、酮、酯、杂环和芳香类化合物，占总流出峰面积的100.00%，采用面积归一化法确定各组分的相对含量见表2.5。

表2.5　止痛化癥胶囊挥发油的SPME-GC-MS分析结果

Tab.2.5　Analysis of Zhitong Huazheng capsules by SPME-GC-MS

编号	t/min	化合物名称	分子式	相对质量分数/%
1	1.97	2-（三甲基甲硅烷基）乙酸 2-（trimethylsilyl）acetic acid	$C_5H_{12}O_2Si$	0.34
2	2.05	乙酸 acetic acid	$C_2H_4O_2$	5.79
3	2.43	乙酸甘油 argentous acetate	$C_2H_4O_2Ag$	0.44
4	2.52	甲苯 methylbenzene	C_7H_8	1.25
5	3.34	己醛 hexanal	$C_6H_{12}O$	1.56
6	3.57	丙酸 propanoic acid	$C_3H_6O_2$	0.22
7	3.96	2-甲基-2H-呋喃-3-酮 2-methyl-2H-furan-3-one	$C_5H_8O_2$	0.64
8	4.07	环戊酮 cyclopentanone	C_5H_8O	0.16
9	4.18	2-（1-甲基乙氧基）乙醇 2-（1-methylethoxy）ethanol	$C_5H_{12}O_2$	0.73
10	5.24	焦粘醛 pyromucic aldehyde	$C_5H_4O_2$	16.23
11	5.54	水芹醛 oenanthol	$C_7H_{14}O$	0.70
12	5.83	γ-雷琐苯乙酮 γ-resacetophenone	$C_8H_8O_3$	0.19
13	5.89	2，6-二甲基吡嗪 2，6-dimethylpyrazine	$C_6H_8N_2$	0.52
14	6.07	4，6-二甲基嘧啶 4，6-dimethylpyrimidine	$C_6H_8N_2$	0.21
15	6.41	1-乙酰氧基-2-丙酮 1-（acetyloxy）-2-propanone	$C_5H_8O_3$	0.30
16	6.93	2-戊基呋喃 2-pentylfuran	$C_9H_{14}O$	0.25
17	7.01	1-（2-呋喃基）乙酮 1-（2-furanyl）ethanone	$C_6H_6O_2$	4.58
18	7.26	4-环戊烯-1，3-二酮 4-cyclopentene-1，3-dione	$C_5H_4O_2$	0.65
19	7.54	（±）-柠檬烯 （±）-limonene	$C_{10}H_{16}$	0.20
20	7.57	5-甲基十一烷 5-methylundecane	$C_{12}H_{26}$	0.15

编号	t/min	化合物名称	分子式	相对质量分数/%
21	7.64	己酸乙酯 caproic acid ethyl ester	$C_8H_{16}O_2$	0.44
22	7.97	百里香素 dolcymene	$C_{10}H_{14}$	0.27
23	8.11	苯甲醛 benzaldehyde	C_7H_6O	1.40
24	8.29	羊脂醛 octanal	$C_8H_{16}O$	0.84
25	8.66	乙酸糠酯 acetic acid furfuryl ester	$C_7H_8O_3$	0.46
26	8.95	5-甲基-2-糠醛 5-methyl-2-furaldehyde	$C_6H_6O_2$	18.47
27	9.23	1，4-丁内酯 1，4-butanolide	$C_4H_6O_2$	2.00
28	9.52	γ-羟基巴豆酸内酯 γ-hydroxycrotonic acid lactone	$C_4H_4O_2$	2.16
29	9.64	2-呋喃乙基酮 2-furyl ethyl ketone	$C_7H_8O_2$	0.36
30	9.77	1-甲基-1H-吡咯-2-甲醛 1-methyl-1H-pyrrole-2-carboxaldehyde	C_6H_7NO	0.36
31	9.81	β-当归内酯 β-angelica lactone	$C_5H_6O_2$	0.30
32	10.08	α-乙酰吡啶 α-acetylpyridine	C_7H_7NO	0.17
33	10.48	川芎嗪 ligustrazine	$C_8H_{12}N_2$	0.16
34	10.58	2E-2-甲醛 2E-2-octenal	$C_8H_{14}O$	0.20
35	10.75	1-（5-甲基-2-呋喃基）乙酮 1-（5-methyl-2-furanyl）ethanone	$C_7H_8O_2$	0.23
36	10.81	1-（三甲基甲硅烷基）-3-丁烯-1-基 1-（trimethylsilyl）-3-buten-1-yne	$C_7H_{12}Si$	0.48
37	11.23	天竺葵醛 nonanal	$C_9H_{18}O$	2.70
38	11.40	3-甲基-1，2-环戊二酮 3-methyl-1，2-cyclopentanedione	$C_6H_8O_2$	0.43
39	11.67	月桂烷　dodecane	$C_{12}H_{26}$	1.48
40	12.01	2，3，4-三甲基-1，4-戊二烯 2，3，4-trimethyl-1，4-pentadiene	C_8H_{14}	0.30
41	12.22	2-甲酰吡咯 2-formylpyrrole	C_5H_5NO	2.63

续表

编号	t/min	化合物名称	分子式	相对质量分数/%
42	12.46	2-甲氧基-3-甲基吡嗪 2-methoxy-3-methylpyrazine	$C_6H_8N_2O$	0.53
43	12.75	3，4-二甲基-3-环丁烯-1，2-二酮 3，4-dimethyl-3-cyclobutene-1，2-dione	$C_6H_6O_2$	0.26
44	12.96	薄荷酮 menthone	$C_{10}H_{18}O$	4.84
45	13.11	2-乙酰吡咯 2-acetylpyrrole	C_6H_7NO	7.17
46	13.26	辛酸乙酯 caprylic acid ethyl ester	$C_{10}H_{20}O_2$	0.30
47	13.38	5-甲基-2-（1-甲基乙基）环己酮 5-methyl-2-（1-methylethyl）cyclohexanone	$C_{10}H_{18}O$	0.59
48	13.48	2E-2-壬烯醛 2E-2-nonenal	$C_9H_{16}O$	0.22
49	13.78	十三烷基碘 tridecyl iodide	$C_{13}H_{27}I$	0.56
50	13.91	1，2-二苯基-3，4-二甲基环丁烷 1，2-diethenyl-3，4-dimethylcyclobutane	$C_{10}H_{16}$	0.49
51	14.06	癸醛　decanal	$C_{10}H_{20}O$	0.23
52	14.37	3E-2-甲基-1，3-戊二烯 3E-2-methyl-1，3-pentadiene	C_6H_{10}	0.20
53	14.40	环戊烯 cyclopentene	C_5H_8	0.24
54	14.68	2-吡咯烷酮 2-pyrrolidinone	C_4H_7NO	0.22
55	14.85	2，2，4，4，6，6，8，8，10，10，12，12-十八甲基环六硅氧烷 2，2，4，4，6，6，8，8，10，10，12，12-Dodecamethylcyclo-hexasiloxane	$C_{12}H_{36}O_6Si_6$	0.42
56	15.34	1-（5-甲基-2-呋喃基）-1-丙酮 1-（5-methyl-2-furanyl）-1-propanone	$C_8H_{10}O_2$	0.25
57	15.59	（±）-长叶薄荷酮 （±）-pulegone	$C_{10}H_{16}O$	0.49
58	15.73	1-甲基-2-甲酰基吡咯 1-methyl-2-formylpyrrole	C_6H_7NO	1.03
59	15.92	2，3-二氢-3-苯并呋喃羧酸 2，3-dihydro-3-benzofurancarboxylic acid	$C_9H_8O_3$	0.24
60	16.03	3，7，7-三甲基二环［4.1.0］庚烷 3，7，7-trimethylbicyclo［4.1.0］heptane	$C_{10}H_{18}$	0.60
61	16.57	5-羟基-5-甲基-2-（1-甲基乙基）环己酮 5-hydroxy-5-methyl-2-（1-methylethyl）cyclohexanone	$C_{10}H_{18}O$	0.30
62	16.99	十四烷 Tetradecane	$C_{14}H_{30}$	0.42

续表

编号	t/min	化合物名称	分子式	相对质量分数/%
63	17.59	异硫氰酸3-甲基苯甲酰酯 3-methylbenzoyl isothiocyanate	C_9H_7NOS	0.17
64	18.07	1-（4-甲基苯基）-3-丁烯-1-酮 1-（4-methylphenyl）-3-buten-1-one	$C_{11}H_{12}O$	3.72
65	18.55	（±）-水菖蒲烯 （±）-calarene	$C_{15}H_{24}$	0.15
66	19.16	（-）-δ-蛇床烯 （-）-δ-selinene	$C_{15}H_{24}$	0.17
67	19.29	β-金合欢烯 β-farnesene	$C_{15}H_{24}$	0.96
68	20.07	β-伞花烃 β-cymene	$C_{10}H_{14}$	0.52
69	20.29	（±）-α-姜黄烯 （±）-α-curcumene	$C_{15}H_{22}$	1.89
70	20.38	（-）-α-蛇床烯 （-）-α-selinene	$C_{15}H_{24}$	0.16

2.1.2.4 结论

采用SPME-GC-MS技术分析止痛化癥胶囊中的挥发油成分结果表明，止痛化癥胶囊挥发油中的成分含量较高的有5-甲基-2-糠醛（18.47%）、焦粘醛（16.23%）、2-乙酰吡咯（7.17%）、乙酸（5.79%）、薄荷酮（4.84%）、1-（2-呋喃基）乙酮（4.58%）等。以烯烃、有机酸、醛、酮、酯、杂环和芳香类化合物为主。

2.1.3 全成分分析——UPLC-Q-TOF MS^{E}技术结合UNIFI数据库快速分析止痛化癥胶囊的化学成分

近年来，超高效液相色谱与飞行时间质谱联用（UPLC-Q-TOF-MS^E）已经成为天然药物中活性成分快速分离和鉴定的有力手段。而UNIFI是一个简单、高效、全面的平台，数据库中包括600多种中药中发现的6000多种化合物信息，能够将数据采集、峰提取、分子式确定、数据库检索及生成报告相结合，对化学成分进行快速、全面地定性分析。将UPLC-Q-TOF-MS^{E}与UNIFI平台相结合，已经被应用到传统中药及复方中药化学成分的快速鉴定中。本节采用UPLC-Q-TOF-MS^{E}结合UNIFI平台，对止痛化癥胶囊的化学成分进行快速、全面的筛查分析，可为进一步阐明药效物质基础、全面的质量控制提供依据。

2.1.3.1　实验部分

（1）主要仪器与试剂

XEVO G2-S Q-TOF四级杆飞行时间质谱仪，ACQUITY UPLC二元泵和样品管理器（美国Waters公司），Masslynx™ V4.1工作站，UNIFI 1.7.0科学信息学系统（美国Waters 公司），N-A35型氮气发生器（上海金浪科技有限公司），FA1104N 型电子天平（上海民桥精密科学仪器有限公司），旋转蒸发仪（上海豫康科教仪器设备有限公司），TGL-16-aR型超速离心机（上海安亭科学仪器厂）。

UPLC-MS 级乙腈（美国Fisher公司），甲酸钠、亮氨酸-脑啡肽（美国Sigma公司），质谱用水为纯净水（市售）。止痛化癥胶囊由吉林金宝药业股份有限公司提供，批号为20161010。

木樨草素（111520-200504），山奈酚（110861-201310），柠檬酸（111679-201602），咖啡酸（110885-201102），咖啡酸乙酯（111678-200401），双氢槲皮素（180317）等6个对照品购自中国食品药品检定研究院（中国，北京）；奎宁酸（20150321），阿魏酸（110773-201012），丹酚酸B（150927），芒柄花黄素（17031005），丹参素（151106），原儿茶酸（171109），原儿茶醛（110810-200205），黄芪甲苷（0781-200311），迷迭香酸（11871-2001102），丹酚酸A（171217），丹酚酸C（171105）等11个对照品购自北京普天同创生物科技有限公司。

（2）样品溶液的制备

取供试品内容物，研细，过40目筛，取约1g，用80%甲醇在80℃水浴中提取3次，每次3h。过滤后，将滤液合并，旋干。用1.0mL 80%甲醇将提取物溶解，过0.22μm的滤膜。备用。

（3）UPLC-Q-TOF 检测条件

① 色谱条件

ACQUITY UPLC BEH C18色谱柱（100mm×2.1mm，1.7μm），柱温30℃，样品管理器温度15℃，进样体积10μL，流速0.4mL/min。流动相A：0.1%甲酸-水（体积分数）。流动相B：0.1%甲酸-乙腈（体积分数）。梯度洗脱条件：0—2min，10% B；2—26min，10%→90% B；26—28min，90% B；28—29min，90%→10% B；29—30min，10% B。

② 质谱条件

电喷雾离子化源（ESI），MS^E continuum 模式，采用正离子及负离子检测模式。全扫扫描范围 m/z 100～1500。毛细管电压 3.0kV，锥孔电压 40V，锥孔气流量 50L/h，脱溶剂氮气流量 600L/h，氩气流量 0.15mL/min，源温 120℃，脱溶剂气温度 300℃。采用亮氨酸-脑啡肽 $[M+H]^+=556.2771$、$[M-H]^-=554.2620$ 作为 Lock Spray 校正标准液（100pg/mL），对仪器进行实时校正，其校正流速为正离子模式 15μL/min，使用甲酸钠溶液对仪器进行校正。

2.1.3.2 结果

采用 UPLC-Q-TOF-MS^E 模式采集数据，使用 UNIFI 软件进行止痛化癥胶囊化学成分的自动识别。首先，通过查阅文献建立止痛化癥胶囊数据库，作为原有的传统中药库的补充，将化合物化学结构保存成 ".mol" 格式的文件，将止痛化癥胶囊数据库导入到分析方法中；第二步，将原始数据通过 Waters Compression and Archival Tool v1.10 软件进行压缩；第三步，UNIFI 软件自动筛查、鉴定，代替传统的人工提峰、计算分子式以及分析碎片断裂情况；第四步，建立一个过滤筛选方法，设定质量误差为 -5～5ppm，且响应值大于 4000；最后，通过结合碎片离子理论精确质量数、相对保留时间和分子式匹配软件 Elemental composition、化合物结构匹配软件 MassFragment、离线及在线质谱数据库（PubMed、Mass Bank、Chemspider、METLIN）及相关文献对各主要化合物进行人工识别和确认。

利用 UNIFI 数据处理系统和 MassLynx 4.1 软件对止痛化癥胶囊提取物进行定性分析，正、负离子模式下的质谱基峰离子流图见图 2.2.在止痛化癥胶囊中检测到 68 个化合物，其保留时间、分子式、准分子离子峰实测值及理论值、加合离

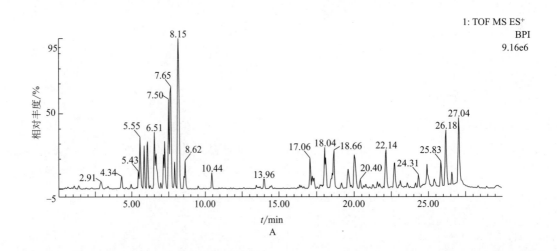

A

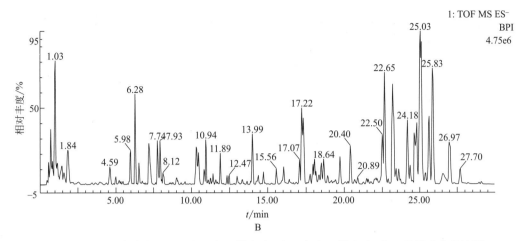

图2.2　止痛化癥胶囊提取物在正离子模式（A）及负离子模式（B）下的基峰离子流图

Fig.2.2　Basic peak ion flow diagram of Zhitong Huazheng capsule extract in positive ion mode（A）and negative ion mode（B）

子、质量误差和碎片离子的信息结果见表2.6，包括37个有机酸及有机酸酯、8个生物碱、9个黄酮、5个三萜皂苷、5个醛类、2个酮类、1个醌类、1个单萜类化合物。

表2.6　止痛化癥胶囊提取物化学成分的UPLC-QTOF-MS^{E}鉴定结果

Tab.2.6　UPLC-Q-TOF-MS^E identification results of chemical constituents in Zhitong Huazheng capsule extract

序号	保留时间（t）/min	分子式	准分子离子峰理论值/Da	准分子离子峰实测值/Da	加合离子	质量误差/ppm	响应值	化合物名称
1	0.63	$C_{17}H_{14}O_6$	314.0790	314.0766	+HCOO	-6.91	6748	2′, 7-二羟基-4′, 5′-二甲氧基异黄酮
2	0.69	$C_4H_6O_5$	134.0215	134.0216	-H	0.43	25870	2-羟基-丁二酸
3*	0.75	$C_6H_8O_7$	192.0270	192.0274	-H	2.19	76576	柠檬酸
4	0.86	$C_7H_{10}O_7$	206.0427	206.0426	-H	-0.04	31420	1-柠檬酸单甲酯
5	0.94	$C_{25}H_{24}O_{11}$	500.1319	500.1302	+HCOO	-3.13	7747	（+）-儿茶素五乙酸酯
6*	1.03	$C_9H_{10}O_5$	198.0528	198.0526	-H	-1.04	124910	丹参素
7	1.04	$C_8H_8O_2$	136.0524	136.0520	-H	-3.30	9975	苯甲酸甲酯
8*	1.27	$C_7H_6O_4$	154.0266	154.0261	-H	-3.21	14538	原儿茶酸
9*	1.89	$C_{15}H_{12}O_7$	304.0583	304.0610	+HCOO	7.61	15868	双氢槲皮素
10*	1.90	$C_7H_6O_3$	138.0317	138.0316	-H	-0.46	100364	原儿茶醛

续表

序号	保留时间 (t)/min	分子式	准分子离子峰理论值/Da	准分子离子峰实测值/Da	加合离子	质量误差/ppm	响应值	化合物名称
11*	1.92	$C_7H_{12}O_6$	192.0634	192.0625	-H	-4.45	10661	奎宁酸
12	2.00	$C_6H_{10}O_3$	130.0630	130.0623	+HCOO	-3.80	9478	3-羟基-2,5-己二酮
13*	2.10	$C_9H_8O_4$	180.0423	180.0417	-H	-3.02	5606	咖啡酸
14*	4.66	$C_{10}H_{10}O_4$	194.0579	194.0573	-H	-3.34	33530	阿魏酸
15	4.66	$C_{10}H_{10}O_4$	194.0579	194.0573	-H	-3.34	33530	咖啡酸甲酯
16	5.04	$C_{23}H_{24}O_{12}$	492.1268	492.1258	-H	-2.06	18507	5,2',6'-三羟基-7,8-二甲氧基黄酮-2'-O-β-D吡喃葡糖苷
17	5.27	$C_{26}H_{20}O_{10}$	492.1056	492.1064	+HCOO	1.39	16419	丹酚酸C
18	5.46	$C_{20}H_{23}NO_4$	341.1627	341.1631	+H	1.03	175697	延胡索单酚碱
19	5.56	$C_{21}H_{25}NO_4$	355.1784	355.1792	+H	2.36	538966	元胡宁
20	6.02	$C_{20}H_{18}O_{10}$	418.0900	418.0910	-H	2.33	69834	丹酚酸D
21	6.52	$C_{20}H_{19}NO_4$	337.1314	337.1328	+H	4.08	520195	去氢南天竹啡碱
22	6.54	$C_{21}H_{23}NO_5$	369.1576	369.1585	+H	2.41	459106	α-别隐品碱
23*	6.60	$C_{18}H_{16}O_8$	360.0845	360.0847	-H	0.42	33534	迷迭香酸
24	6.64	$C_{21}H_{25}NO_4$	355.1784	355.1784	+H	0.01	478177	延胡索庚素
25	6.67	$C_{20}H_{20}O_4$	324.1362	324.1357	+H	-1.42	240213	补骨脂查尔酮
26	6.74	$C_{22}H_{27}NO_4$	369.1940	369.1942	+H	0.60	137132	延胡索甲素
27	6.89	$C_{28}H_{24}O_{12}$	552.1268	552.1280	-H	2.26	5281	紫草酸单甲酯
28*	7.24	$C_{36}H_{30}O_{16}$	718.1534	718.1534	-H	0.01	128771	丹酚酸B
29	7.29	$C_{22}H_{22}O_9$	430.1264	430.1242	+HCOO	-4.51	6708	刺芒柄花苷
30	7.64	$C_{21}H_{21}NO_4$	351.1471	351.1479	+H	2.34	1337327	防己碱
31*	7.81	$C_{26}H_{22}O_{10}$	494.1213	494.1216	-H	0.54	87326	丹酚酸A
32	7.91	$C_{10}H_{18}O_4$	202.1205	202.1208	-H	1.45	7751	癸二酸
33*	7.92	$C_{15}H_{10}O_6$	286.0477	286.0490	-H	4.48	12868	木犀草素
34	7.99	$C_{16}H_{12}O_5$	284.0685	284.0694	-H	3.17	71381	汉黄芩素
35	8.17	$C_{22}H_{23}NO_4$	365.1627	365.1638	+H	2.90	2239031	去氢延胡索甲素
36	9.06	$C_{10}H_{12}O$	148.0888	148.0889	+HCOO	0.56	11321	3-苯基-2-丁酮
37*	9.13	$C_{11}H_{12}O_4$	208.0736	208.0737	-H	0.88	7807	咖啡酸乙酯
38*	9.27	$C_{15}H_{10}O_6$	286.0477	286.0478	-H	0.11	10099	山柰酚
39	10.33	$C_{12}H_{14}O_3$	206.0943	206.0935	-H	-3.65	5970	对甲氧桂皮酸乙酯
40	10.37	$C_{18}H_{34}O_5$	330.2406	330.2401	-H	-1.47	139460	三棱酸

续表

序号	保留时间 (t)/min	分子式	准分子离子峰理论值/Da	准分子离子峰实测值/Da	加合离子	质量误差/ppm	响应值	化合物名称
41*	10.51	$C_{16}H_{12}O_4$	268.0736	268.0748	−H	4.46	53584	芒柄黄花素
42	10.87	$C_{11}H_{12}O_2$	176.0837	176.0829	+HCOO	−3.78	26897	桂皮酸乙酯
43*	10.99	$C_{41}H_{68}O_{14}$	784.4609	784.4646	+HCOO	4.43	122178	黄芪甲苷
44	11.44	$C_{42}H_{62}O_{16}$	822.4038	822.4069	−H	3.84	31117	甘草酸
45	11.91	$C_{43}H_{70}O_{15}$	826.4715	826.4763	+HCOO	5.55	69335	黄芪皂苷Ⅱ
46	11.95	$C_{36}H_{60}O_{10}$	652.4186	652.4203	+HCOO	2.43	17446	膜荚黄芪茎叶皂苷B
47	12.49	$C_{43}H_{70}O_{15}$	826.4715	826.4771	+HCOO	6.43	24499	异黄芪皂苷Ⅱ
48	13.05	$C_{18}H_{30}O_4$	310.2144	310.2149	−H	1.44	9207	9，16-二羟基-10，12，14-三烯-十八碳酸
49	16.05	$C_{17}H_{34}O_2$	270.2559	270.2564	+HCOO	1.69	33411	十七酸
50	16.50	$C_{19}H_{20}O_3$	296.1412	296.1407	+H	−1.81	60275	丹参酮ⅡB
51	16.88	$C_{12}H_{24}O$	184.1827	184.1824	+HCOO	−1.26	4894	正十二烷醛
52	17.25	$C_{18}H_{32}O_3$	296.2351	296.2348	−H	−1.07	201463	苘蒿酸
53	18.62	$C_{18}H_{34}O_3$	298.2508	298.2507	−H	−0.34	31568	蓖麻油酸
54	18.91	$C_{14}H_{28}O$	212.2140	212.2139	+HCOO	−0.39	19746	正十四烷醛
55	19.72	$C_{17}H_{34}O$	254.2610	254.2610	+HCOO	0.14	61384	正十七烷醛
56	21.59	$C_{15}H_{24}O_8$	332.1471	332.1448	+HCOO	−6.25	12146	玄参种苷A
57	23.18	$C_{16}H_{30}O_2$	254.2246	254.2248	+HCOO	0.88	30016	棕榈烯酸
58	23.19	$C_{18}H_{32}O_2$	280.2402	280.2404	−H	0.54	85673	亚油酸
59	23.21	$C_{21}H_{40}O_4$	356.2927	356.2918	+HCOO	−2.03	12902	2，3-二羟丙基油酸
60	24.35	$C_{21}H_{42}O$	310.3236	310.3234	+HCOO	−0.47	46876	正二十一烷醛
61	24.82	$C_{18}H_{34}O_4$	314.2457	314.2464	−H	2.05	46877	癸二酸二丁酯
62	25.01	$C_{19}H_{36}O_4$	328.2614	328.2608	−H	−1.65	26828	9，12-二羟基-15-十九碳酸
63	25.02	$C_{18}H_{34}O_2$	282.2559	282.2560	−H	0.25	191909	棕榈油酸乙酯
64	25.85	$C_{20}H_{36}O_2$	308.2715	308.2721	+HCOO	1.69	331532	亚油酸乙酯
65	26.99	$C_{19}H_{36}O_2$	296.2715	296.2713	+HCOO	−0.76	20213	油酸甲酯
66	26.99	$C_{18}H_{36}O_2$	284.2715	284.2715	−H	−0.26	12240	十八碳酸
67	27.05	$C_{24}H_{38}O_4$	390.2770	390.2784	+Na	3.47	1545698	邻苯二甲酸二（2-二乙基己基）酯
68	27.69	$C_{20}H_{38}O_2$	310.2872	310.2874	+HCOO	0.50	45154	油酸乙酯

*与对照品比较。

2.1.3.3　讨论

在本研究中，首次运用UPLC-Q-TOF-MS^{E}技术结合UNIFI数据分析平台定性分析了止痛化癥胶囊中的化学成分。

UPLC能够进行高效的分离，Q-TOF-MS^{E}具有高灵敏度、高分辨率，能够进行精准检测，UNIFI能够进行快速筛查鉴定，将三者结合，即可实现快速地分离、检测、鉴定。Q-TOF-MS 的 MS^{E}数据采集模式可通过低碰撞能扫描和高碰撞能扫描之间快速切换同时完成 2 种扫描功能的数据采集。排除假阳性结果，同时进行母离子、子离子、中性缺失分析。低能碰撞扫描一般都是6V，能量足够低，因此母离子不会断裂，保留母离子信息；高能碰撞扫描一般在15 ~ 40V，呈线性变化，导致产生碎片信息。低能碰撞和高能碰撞获得的信息再通过保留时间进行关联，为止痛化癥胶囊化学成分的定性分析提供化合物信息，实现快速鉴别。

总之，本实验采用UPLC-Q-TOF-MS^{E}技术结合UNIFI数据分析平台对止痛化癥胶囊化学成分进行了快速定性分析，共鉴定了68个化学成分，包括37个有机酸及有机酸酯、8个生物碱、9个黄酮、5个三萜皂苷、5个醛类、2个酮类、1个醌类、1个单萜类化合物，为中药材化学成分的分析提供了一种快速检测的方法，同时也为止痛化癥胶囊的质量控制、药效物质基础的阐明提供了科学依据。

2.2　HPLC指纹图谱研究

中药指纹图谱是控制天然药物质量的有效方式之一，指纹图谱能全面整体地反映药品的质量，能为中药的质量评价和控制提供一个有效的参考方法。本节利用高相液相色谱法对止痛化癥胶囊进行指纹图谱研究，运用中药色谱指纹图谱中的特征峰进行化学指认，保证药品有效性及安全性，为制定全面的止痛化癥胶囊的质量控制方法奠定一定工作基础。

2.2.1　材料

2.2.1.1　仪器

Waters 1525型HPLC、Waters 2998二极管阵列检测器（AmericanWaters公司）；FA1104N型万分之一电子分析天平（上海菁华科技仪器有限公司）；

R201D恒温水浴锅、旋转蒸发器（上海豫康科教仪器设备有限公司）；KQ3200V
型超声波清洗仪（150W，40kHz，昆山市超声仪器有限公司）。

2.2.1.2　试剂

乙腈、甲醇（色谱级，美国 Fisher 试剂公司）；水为纯净水（市售）；其他
试剂均为分析纯。

2.2.1.3　药品及对照品

止痛化癥胶囊由吉林金宝药业股份有限公司提供，10批药品批号依次为
160303、161002、160905、161001、160502、160501、160503、160904、
161003、160701。

丹参素（151106）、原儿茶酸（171109）、党参炔苷（17062207）、紫草酸
（171220）、丹酚酸B（150927）均购买自北京普天同创生物科技有限公司。迷迭
香酸（11871-2001102）、原儿茶醛（110810-200205）购买自中国食品药品检
定研究院（中国，北京）。

2.2.2　方法与结果

2.2.2.1　色谱条件

采用UniSil 5-120 C18 Ultra色谱柱（4.6mm×250mm，5μm）（苏州纳微
科技有限公司）；以乙腈－水（含体积分数为0.05%的甲酸）为流动相进行梯度洗
脱。流速1.0mL/min，进样量20μL，柱温30℃，检测波长280nm。流动相条件
如表2.7所示。

表2.7　流动相梯度洗脱表

Tab.2.7　Gradient elution table

时间/min	乙腈/%	0.05%甲酸/%
0	5	95
15	5	95
30	10	90
60	20	80
80	30	70
100	30	70

2.2.2.2　供试品溶液的制备

取止痛化癥胶囊内容物，约3.0g，精密称定，置具塞锥形瓶中，精密加入甲醇30mL，超声处理（功率150W，频率40kHz）45min，放冷，摇匀，过滤，将滤液蒸干后，用甲醇定容至5mL，过0.45μm滤膜，即得样品溶液。

2.2.2.3　对照品溶液的制备

（1）对照品溶液制备

精密称取丹参素对照品1.7mg，置于10mL容量瓶中，用甲醇对其超声至溶解，并用甲醇定容至刻度线，使摇匀，作为丹参素标准对照备用液。同法精密称取原儿茶酸对照品3.2mg，原儿茶醛对照品2.8mg，迷迭香酸对照品2.2mg，党参炔苷对照品3.1mg，紫草酸对照品3.3mg，丹酚酸B对照品4.6mg，制备成丹参素标准对照备用液（0.17mg/mL），原儿茶酸对照品备用液（0.32mg/mL），原儿茶醛标准对照备用液（0.28mg/mL），迷迭香酸标准对照备用液（0.22mg/mL），党参炔苷标准对照备用液（0.31mg/mL），紫草酸对照品备用液（0.33mg/mL），丹酚酸B对照品备用液（0.46mg/mL），置冰箱中冷藏待用。

（2）混合对照品溶液制备

精密丹参素对照品1.6mg，原儿茶酸对照品2.0mg，原儿茶醛对照品3.2mg，迷迭香酸对照品2.5mg，党参炔苷对照品1.1mg，紫草酸对照品1.3mg，丹酚酸B对照品1.9mg，混合置于10mL量瓶中，加入甲醇溶解，并定容至刻度线，超声至溶解，摇匀，作为混合对照品备用液。

2.2.3　方法学考察

2.2.3.1　精密度试验

取同一供试品溶液（批号160501），按"2.2.2.1"项下色谱条件，连续进样 6 次，记录色谱图。以重现性和分离度都较好的6号峰原儿茶醛峰为参照峰 S，计算各色谱峰的相对保留时间和相对峰面积。结果显示，各特征峰相对保留时间 RSD 为 0.09% ~ 0.40%，相对峰面积RSD为0.76% ~ 2.94%，表明方法精密度良好。指纹图谱精密度相对保留时间和相对峰面积数据分别见表2.8和表2.9。

表 2.8　指纹图谱精密度相对保留时间数据（批号：160501）

Tab.2.8　Fingerprint precision relative retention time data（lot Number：160501）

编号	1	2	3	4	5	6	RSD/%
1	0.4925	0.4932	0.4953	0.4917	0.4952	0.4935	0.30
2	0.6019	0.6028	0.6051	0.6016	0.605	0.6026	0.27
3	0.6887	0.6917	0.6904	0.6858	0.6895	0.6880	0.29
4	0.7160	0.7179	0.7174	0.7127	0.7151	0.7147	0.27
5	0.8424	0.8431	0.8461	0.8421	0.8429	0.8426	0.17
6	1.0000	1.0000	1.0000	1.0000	1.0000	1.0000	—
7	1.1110	1.1105	1.1100	1.1121	1.1129	1.1114	0.09
8	1.2987	1.2991	1.2968	1.3006	1.3028	1.2996	0.15
9	1.4339	1.4336	1.4337	1.4360	1.4401	1.4332	0.18
10	1.4675	1.4674	1.4673	1.4689	1.4727	1.4663	0.16
11	1.6250	1.6245	1.6263	1.6273	1.6332	1.6239	0.21
12	1.6489	1.6486	1.6510	1.6516	1.6578	1.6481	0.22
13	1.6734	1.6723	1.6753	1.6751	1.6809	1.6713	0.20
14	1.7686	1.7680	1.7728	1.7722	1.7799	1.7678	0.27
15	1.8093	1.8084	1.8139	1.8131	1.8209	1.8085	0.27
16	1.9377	1.9369	1.9461	1.9443	1.9524	1.9392	0.31
17	2.1511	2.1488	2.1588	2.1563	2.1661	2.1494	0.31
18	2.3480	2.3451	2.3575	2.3539	2.3655	2.3454	0.34
19	2.3990	2.3953	2.4099	2.4055	2.4178	2.3964	0.37
20	2.4426	2.4391	2.4528	2.4490	2.4608	2.4399	0.35
21	2.7883	2.7838	2.8015	2.7960	2.8094	2.7844	0.37
22	2.8701	2.8657	2.8830	2.8776	2.8912	2.8660	0.36
23	2.9301	2.9255	2.9430	2.9372	2.9511	2.9258	0.35
24	2.9883	2.9822	3.0019	2.9953	3.0104	2.9822	0.38
25	3.0166	3.0096	3.0317	3.0251	3.0404	3.0126	0.39
26	3.0632	3.0562	3.0770	3.0704	3.0860	3.0578	0.38
27	3.0855	3.0793	3.0994	3.0926	3.1080	3.0805	0.37
28	3.1653	3.1583	3.1804	3.1730	3.1893	3.1605	0.38
29	3.2134	3.2061	3.2284	3.2205	3.2372	3.2079	0.38
30	3.2335	3.2256	3.2503	3.2427	3.2593	3.2296	0.40
31	3.4243	3.4165	3.4417	3.4334	3.4506	3.4191	0.39
32	3.4490	3.4419	3.4655	3.4577	3.4745	3.4437	0.37

表 2.9　指纹图谱精密度相对峰面积数据（批号：160501）

Tab.2.9　Fingerprint precision relative peak area data（Lot Number：160501）

编号	1	2	3	4	5	6	RSD/%
1	1.8440	1.8529	1.8538	1.8578	1.8237	1.8250	0.82
2	0.9496	0.9596	0.9656	0.9640	0.9519	0.9670	0.76
3	0.4260	0.4175	0.4328	0.4213	0.4107	0.4146	1.91
4	0.8633	0.8318	0.8250	0.8337	0.8215	0.8312	1.78
5	0.2253	0.2260	0.2179	0.2233	0.2194	0.2181	1.65
6	1.0000	1.0000	1.0000	1.0000	1.0000	1.0000	—
7	0.2455	0.2574	0.2548	0.2465	0.2412	0.2431	2.63
8	0.1337	0.1273	0.1268	0.1301	0.1337	0.1322	2.36
9	0.3405	0.3294	0.3244	0.3339	0.3346	0.3254	1.85
10	0.9460	0.9387	0.9270	0.9359	0.9587	0.9435	1.13
11	0.3933	0.3860	0.3715	0.3895	0.3878	0.3826	1.96
12	0.3504	0.3573	0.3510	0.3570	0.3518	0.3536	0.85
13	0.1581	0.1624	0.1521	0.1637	0.1606	0.1640	2.82
14	0.1337	0.1298	0.1362	0.1332	0.1385	0.1314	2.36
15	0.1015	0.1019	0.1009	0.1037	0.1073	0.1031	2.25
16	0.0516	0.0525	0.0527	0.0523	0.0517	0.0516	0.95
17	0.1538	0.1485	0.1482	0.1584	0.1561	0.1578	2.94
18	0.1018	0.1024	0.1001	0.1020	0.0994	0.1006	1.18
19	0.2015	0.1971	0.1997	0.2011	0.1958	0.1975	1.17
20	0.2124	0.2180	0.2181	0.2216	0.2078	0.2139	2.29
21	0.1887	0.1860	0.1889	0.1901	0.1866	0.1876	0.82
22	0.0774	0.0811	0.0785	0.0786	0.0780	0.0773	1.79
23	0.2506	0.2538	0.2440	0.2438	0.2524	0.2493	1.70
24	0.2049	0.2013	0.1941	0.2042	0.1945	0.2013	2.35
25	0.1396	0.1427	0.1391	0.1392	0.1400	0.1361	1.51
26	0.1022	0.0996	0.1020	0.1062	0.1044	0.1003	2.43
27	0.1205	0.1239	0.1240	0.1188	0.1191	0.1190	2.03
28	0.1260	0.1228	0.1261	0.1257	0.1228	0.1221	1.50
29	0.2999	0.2964	0.2991	0.3010	0.2938	0.2964	0.90
30	0.0859	0.0889	0.0870	0.0875	0.0843	0.0839	2.24
31	0.5901	0.5946	0.5936	0.5935	0.5801	0.5832	1.04
32	0.3453	0.3486	0.3466	0.3475	0.3373	0.3431	1.19

2.2.3.2　重现性试验

精密称取同一供试品溶液（批号160501）5 份，按"2.2.2.2"项下平行制备 5 份供试品溶液，按"2.2.2.1"项下色谱条件，进样，记录色谱图。以重现性和分离度都较好的6号峰原儿茶醛峰为参照峰S，计算各色谱峰的相对保留时间和相对峰面积，结果显示，各特征峰相对保留时间RSD为0.08%～0.95%，相对峰面积RSD为0.10%～2.87%，表明方法重复性良好。指纹图谱重复性相对保留时间数据和相对峰面积数据分别见表2.10和表2.11。

表2.10　指纹图谱重复性相对保留时间数据（批号：160501）

Tab.2.10　Fingerprint reproducibility relative retention time data（Lot Number：160501）

编号	1	2	3	4	5	RSD/%
1	0.4913	0.4914	0.4887	0.4923	0.4835	0.89
2	0.6010	0.6009	0.5994	0.6012	0.5961	0.43
3	0.6810	0.6813	0.6792	0.6824	0.6758	0.46
4	0.7079	0.7080	0.7060	0.7088	0.7023	0.45
5	0.8429	0.8430	0.8421	0.8425	0.8412	0.10
6	1.0000	1.0000	1.0000	1.0000	1.0000	—
7	1.1126	1.1124	1.1129	1.1120	1.1139	0.08
8	1.3021	1.3014	1.3027	1.3004	1.3048	0.15
9	1.4341	1.4336	1.4355	1.4318	1.4381	0.20
10	1.4665	1.4658	1.4677	1.4634	1.4703	0.21
11	1.6241	1.6237	1.6269	1.6214	1.6300	0.25
12	1.6484	1.6481	1.6515	1.6456	1.6550	0.26
13	1.6714	1.6707	1.6737	1.6675	1.6762	0.23
14	1.7682	1.7679	1.7721	1.7651	1.7757	0.28
15	1.8083	1.8080	1.8118	1.8048	1.8161	0.28
16	1.9465	1.9461	1.9500	1.9420	1.9536	0.27
17	2.1500	2.1498	2.1544	2.1447	2.1581	0.28
18	2.3968	2.3963	2.4013	2.3900	2.3548	0.95
19	2.4394	2.4397	2.4448	2.4332	2.4067	0.75
20	2.4683	2.4686	2.4744	2.4623	2.4496	0.46
21	2.7809	2.7810	2.7865	2.7726	2.7922	0.32
22	2.8633	2.8635	2.8694	2.8552	2.8753	0.31
23	2.9244	2.9240	2.9297	2.9154	2.9355	0.31

编号	1	2	3	4	5	RSD/%
24	2.9801	2.9800	2.9860	2.9711	2.9917	0.31
25	3.0137	3.0135	3.0194	3.0046	3.0255	0.31
26	3.0557	3.0551	3.0616	3.0464	3.0672	0.31
27	3.0792	3.0784	3.0848	3.0696	3.0907	0.31
28	3.1597	3.1600	3.1651	3.1502	3.1719	0.30
29	3.205	3.2044	3.2099	3.1955	3.2173	0.30
30	3.2306	3.2298	3.2362	3.2207	3.2429	0.31
31	3.4184	3.4173	3.4239	3.4073	3.4306	0.30
32	3.4434	3.4420	3.4489	3.4321	3.4551	0.30

表2.11　指纹图谱重复性相对峰面积数据（批号：160501）

Tab.2.11　Fingerprint reproducibility relative peak area data（Lot Number：160501）

编号	1	2	3	4	5	RSD/%
1	1.8055	1.9377	1.9089	1.8849	1.9171	2.71
2	0.9204	0.9155	0.9253	0.9057	0.9412	1.43
3	0.4194	0.4151	0.4241	0.4101	0.4250	1.50
4	0.7825	0.79275	0.77653	0.7898	0.78988	0.86
5	0.2924	0.2942	0.2927	0.2903	0.2943	0.56
6	1.0000	1.0000	1.0000	1.0000	1.0000	—
7	0.2356	0.2378	0.2308	0.2347	0.2332	1.12
8	0.1246	0.1248	0.1222	0.1212	0.1220	1.34
9	0.2662	0.2648	0.2629	0.2626	0.2661	0.65
10	0.8024	0.8036	0.7939	0.8004	0.8024	0.48
11	0.2379	0.2358	0.2354	0.2343	0.2349	0.58
12	0.3026	0.3043	0.3038	0.3060	0.3104	0.10
13	0.1236	0.1228	0.1212	0.1203	0.1171	2.08
14	0.1117	0.1131	0.1144	0.1108	0.1136	1.30
15	0.0884	0.0886	0.0881	0.0866	0.0933	2.83
16	0.1404	0.1426	0.1405	0.1420	0.1456	1.47
17	0.1403	0.1429	0.1415	0.1413	0.1427	0.76
18	0.0954	0.0950	0.0942	0.0929	0.0901	2.29
19	0.1775	0.1774	0.1770	0.1774	0.1679	2.39
20	0.2075	0.2065	0.2045	0.2045	0.2049	0.66

续表

编号	1	2	3	4	5	RSD/%
21	0.1760	0.1751	0.1766	0.1753	0.1770	0.46
22	0.0878	0.0885	0.0880	0.0881	0.0875	0.41
23	0.2769	0.2867	0.2880	0.2867	0.2898	1.77
24	0.2091	0.2092	0.2075	0.2093	0.2114	0.66
25	0.1394	0.1450	0.1394	0.1403	0.1434	1.79
26	0.0961	0.0944	0.0938	0.0938	0.0941	1.02
27	0.1121	0.1124	0.1118	0.1093	0.1121	1.14
28	0.1195	0.1211	0.1186	0.1218	0.1211	1.07
29	0.3227	0.3242	0.3201	0.3023	0.3228	2.87
30	0.0988	0.0993	0.0992	0.1043	0.0996	2.30
31	0.5383	0.5380	0.5361	0.5360	0.5355	0.24
32	0.3364	0.3356	0.3342	0.3338	0.3348	0.31

2.2.3.3 稳定性试验

精密称取同一供试品溶液（批号160501），按"2.2.2.1"项下色谱条件，分别于0h、2h、4h、8h、12h、24h进样，记录色谱图。以重现性和分离度都较好的6号峰原儿茶醛峰为参照峰S，计算各主要色谱峰相对峰面积和相对保留时间。结果显示，各特征峰相对保留时间RSD为0.09% ~ 1.30%，相对峰面积RSD为0.89% ~ 2.83%，表明方法在24h内稳定性良好。指纹图谱稳定性相对保留时间和相对峰面积数据分别见表2.12和表2.13。

表2.12　指纹图谱稳定性相对保留时间数据（批号：160501）

Tab.2.12　Fingerprint stability relative retention time data（Lot Number：160501）

编号	0h	2h	4h	8h	12h	24h	RSD/%
1	0.4962	0.4946	0.4928	0.4906	0.4927	0.4954	0.42
2	0.6039	0.6025	0.6015	0.6010	0.6025	0.6050	0.25
3	0.6935	0.6834	0.6864	0.6802	0.6889	0.6904	0.71
4	0.7206	0.7114	0.7131	0.7070	0.7163	0.7174	0.68
5	0.8425	0.8397	0.8414	0.8430	0.8426	0.8461	0.25
6	1.0000	1.0000	1.0000	1.0000	1.0000	1.0000	—
7	1.1108	1.1107	1.1119	1.1130	1.1113	1.1100	0.09
8	1.2989	1.2995	1.3248	1.3027	1.2993	1.2968	0.81

续表

编号	0h	2h	4h	8h	12h	24h	RSD/%
9	1.4309	1.4270	1.4347	1.4354	1.4345	1.4337	0.22
10	1.4630	1.4583	1.4670	1.4683	1.4685	1.4673	0.27
11	1.6219	1.6151	1.6256	1.6262	1.6258	1.6263	0.27
12	1.6462	1.6397	1.6499	1.6509	1.6498	1.6510	0.27
13	1.6668	1.6592	1.6725	1.6743	1.6744	1.6753	0.38
14	1.7614	1.7568	1.7700	1.7711	1.7699	1.7728	0.36
15	1.8070	1.7962	1.8102	1.8111	1.8107	1.8139	0.35
16	1.9413	1.9326	2.0021	1.9506	1.9393	1.9461	1.30
17	2.1690	2.1314	2.1517	2.1550	2.1527	2.1588	0.57
18	2.3894	2.3744	2.3992	2.4053	2.4000	2.4099	0.53
19	2.4496	2.4171	2.4429	2.4462	2.4439	2.4528	0.52
20	2.4790	2.4455	2.4751	2.4761	2.4766	2.4874	0.58
21	2.8154	2.7518	2.7876	2.7895	2.7909	2.8015	0.76
22	2.8876	2.8357	2.8672	2.8716	2.8729	2.8830	0.64
23	2.9407	2.8930	2.9289	2.9331	2.9328	2.9430	0.62
24	2.9931	2.9473	2.9874	2.9891	2.9911	3.0019	0.64
25	3.0154	2.9814	3.0173	3.0228	3.0189	3.0317	0.57
26	3.0585	3.0214	3.0624	3.0647	3.0660	3.0770	0.63
27	3.0835	3.0460	3.0845	3.0882	3.0885	3.0994	0.60
28	3.1565	3.1246	3.1651	3.1692	3.1682	3.1804	0.61
29	3.1972	3.1678	3.2129	3.2235	3.2167	3.2284	0.69
30	3.2182	3.1942	3.2350	3.2666	3.2364	3.2503	0.78
31	3.3986	3.3773	3.4245	3.42846	3.4287	3.4417	0.70
32	3.4317	3.4030	3.4484	3.4537	3.4532	3.4655	0.65

表2.13　指纹图谱稳定性相对峰面积数据（批号：160501）

Tab.2.13　**Fingerprint stability relative peak area data（Lot Number：160501）**

编号	0h	2h	4h	8h	12h	24h	RSD/%
1	1.7464	1.7847	1.7723	1.8136	1.8327	1.8283	1.90
2	0.8682	0.8895	0.8713	0.8933	0.9045	0.8930	1.58
3	0.3782	0.3634	0.3808	0.3854	0.3879	0.3920	2.64
4	0.7526	0.7630	0.7536	0.7710	0.7775	0.7681	1.29

编号	0h	2h	4h	8h	12h	24h	RSD/%
5	0.2816	0.2974	0.2849	0.2824	0.2982	0.2950	2.67
6	1.0000	1.0000	1.0000	1.0000	1.0000	1.0000	—
7	0.2329	0.2278	0.2228	0.2307	0.2274	0.2275	1.51
8	0.1189	0.1211	0.1176	0.1255	0.1237	0.1218	2.42
9	0.2980	0.3049	0.3018	0.3141	0.3140	0.3020	2.21
10	0.8493	0.8557	0.8459	0.8997	0.8825	0.8585	2.45
11	0.3493	0.3554	0.3521	0.3639	0.3597	0.3638	1.71
12	0.3233	0.3233	0.3226	0.3301	0.3309	0.3206	1.31
13	0.1470	0.1477	0.1479	0.1507	0.1513	0.1490	1.18
14	0.1174	0.1185	0.1204	0.1211	0.1202	0.1198	1.15
15	0.0922	0.0913	0.0937	0.0973	0.0937	0.0979	2.83
16	0.0454	0.0442	0.0461	0.0467	0.0470	0.0479	2.79
17	0.1377	0.1408	0.1432	0.1429	0.1474	0.1454	2.39
18	0.0926	0.0942	0.0921	0.0933	0.0941	0.0938	0.89
19	0.1783	0.1820	0.1817	0.1838	0.1848	0.1840	1.29
20	0.1973	0.2004	0.2003	0.1950	0.2001	0.1992	1.08
21	0.1683	0.1725	0.1718	0.1751	0.1755	0.1765	1.76
22	0.0719	0.0732	0.0711	0.0736	0.0723	0.0721	1.28
23	0.2249	0.2298	0.2203	0.2298	0.2332	0.2282	1.98
24	0.1853	0.1862	0.1845	0.1826	0.1883	0.1883	1.20
25	0.1258	0.1315	0.1258	0.1286	0.1273	0.1277	1.66
26	0.0843	0.0828	0.0836	0.0878	0.0839	0.0847	2.05
27	0.0793	0.0772	0.0788	0.0813	0.0807	0.0774	2.11
28	0.1111	0.1135	0.1136	0.1152	0.1142	0.1161	1.50
29	0.2682	0.2729	0.2720	0.2758	0.2773	0.2750	1.18
30	0.0804	0.0803	0.0791	0.0791	0.0785	0.0795	0.93
31	0.5380	0.5555	0.5364	0.5445	0.5455	0.5471	1.26
32	0.3154	0.3319	0.3141	0.3166	0.3210	0.3200	2.03

2.2.3.4 止痛化癥胶囊HPLC指纹图谱的相似度评价

将10批止痛化癥胶囊分别按"2.2.2.2"项下方法制备样品溶液，并按"2.2.2.1"项下色谱条件依次进样，测定色谱图。运用国家药典委员会发布的

《中药色谱指纹图谱相似度评价系统（2004A版）》分别对得到的色谱图进行指纹图谱分析，采用多点校正后进行自动匹配（时间窗为0.15），提取吸收信号较强、峰形明显、稳定性较好的32个共有色谱峰生成对照图谱R，与混合对照品溶液对照（图2.3）可知，1号峰为丹参素，2号峰为原儿茶酸，6号峰为原儿茶醛（S），23号峰为迷迭香酸，24号峰为党参炔苷，25号峰为紫草酸，28号峰为丹酚酸B，10批止痛化癥胶囊HPLC叠加指纹图谱见图2.4，共有指纹峰相对保留时间见表2.14，共有指纹峰相对峰面积见表2.15。将10批止痛化癥胶囊样品所得指纹图谱分别导入相似度评价系统计算各个批次指纹图谱与生成的对照图谱的相似性系数，结果显示，10批止痛化癥胶囊样品与生成的对照图谱的相似度分别为0.981、0.976、0.990、0.982、0.991、0.981、0.978、0.983、0.973、0.981。

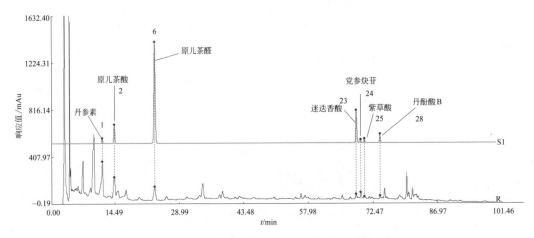

图2.3　混合对照品（S1）和对照指纹图谱（R）

Fig.2.3　Mixed Control（S1）and Control Fingerprint（R）

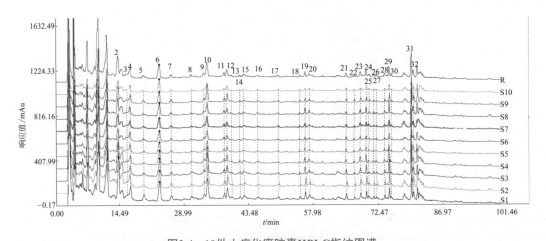

图2.4　10批止痛化癥胶囊HPLC指纹图谱

Fig. 2.4　10 batches of Zhitong Huazheng capsules HPLC fingerprint

表2.14　共有指纹峰相对保留时间

Tab.2.14　Relative retention time of common peaks

编号	S1	S2	S3	S4	S5	S6	S7	S8	S9	S10	RSD/%
1	0.4964	0.5034	0.4952	0.4965	0.4962	0.4955	0.4967	0.4957	0.4982	0.4977	0.48
2	0.6049	0.6068	0.6036	0.6050	0.6041	0.6036	0.6040	0.6035	0.6042	0.6047	0.16
3	0.6895	0.6828	0.6836	0.6867	0.6855	0.6848	0.6855	0.6833	0.6898	0.6862	0.35
4	0.7174	0.7112	0.7152	0.7167	0.7147	0.7134	0.7151	0.7139	0.7179	0.7165	0.29
5	0.8439	0.8442	0.8421	0.8415	0.8422	0.8415	0.8420	0.8409	0.8427	0.8421	0.12
6	1.0000	1.0000	1.0000	1.0000	1.0000	1.0000	1.0000	1.0000	1.0000	1.0000	0.00
7	1.1131	1.1155	1.1121	1.1117	1.1132	1.1127	1.1127	1.1127	1.1120	1.1121	0.10
8	1.3053	1.3124	1.3059	1.3040	1.3049	1.3045	1.3039	1.3038	1.3025	1.3030	0.21
9	1.4294	1.4397	1.4271	1.4262	1.4295	1.4315	1.4281	1.4279	1.4265	1.4266	0.28
10	1.4611	1.4747	1.4612	1.4591	1.4610	1.4617	1.4595	1.4596	1.4562	1.4568	0.35
11	1.6220	1.6398	1.6225	1.6201	1.6227	1.6244	1.6216	1.6222	1.6177	1.6189	0.38
12	1.6486	1.6671	1.6487	1.6460	1.6486	1.6503	1.6474	1.6481	1.6434	1.6453	0.40
13	1.6917	1.7102	1.6917	1.6885	1.6915	1.6927	1.6898	1.6906	1.6833	1.6869	0.42
14	1.7692	1.7912	1.7703	1.7665	1.7686	1.7699	1.7676	1.7685	1.7616	1.7643	0.45
15	1.8062	1.8299	1.8074	1.8037	1.8070	1.8097	1.8058	1.8070	1.7996	1.8024	0.46
16	1.9425	1.9680	1.9444	1.9407	1.9433	1.9464	1.9419	1.9426	1.9337	1.9374	0.47
17	2.1397	2.1705	2.1420	2.1369	2.1415	2.1458	2.1401	2.1418	2.1310	2.1347	0.50
18	2.3413	2.3772	2.3441	2.3380	2.3425	2.3478	2.3408	2.3435	2.3305	2.3359	0.54
19	2.3932	2.4309	2.3963	2.3891	2.3944	2.4006	2.3932	2.3962	2.3821	2.3879	0.55
20	2.4321	2.4693	2.4353	2.4284	2.4342	2.4402	2.4325	2.4353	2.4210	2.4263	0.54
21	2.7802	2.8258	2.7851	2.7763	2.7833	2.7920	2.7828	2.7856	2.7683	2.7744	0.56
22	2.8557	2.9038	2.8624	2.8521	2.8567	2.8642	2.8567	2.8601	2.8396	2.8484	0.59
23	2.9140	2.9604	2.9187	2.9100	2.9162	2.9245	2.9139	2.9173	2.8988	2.9067	0.56
24	2.9696	3.0183	2.9751	2.9660	2.9734	2.9829	2.9718	2.9756	2.9551	2.9629	0.57
25	2.9889	3.0363	2.9983	2.9890	2.9989	3.0106	2.9917	3.0017	2.9794	2.9891	0.53
26	3.0402	3.0903	3.0462	3.0368	3.0442	3.0537	3.0424	3.0466	3.0246	3.0333	0.58
27	3.0659	3.1158	3.0718	3.0622	3.0694	3.0782	3.0665	3.0713	3.0495	3.0586	0.57
28	3.1434	3.1947	3.1497	3.1399	3.1472	3.1572	3.1446	3.1495	3.1269	3.1363	0.57
29	3.1859	3.2381	3.1923	3.1823	3.1906	3.2006	3.1885	3.1925	3.1693	3.1787	0.58
30	3.2019	3.2534	3.2100	3.2002	3.2125	3.2250	3.2049	3.2135	3.1893	3.2020	0.55
31	3.3974	3.4536	3.4047	3.3948	3.4021	3.4136	3.4002	3.4046	3.3800	3.3896	0.58
32	3.4166	3.4729	3.4238	3.4139	3.4221	3.4320	3.4187	3.4232	3.3985	3.4079	0.58

表2.15　共有指纹峰相对峰面积

Tab.2.15　Relative peak area of common peaks

编号	S1	S2	S3	S4	S5	S6	S7	S8	S9	S10	RSD/%
1	3.3262	2.1439	3.8260	3.4621	3.0133	2.9778	3.2800	3.4808	2.9519	2.4021	16.49
2	2.0815	1.1374	1.8958	1.4236	1.4638	1.2188	1.3686	1.4324	1.5114	1.0105	22.38
3	0.4681	0.4172	0.4061	0.3963	0.5103	0.5800	0.4866	0.4390	0.4590	0.3759	13.47
4	0.7522	0.8654	0.7074	0.6585	0.7817	0.8493	0.7408	0.7153	0.7276	0.5729	11.61
5	0.3978	0.5627	0.1646	0.0705	0.2889	0.2617	0.2999	0.0742	0.2851	0.1688	58.12
6	1.0000	1.0000	1.0000	1.0000	1.0000	1.0000	1.0000	1.0000	1.0000	1.0000	0.00
7	0.2221	0.5436	0.1790	0.2251	0.2757	0.2711	0.2884	0.2739	0.2993	0.2244	35.63
8	0.1355	0.2594	0.1460	0.0929	0.1082	0.1237	0.1882	0.2127	0.1280	0.1119	35.14
9	0.2981	0.4408	0.2635	0.2936	0.3397	0.2677	0.3727	0.4082	0.3050	0.2590	19.57
10	0.9981	0.8277	1.1092	1.0466	0.9411	0.7897	1.0394	0.9498	1.2238	0.6276	17.94
11	0.2506	0.2760	0.2141	0.2326	0.2538	0.2350	0.2704	0.3081	0.2441	0.2029	12.38
12	0.5324	0.4688	0.4310	0.4642	0.4357	0.4450	0.4783	0.5042	0.5663	0.3481	12.87
13	0.1545	0.3118	0.1135	0.1388	0.1121	0.0936	0.1259	0.2430	0.1123	0.0839	48.67
14	0.1258	0.3590	0.1485	0.1476	0.0808	0.1123	0.1062	0.2148	0.0912	0.0817	57.72
15	0.3061	0.4133	0.2856	0.2433	0.2225	0.2586	0.2187	0.3777	0.2439	0.1758	26.81
16	0.1995	0.3268	0.1665	0.1964	0.1705	0.1452	0.1681	0.2577	0.1726	0.1348	29.82
17	0.1548	0.2561	0.1440	0.1464	0.1654	0.1363	0.1787	0.1079	0.1565	0.1134	26.50
18	0.0936	0.1325	0.0721	0.0764	0.1026	0.1070	0.0922	0.0854	0.1338	0.0798	22.27
19	0.2043	0.2197	0.2665	0.2329	0.2110	0.1688	0.2161	0.3019	0.1852	0.1621	19.73
20	0.2062	0.2484	0.2734	0.2558	0.2274	0.2271	0.2285	0.3207	0.1937	0.1826	17.19
21	0.1967	0.1086	0.1995	0.1645	0.1791	0.1856	0.1898	0.1461	0.1877	0.1691	16.06
22	0.1080	0.0842	0.1259	0.1040	0.0998	0.0989	0.0826	0.0796	0.1553	0.0801	23.47
23	0.2512	0.1448	0.3491	0.3615	0.3130	0.3107	0.3392	0.2978	0.2778	0.2335	22.55
24	0.2512	0.1507	0.3078	0.3195	0.2498	0.2257	0.2447	0.3203	0.2200	0.2042	21.80
25	0.2667	0.1005	0.2189	0.2470	0.2286	0.1957	0.2758	0.1879	0.1727	0.1659	25.69
26	0.1446	0.0603	0.1629	0.1539	0.1229	0.1171	0.1001	0.1219	0.0963	0.0747	28.84
27	0.2057	0.0591	0.2036	0.2190	0.1702	0.1637	0.1255	0.1500	0.1165	0.0999	34.00
28	0.2307	0.0810	0.2518	0.2392	0.2236	0.1945	0.1327	0.2153	0.1187	0.0996	35.80
29	0.3587	0.2193	0.4937	0.5798	0.3774	0.3711	0.3316	0.5162	0.3440	0.2581	29.49
30	0.2014	0.0679	0.1649	0.1862	0.1754	0.1367	0.1434	0.1419	0.0971	0.0984	30.34
31	0.6325	0.4928	0.9113	1.1324	0.7478	0.6064	0.7495	1.1397	0.6912	0.5325	30.04
32	0.3921	0.2212	0.3599	0.3398	0.4421	0.3448	0.4119	0.4442	0.4084	0.2917	19.15

2.2.4　讨论

2.2.4.1　供试品制备

本实验采用50%、70%和100%甲醇分别对3g止痛化癥胶囊内容物进行超声波提取30min，经考察，100%甲醇提取物基线平稳，响应值较高；以100%甲醇为提取溶剂，考察了超声波提取30min、45min、60min，观察其色谱峰的数目及其响应值，结果其45min和60min色谱峰数目及响应值基本一致，表明45min超声波提取基本完全。

2.2.4.2　波长的选择

将供试品溶液进行190～400nm紫外-可见光全波长扫描，发现在230nm和280nm处下各色谱峰的数目及丰度较好，经考察，当检测波长为230nm时，色谱峰基线不平稳、峰形差，检测波长为280nm时，基线平稳、分离度较好，适合指纹图谱研究，故本研究选择280nm为检测波长。

2.2.4.3　流动相及流速的选择

本实验考查了甲醇-水、甲醇-0.05%甲酸、乙腈-水、乙腈-0.25%乙酸及乙腈-0.05%甲酸等流动相系统，最终选用乙腈-0.05%甲酸作为流动相，以梯度洗脱能够使色谱峰分离度较好，基线平稳，所以选用乙腈-0.05%甲酸流动相系统进行指纹图谱的研究。在其他色谱条件一致的情况下，对流速条件进行了考察，分别设定流动相流速为0.5mL/min、0.8mL/min及1mL/min，经考察，流速为1mL/min时，色谱图整体分离效果较好，适合指纹图谱研究。

2.2.4.4　进样量的考察

分别取同一供试品溶液5μL、10μL及20μL进样，记录其色谱图，经比较5μL及10μL进样量，其色谱峰响应值较低，20μL进样量响应值较好，故选择20μL进样量。

2.2.4.5　柱温的考察

在其他色谱条件一致的情况下，对其柱温进行考察，分别设定柱温30℃、35℃、40℃对其色谱图进行分析。结果表明，柱温30℃时，色谱峰基线平稳、分离度较好、响应值较好，适合指纹图谱研究。

2.2.5　结语

《中国药典》2015年版一部规定，止痛化癥胶囊的质量利用薄层色谱法进行鉴别，采用高效液相色谱法（通则0512）测定丹参素的含量控制，本品每粒（0.3g）含丹参以丹参素（$C_9H_{10}O_5$）计，不得少于0.20mg。但这种单一成分的质量控制不足以体现药品质量的优劣，中药复方指纹图谱是控制天然药物质量的有效方式之一。经查阅文献，尚未发现止痛化癥胶囊指纹图谱的研究报道，因此，本实验借助高效液相色谱技术弥补了止痛化癥胶囊指纹图谱的空白，首次建立了不同批次止痛化癥胶囊的HPLC特征指纹图谱，且方法稳定、简便、可靠。

本实验在指纹图谱研究过程中，共标定了32个共有色谱峰，通过与对照品比对，指认出其中7种成分，分别为丹参素、原儿茶酸、原儿茶醛、迷迭香酸、党参炔苷、紫草酸、丹酚酸B。10批止痛化癥胶囊样品图谱与生成的对照图谱相匹配，相似度结果为0.981、0.976、0.990、0.982、0.991、0.981、0.978、0.983、0.973、0.981。其相似度均大于0.95。由相似度评价结果可见，不同批次间止痛化癥胶囊的化学成分无较大差异、相似度高、一致性良好。本实验建立的止痛化癥胶囊的HPLC指纹图谱，分析方法简单、准确、专属性强、重复性好，可以有效地综合评价止痛化癥胶囊的质量，进而为制定全面的止痛化癥胶囊的药品标准提供了一定的实验依据。

2.3 入血成分分析

中药成分非常复杂，经过口服给药后，药物成分需要在血中转运到达作用部位后才会发挥作用，普遍认为被吸收入血的成分可能是发挥药效的活性成分。中药血清药物化学是以口服中药后的血清样品作为研究对象，采用现代化的技术手段和研究方法，研究移行成分与药效的关系，从而进一步阐述中药药效物质基础的领域。目前研究血清中的移行成分方法主要包括HPLC-UV、HPLC-ELSD、HPLC-MS/MS、UPLC-MS等。其中，UPLC-Q-TOF/MS技术能够精确测定相对分子质量，灵敏度好、选择性高，非常适合复杂基质中组分的辨析，能够显著提高中草药化学成分鉴定的速度和准确性，在中药复方及天然药物的成分鉴别和分析中发挥出了巨大的作用。

本节采用UPLC-Q-TOF/MS技术结合多变量统计分析方法，利用血清药物化学方法对止痛化癥胶囊的药效物质基础进行了研究。对健康大鼠灌胃给予止痛化癥胶囊混悬水溶液，通过与健康大鼠色谱进行比对，并结合PCA，OPLS-DA等多元统计分析，辨析灌胃给予大鼠止痛化癥胶囊吸收入血的原型成分，为阐明止痛化癥胶囊的物质基础提供科学数据。

2.3.1　实验部分

2.3.1.1　主要仪器与试剂

XEVO G2-S Q-TOF 四级杆飞行时间质谱仪、ACQUITY UPLC 二元泵和样品管理器（美国 Waters 公司），Masslynx™ V4.1 工作站、UNIFI 1.7.0 科学信息学系统（美国 Waters 公司），N-A35 型氮气发生器（上海金浪科技有限公司），FA1104N 型电子天平（上海民桥精密科学仪器有限公司），旋转蒸发仪（上海豫康科教仪器设备有限公司），TGL-16aR 型飞鸽超离速离心机（上海安亭科学仪器厂）。

2.3.1.2　实验动物

SPF 级 ICR 雄性小鼠，体量 18 ～ 22g，由长春市亿斯实验动物技术有限责任公司提供并进行实验，质量合格证号：201700020061。在室温 22 ～ 24℃、相对湿度 55% ～ 65% 的环境中饲养，自由进食饮水。

2.3.1.3　UPLC-Q-TOF 检测条件

（1）色谱条件

ACQUITY UPLC BEH C18 色谱柱（100mm×2.1mm，1.7μm），柱温 30℃，样品管理器温度 15℃，进样体积 10μL，流速 0.4mL/min。流动相 A：0.1% 甲酸-水（体积分数）。流动相 B：0.1% 甲酸-乙腈（体积分数）。梯度洗脱条件：0—2min，10% B；2—26min，10%→90% B；26—28min，90% B；28—29min，90%→10% B；29—30min，10% B。

（2）质谱条件

电喷雾离子化源（ESI），MS^E continuum 模式，采用正离子及负离子检测模式。全扫扫描范围 m/z 100 ～ 1500。毛细管电压 3.0kV，锥孔电压 40V，锥孔气流量 50L/h，脱溶剂氮气流量 600L/h，氩气流量 0.15mL/min，源温 120℃，脱溶剂气温度 300℃。采用亮氨酸-脑啡肽 $[M+H]^+=556.2771$，$[M-H]^-=554.2620$ 作为 Lock Spray 校正标准液（100pg/mL），对仪器进行实时校正，其校正流速为正离子模式 15μL/min，使用甲酸钠溶液对仪器进行校正。

2.3.1.4　实验动物分组及给药、取血方法

适应性饲养 1 周后，随机分成 2 组，每组 10 只。实验前 12h 禁食不禁水。

- 对照组：灌胃给予等体积蒸馏水，1.5h和3.0h后每只小鼠分别眼球取血0.1~0.2mL，合并2个时间点的血样，备用。
- 给药组：灌胃给予止痛化癥胶囊溶液，给药剂量为1.5g/kg（灌胃体积为20mL/kg），1.5h和3.0h后每只小鼠分别眼球取血0.1~0.2mL，合并2个时间点的血样，备用。

2.3.1.5　生物样本的处理

血样的处理：血样置于37℃水浴中孵化30min，离心（3000r/min，10min），得到血清样品。取血清样品600μL，加入3倍量甲醇，涡旋5min，静置10min，低温离心（10000r/min，10min，4℃），取上清液，氮气吹干。加入200μL 80% 甲醇溶解，低温离心（10000r/min，10min，4℃），取上清液，备用。

2.3.1.6　统计学分析

采用MarkerLynx XS V4.1软件对原始的质谱数据进行一系列处理，包括校准、去褶合、数据缩减、色谱峰提取及归一化等。保留时间范围为0 ~ 30min，分子质量范围为100 ~ 1200 Da，质量公差为0.10，标记强度阈值为2000，最小强度为5%，保留时间窗为0.20，质量窗为0.10，噪声消除水平为6。所得数据通过PCA和OPLS-DA分析，获得VIP值和S-plot图，发现能够代表组间差异的潜在的标记物。采用R_2Y和Q_2两个参数来评价模型，R_2Y可以表示模型的拟合度，Q_2可以表示模型的可预测度，这两个参数的大小能够反映模型的可靠性与准确性。所得数据通过PCA和OPLS-DA分析，获得VIP值和S-plot图，发现能够代表组间差异的入血成分物。

2.3.2　结果

对照组与给药组健康小鼠灌胃给予止痛化癥胶囊提取物后，血清样品的正、负离子模式下的基峰离子流图见图2.5。PCA载荷图中的每个点代表一个样本。正、负离子模式下的对照组与给药组小鼠灌胃给予止痛化癥胶囊提取物后血清代谢轮廓的PCA载荷图见图2.6，从图中可以看出2个组别的小鼠血清样品被明显的分为2个区域，说明各样本存在显著差异。S-plot载荷图可用于鉴定导致组间差异的代谢物。正、负离子模式下的健康小鼠灌胃给予止痛化癥胶囊提取物血清代谢轮廓的OPLS-DA载荷图以及OPLS-DA/S-plots图分别见图2.7和图2.8。

选取VIP > 1.0且经t检验$P < 0.05$的代谢物，鉴定出15个入血成分。结果见表2.16。

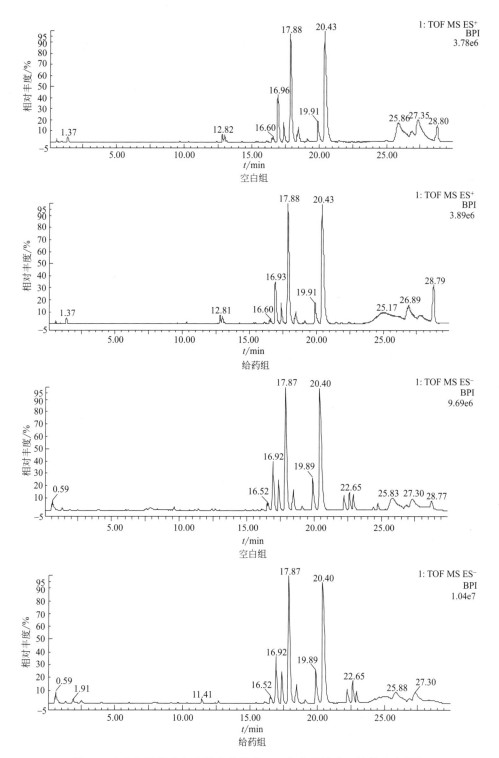

图2.5　空白组及给药组小鼠血清样品正、负离子模式下的基峰离子图

Fig.2.5　Basic peak ion map in positive and negative ion modes of serum samples of mice in blank group and drug administration group

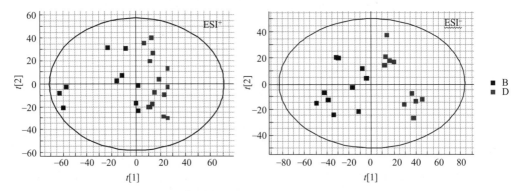

图2.6　空白组（B）和给药组（D）小鼠血清代谢轮廓的PCA图

Fig.2.6　PCA map of serum metabolic profile of mice in blank group（B）

and administration group（D）

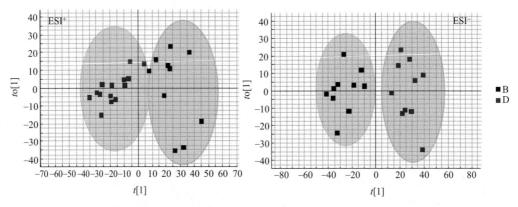

图2.7　空白组（B）和给药组（D）小鼠的血清代谢谱OPLS-DA载荷图

Fig.2.7　Serum metabolism spectra OPLS-DA load map of mice in blank group（B）

and drug administration group（D）

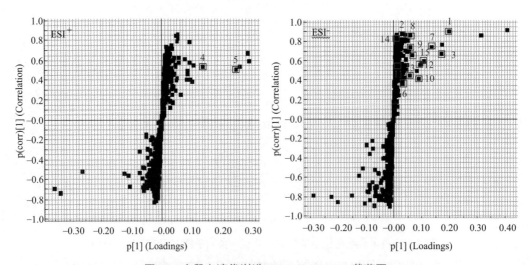

图2.8　小鼠血清代谢谱OPLS-DA/S-plots载荷图

Fig.2.8　OPLS-DA/S-plots load map of mouse serum metabolism spectrum

表 2.16　基于 UPLC-Q-TOF-MS 技术的止痛化癥胶囊的入血成分

Tab.2.16　Intake components of Zhitong Huazheng capsules based on UPLC-Q-TOF-MS technology

编号	$t/$ min	分子式	准分子离子峰理论值/Da	准分子离子峰实测值/Da	加合离子	质量误差/ ppm	响应值	质谱离子碎片信息	鉴定成分
1*	1.03	$C_9H_{10}O_5$	198.0528	198.0526	−H	−1.04	124910	196.9727［M−H］⁻, 178.9667［M−OH］⁻, 152.9610［M−COOH］⁻, 134.9933［M−OH−COOH］⁻	丹参素
2*	5.27	$C_{26}H_{20}O_{10}$	492.1056	492.1064	+HCOO	1.39	16419	537.1046［M+HCOO］⁻, 295.0600［M−C₉H₉O₅］⁻, 179.0333［M−C₁₇H₁₁O₆］⁻	丹酚酸 C
3	6.02	$C_{20}H_{18}O_{10}$	418.0900	418.0910	−H	2.33	69834	417.0837［M−H］⁻, 373.0978［M−COOH］⁻, 197.0458［M−C₉H₉O₅］⁻	丹酚酸 D
4*	6.64	$C_{21}H_{25}NO_4$	355.1784	355.1784	+H	0.01	478177	356.1856［M+H］⁺, 341.1582［M−CH₃］⁺, 308.1361［M−CH₃−OCH₃］⁺, 192.1009［M−C₁₀H₁₂O₂］⁺, 178.0859［M−C₁₁H₁₄O₂］⁺, 150.0645［M−C₁₂H₁₅O₂N］⁺	延胡索乙素
5	6.74	$C_{22}H_{27}NO_4$	369.1940	369.1942	+H	0.60	137132	370.2015［M+H］⁺, 306.1156［M−2CH₃−OCH₃］⁺, 207.1058［M−C₁₀H₁₂O₂］⁺, 190.0907［M−C₁₁H₁₄O₂］⁺	延胡索甲素
6*	7.24	$C_{36}H_{30}O_{16}$	718.1534	718.1534	−H	0.01	128771	717.1461［M−H］⁻, 537.1001［M−C₉H₉O₄］⁻, 519.0915［M−C₉H₉O₅］⁻, 339.0486［M−C₉H₉O₄−C₉H₉O₅］⁻, 321.0388［M−2C₉H₉O₅］⁻	丹酚酸 B
7	7.29	$C_{22}H_{22}O_9$	430.1264	430.1242	+HCOO	−4.51	6708	475.1224［M+HCOO］⁻, 267.0645［M−Glu］⁻	刺芒柄花苷
8*	7.81	$C_{26}H_{22}O_{10}$	494.1213	494.1216	−H	0.54	87326	493.1143［M−H］⁻, 313.0699［M−C₉H₉O₄］⁻, 295.0606［M−C₉H₉O₅］⁻, 179.0341［M−C₁₇H₁₃O₆］⁻, 173.0235［M−C₇H₆O₂−C₉H₉O₅］⁻	丹酚酸 A
9*	7.92	$C_{15}H_{10}O_6$	286.0477	286.0490	−H	4.48	12868	285.0417［M−H］⁻, 133.0294［M−C₇H₄O₄］⁻	木犀草素
10*	10.51	$C_{16}H_{12}O_4$	268.0736	268.0748	−H	4.46	53584	267.0675［M−H］⁻, 252.0428［M−CH₃］⁻	芒柄花黄素
11*	10.99	$C_{41}H_{68}O_{14}$	784.4609	784.4646	+HCOO	4.43	122178	829.4646［M+HCOO］⁻	黄芪甲苷

续表

编号	$t/$ min	分子式	准分子离子峰理论值/Da	准分子离子峰实测值/Da	加合离子	质量误差/ppm	响应值	质谱离子碎片信息	鉴定成分
12	11.91	$C_{43}H_{70}O_{15}$	826.4715	826.4763	+HCOO	5.55	69335	871.4745 [M+HCOO]⁻, 697.4182 [M-CHO-$C_4H_8O_2$]⁻	黄芪皂苷 II
13	23.19	$C_{18}H_{32}O_2$	280.2402	280.2404	−H, +HCOO	0.54	85673	325.2375 [M+HCOO]⁻, 279.2331 [M-H]⁻, 71.0146 [M-$C_{15}H_{27}$]⁻	亚油酸
14	25.01	$C_{19}H_{36}O_4$	328.2614	328.2608	−H	−1.65	26828	327.2535 [M-H]⁻, 279.2326 [M-CH_3-2OH]⁻, 281.2489 [M-COOH]⁻	9,12-二羟基-15-十九碳酸
15	25.02	$C_{18}H_{34}O_2$	282.2559	282.2560	−H	0.25	191909	281.2487 [M-H]⁻, 267.2309 [M-CH_3]⁻	棕榈油酸乙酯

*与对照品比较。

2.3.2.1 丹参素

一级质谱在保留时间1.03min时，出现m/z 196.9727的峰，推测为 [M-H]⁻峰，以m/z 196.9727为母离子进行MS/MS扫描，产生3个主要碎片离子，碎片m/z 178.9667为母离子失去1个羟基 [M-OH]⁻峰，碎片m/z 152.9610为母离子失去1个羧基 [M-COOH]⁻峰，碎片m/z 134.9933为母离子失去1个羟基和1个羧基 [M-OH-COOH]⁻峰，结合文献，并与丹参素对照品质谱图对照，基本一致，故将其鉴定为丹参素，分子式 $C_9H_{10}O_5$，属于有机酸类。丹参素子离子的质谱见图2.9。

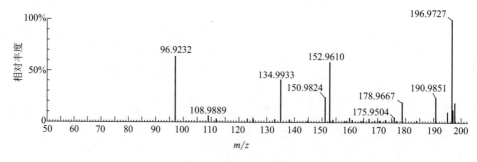

图2.9 丹参素的质谱

Fig. 2.9 Mass spectra of Danshensu in ESI⁺ mode

2.3.2.2　丹酚酸C

一级质谱在保留时间5.27min时，出现m/z 536.9058的峰，推测为［M+HCOO］$^-$峰，以m/z 536.9058为母离子进行MS/MS扫描，产生2个主要碎片离子，碎片m/z 295.0600为母离子失去$C_9H_9O_5$分子［M-$C_9H_9O_5$］$^-$，峰，碎片m/z 178.9667为母离子失去1个羧基［M-COOH］$^-$峰，结合文献，并与丹酚酸C对照品质谱图对照，基本一致，故将其鉴定为丹酚酸C，分子式$C_{26}H_{20}O_{10}$，属于有机酸类。丹酚酸C子离子的质谱见图2.10。

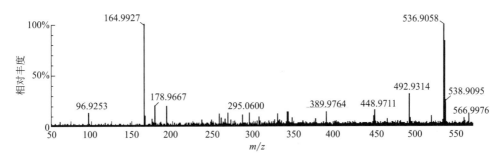

图2.10　丹酚酸C的质谱

Fig.2.10　**Mass spectra of Salvianolic acid C in ESI$^-$ mode**

2.3.2.3　丹酚酸D

一级质谱在保留时间6.02min时，出现m/z 417.0837的峰，推测为［M-H］$^-$峰，以m/z 417.0837为母离子进行MS/MS扫描，产生2个主要碎片离子，碎片m/z 373.0978为母离子失去1个羧基［M-COOH］$^-$峰，碎片m/z 197.0458为母离子失去$C_9H_9O_5$分子［M-$C_{17}H_{11}O_6$］$^-$峰，结合文献，故将其鉴定为丹酚酸D，分子式$C_{20}H_{18}O_{10}$，属于有机酸类。丹酚酸D子离子的质谱见图2.11。

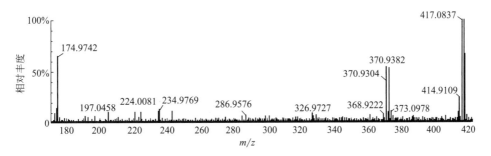

图2.11　丹酚酸D的质谱

Fig. 2.11　**Mass spectrometry of Salicylate D in ESI$^-$ mode**

2.3.2.4　延胡索乙素

一级质谱在保留时间6.64min时，出现m/z 356.1856的峰，推测为 [M+H]$^+$峰，以m/z 356.1856为母离子进行MS/MS扫描，产生5个主要碎片离子，碎片m/z 341.1582为母离子失去1个甲基 [M-CH$_3$]$^+$峰，碎片m/z 308.1361为母离子失去一个甲基和甲氧基分子 [M-CH$_3$-OCH$_3$]$^+$峰，碎片m/z 178.0859为母离子失去C$_{11}$H$_{15}$O$_2$分子 [M-C$_{11}$H$_{15}$O$_2$]$^+$峰，碎片m/z 192.1009为母离子失去一个C$_{10}$H$_{12}$O$_2$分子 [M-C$_{10}$H$_{12}$O$_2$]$^+$峰，碎片m/z 150.0645为母离子失去C$_{12}$H$_{15}$O$_2$N分子 [M-C$_{12}$H$_{15}$O$_2$N]$^+$峰，结合文献，故将其鉴定为延胡索乙素，分子式C$_{21}$H$_{25}$NO$_4$，属于生物碱类。延胡索乙素子离子的质谱见图2.12。

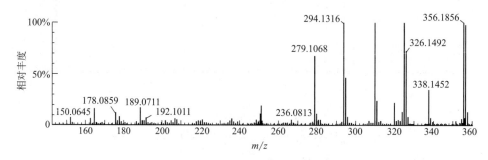

图2.12　延胡索乙素的质谱

Fig. 2.12　Mass spectrometry of Tetrahydropalmatine in ESI$^+$ mode

2.3.2.5　延胡索甲素

一级质谱在保留时间6.74min时，出现m/z 370.2015的峰，推测为 [M+H]$^+$峰，以m/z 370.2015为母离子进行 MS/MS 扫描，产生3个主要碎片离子，碎片m/z 306.1156为母离子失去2个甲基和一个甲氧基 [M-2CH$_3$-OCH$_3$]$^+$峰，碎片m/z 207.1058为母离子失去C$_{10}$H$_{12}$O$_2$分子 [M-C$_{10}$H$_{12}$O$_2$]$^+$峰，碎片m/z 190.0907为母离子失去C$_{11}$H$_{14}$O$_2$分子 [M-C$_{11}$H$_{14}$O$_2$]$^+$峰，结合文献，故将其鉴定为延胡索甲素，分子式 C$_{22}$H$_{27}$NO$_4$，属于生物碱类。延胡索甲素子离子的质谱见图2.13。

2.3.2.6　丹酚酸B

一级质谱在保留时间7.24min时，出现m/z 717.1461的峰，推测为 [M-H]$^-$峰，以m/z 717.1461为母离子进行MS/MS扫描，产生4个主要碎片离子，碎片m/z 537.1001为母离子失去C$_9$H$_9$O$_4$分子 [M-C$_9$H$_9$O$_4$]$^-$峰，碎片m/z 519.0915为母离子失去C$_9$H$_9$O$_5$分子 [M-C$_9$H$_9$O$_5$]$^-$峰，碎片m/z 339.0486为母离子失

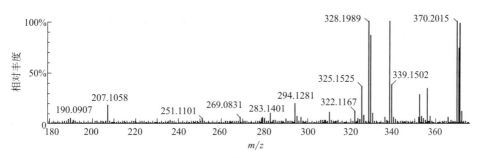

图2.13 延胡索甲素的质谱

Fig. 2.13 Mass spectra of Tetrahydromemberin in ESI⁻ mode

去$C_9H_9O_4$分子［M-$C_9H_9O_4$-$C_9H_9O_5$］⁻峰，碎片m/z 321.0388为母离子失去2个$C_9H_9O_4$分子［M-2$C_9H_9O_4$］⁻峰，结合文献，故将其鉴定为丹酚酸B，分子式$C_{36}H_{30}O_{16}$，属于有机酸类。丹酚酸B子离子的质谱见图2.14。

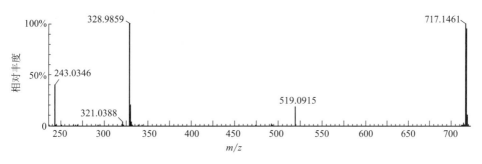

图2.14 丹酚酸B的质谱

Fig. 2.14 Mass spectra of Salvianolic acid B in ESI⁻ mode

2.3.2.7 刺芒柄花苷

一级质谱在保留时间7.29min时，出现m/z 475.1224的峰，推测为［M+HCOO］⁻峰，以m/z 475.1224为母离子进行MS/MS扫描，产生1个主要碎片离子，碎片m/z 267.0645为母离子失去葡萄糖分子［M-Glu］⁻峰，结合文献，故将其鉴定为刺芒柄花苷，分子式$C_{22}H_{22}O_9$，属于黄酮类。刺芒柄花苷子离子的质谱见图2.15。

2.3.2.8 丹酚酸A

一级质谱在保留时间7.81min时，出现m/z 493.1143的峰，推测为［M-H］⁻峰，以m/z 493.1143为母离子进行MS/MS扫描，产生4个主要碎片离子，碎片m/z 313.0699为母离子失去$C_9H_9O_4$分子［M-$C_9H_9O_4$］⁻峰，碎片m/z 295.0606为母离子失去$C_9H_9O_5$分子［M-$C_9H_9O_5$］⁻峰，碎片m/z 179.0341为

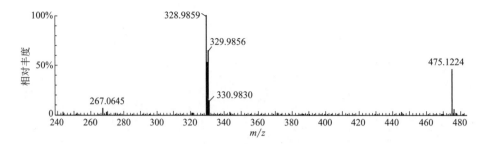

图2.15　刺芒柄花苷的质谱

Fig. 2.15　Mass spectra of Spinosids in ESI⁻ mode

母离子失去$C_{17}H_{13}O_6$分子［$M-C_{17}H_{13}O_6$］⁻峰，碎片m/z 173.0235为母离子失去$C_7H_6O_2$和$C_9H_9O_5$分子［$M-C_7H_6O_2-C_9H_9O_5$］⁻峰，结合文献，并与丹酚酸A对照品质谱图对照，基本一致，故将其鉴定为丹酚酸A，分子式$C_{26}H_{22}O_{10}$，属于有机酸类。丹酚酸A子离子的质谱见图2.16。

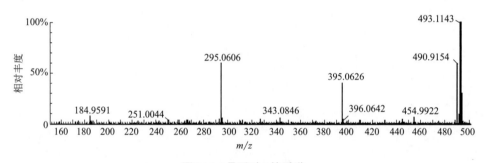

图2.16　丹酚酸A的质谱

Fig. 2.16　Mass spectra of Salvianolic acid A in ESI⁻ mode

2.3.2.9　木犀草素

一级质谱在保留时间7.92min时，出现m/z 285.0417的峰，推测为［$M-H$］⁻峰，以m/z 493.1143为母离子进行 MS/MS 扫描，产生1个主要碎片离子，碎片m/z 133.0294为母离子失去$C_7H_4O_4$分子［$M-C_7H_4O_4$］⁻峰，结合文献，并与木犀草素对照品质谱图对照，基本一致，故将其鉴定为木犀草素，分子式$C_{15}H_{10}O_6$，属于黄酮类。木樨草素子离子的质谱见图2.17。

2.3.2.10　芒柄花黄素

一级质谱在保留时间10.51min时，出现m/z 267.0675的峰，推测为［$M-H$］⁻峰，以m/z 267.0675为母离子进行MS/MS扫描，产生1个主要碎片离子，碎片m/z 252.0428为母离子失去一个甲基分子［$M-CH_3$］⁻峰，结合文献，并与芒柄花黄素对照品质谱图对照，基本一致，故将其鉴定为芒柄花黄素，分子式

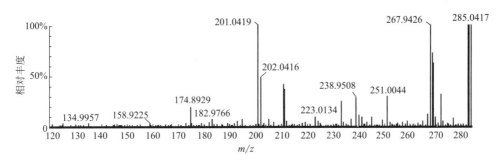

图**2.17**　木犀草素的质谱

Fig. 2.17　Mass spectra of Luteol in ESI⁻ mode

$C_{16}H_{12}O_4$，属于黄酮类。芒柄花黄素子离子的质谱见图2.18。

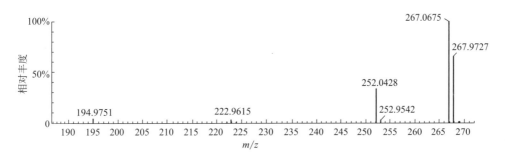

图**2.18**　芒柄花黄素的质谱

Fig.2.18　Mass spectra of Formonon in ESI⁻ mode

2.3.2.11　黄芪甲苷

一级质谱在保留时间10.99min时，出现 m/z 829.4646的峰，推测为
［M+HCOO］⁻峰，结合文献，并与黄芪甲苷对照品质谱图对照，基本一致，故将
其鉴定为黄芪甲苷，分子式 $C_{41}H_{68}O_{14}$，属于三萜皂苷类。黄芪甲苷子离子的质谱
见图2.19。

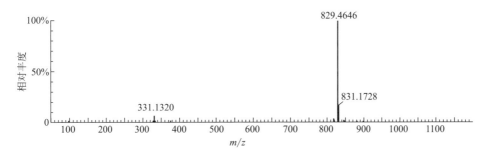

图**2.19**　黄芪甲苷的质谱

Fig. 2.19　Mass spectra of astragaloside Ⅳ in ESI⁻ mode

2.3.2.12　黄芪皂苷Ⅱ

一级质谱在保留时间11.91min时，出现m/z 871.4745的峰，推测为［M+HCOO］⁻峰，以m/z 871.4745为母离子进行MS/MS扫描，产生1个主要碎片离子，碎片m/z 697.4182为母离子失去CHO和$C_4H_8O_2$分子［M-CHO-$C_4H_8O_2$］⁻峰，结合文献，故将其鉴定为黄芪皂苷Ⅱ，分子式$C_{43}H_{70}O_{15}$，属于三萜皂苷类。黄芪皂苷Ⅱ子离子的质谱见图2.20。

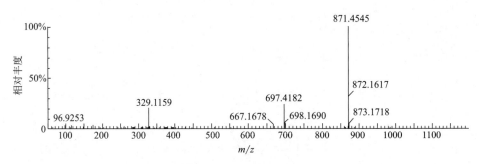

图2.20　黄芪皂苷Ⅱ的质谱

Fig.2.20　Mass spectra of Baicalins aponin Ⅱ in ESI⁻ mode

2.3.2.13　亚油酸

一级质谱在保留时间23.19min时，出现m/z 279.2331的峰，推测为［M-H］峰，以m/z 279.2331为母离子进行MS/MS扫描，产生1个主要碎片离子，碎片m/z 71.0146为母离子失去$C_{15}H_{27}$分子［M-$C_{15}H_{27}$］⁻峰，结合文献，故将其鉴定为亚油酸，分子式$C_{18}H_{32}O_2$，属于有机酸类。亚油酸子离子的质谱见图2.21。

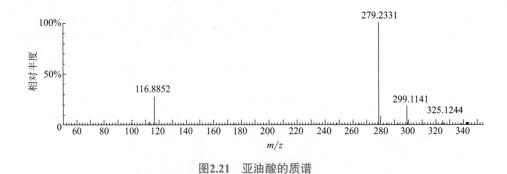

图2.21　亚油酸的质谱

Fig.2.21　Mass spectra of Linoleate in ESI⁻ mode

2.3.2.14　9，12-二羟基-15-十九碳酸

一级质谱在保留时间25.01min时，出现m/z 327.2535的峰，推测为［M-

H]⁻峰，以*m/z* 327.2535为母离子进行MS/MS扫描，产生2个主要碎片离子，碎片*m/z* 281.2489为母离子失去一个羧基分子［M-COOH］⁻峰，碎片*m/z* 279.2326为母离子失去一个甲基和两个羟基分子［M-CH₃-2OH］⁻峰，故将其鉴定为9,12-二羟基-15-十九碳酸，分子式 $C_{19}H_{36}O_4$，属于有机酸类。9，12-二羟基-15-十九碳酸子离子的质谱见图2.22。

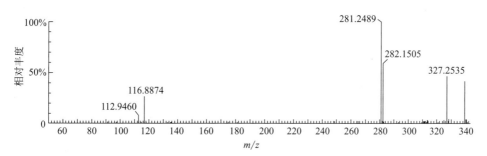

图2.22　9,12-二羟基-15-十九碳酸的质谱

Fig. 2.22　Mass spectra of 9, 12-dihydroxy-15-nonadecanoic acid in ESI⁻ mode

2.3.2.15　棕榈油酸乙酯

一级质谱在保留时间25.02min时，出现*m/z* 281.2487的峰，推测为［M-H］⁻峰，以*m/z* 281.2487为母离子进行MS/MS扫描，产生1个主要碎片离子，碎片*m/z* 267.2309为母离子失去甲基分子［M-CH₃］⁻峰，结合文献，故将其鉴定为棕榈油酸乙酯，分子式 $C_{18}H_{34}O_2$，属于有机酸类。棕榈油酸乙酯子离子的质谱见图2.23。

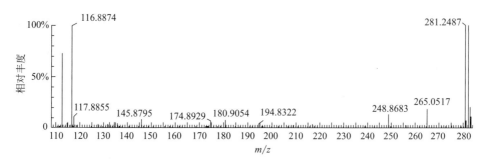

图2.23　棕榈油酸乙酯的质谱

Fig. 2.23　Mass spectra of Ethyl palmitoleate in ESI⁻ mode

2.3.3　讨论

一直以来，中药复方具有多种成分，具有多层次、多靶点的作用特点，是一

个复杂体系，也就表明了中药的药效及其作用机制具有复杂性。因此，应充分运用现代科学的技术方法积极进行实验研究，明确中药复方的活性成分、入血成分、代谢产物及作用机制。

目前，对止痛化癥胶囊的研究主要集中在临床研究上，对其药效物质基础的研究较少，本实验利用UPLC-Q-TOF-MS分析技术结合多元统计分析相结合的方法，研究了灌胃给予止痛化癥胶囊的入血成分，初步阐明止痛化癥胶囊的药效物质基础。研究结果表明，本研究鉴定了15个入血成分，均为原型成分，包括7个有机酸类，3个黄酮类，2个三萜皂苷类，2个生物碱类。其中丹参及丹酚酸A、B、C、D是源于丹参的化学成分，芒柄花黄素是源于鸡血藤的化学成分，9,12-二羟基-15-十九碳酸、亚油酸、棕榈油酸乙酯、延胡索乙素、延胡索甲素是源于延胡索的化学成分，黄芪甲苷和黄芪皂苷Ⅱ是源于黄芪的化学成分。其入血成分主要来源于丹参、延胡索、黄芪及鸡血藤，提示这4种药材对该药物发挥药效的贡献较大，提示这些成分可能与止痛化癥胶囊治疗妇科疾病的作用密切相关。目前，对其发挥药效的具体作用机制及其代谢途径还不明确，在后续研究中，应进一步考察这些入血成分的生物活性及其代谢途径，测定其血药浓度，明确具体的量效关系，有助于更好地阐明止痛化癥胶囊治疗妇科疾病的体内药效物质及其作用机制。

参考文献

[1]孔繁越. 中药材重金属限量标准和农残限量标准研究及标准制定相关建议. 北京中医药大学，2017.

[2]刘晨. 中药中微量元素铜的形态分析及应用. 西北大学，2013.

[3]李赛君，张完白，王彤文等. 火焰原子吸收法测定人发中微量锶. 理化检验：化学分册，1990，（2）：94-95.

[4]姜慧玲，关桥伟，龚林等. 微量元素锶改善大鼠非酒精性脂肪肝的机制研究. 中国比较医学杂志，2017，27（2）：7-14.

[5]Doroson E.B.et al. Amer.J.Clin.Nutr.，1978：1188.

[6]胡杨，郭小凤，杜军良. 火焰原子吸收法测定柚子皮中微量元素Fe Mn的含量. 微量元素与健康研究，2013，30（3）：44-45.

[7]杜鹃，白雪松，钟文雄. 火焰原子吸收光谱法测定红松松针中微量元素含量. 广东微量元素科学，2010，17（4）：33-36.

［8］陈莉，温天莲，彭惠. 锌元素的生物学作用及其临床应用. 中国组织工程研究，2004，8（6）：1056.

［9］吴茂江. 锡元素与人体健康. 微量元素与健康研究，2013，30（2）：66-67.

［10］林华，苏艳红. 硼与人体健康及运动关系的研究进展. 广东微量元素科学，2003，10（2）：10-13.

［11］言挺，张红. 铬的生物学作用及富铬酵母在糖尿病治疗中的应用. 微量元素与健康研究，2007，24（5）：62-64.

［12］秦俊法. 铷的生物必需性及人体健康效应. 广东微量元素科学，2000，7（8）：1-14.

［13］孙邈. 微量元素铬、镍与人体健康. 微量元素与健康研究，2010，27（6）：63-64.

［14］路慧哲，杜凤沛，李向东. 保护人体健康的金属元素-铁、锌、钒. 大学化学，2010（s1）：85-89.

［15］李军，张忠诚. 微量元素硒与人体健康. 微量元素与健康研究，2011，28（5）：59-63.

［16］李青仁，苏斌，李胜钏. 微量元素钴、镍与人体健康. 广东微量元素科学，2008，15（1）.

［17］周珊，赵立文，马腾蛟等. 固相微萃取（SPME）技术基本理论及应用进展. 现代科学仪器，2006，1（2）：86-90.

［18］Chen W, Zhou P, Wong-Moon K C, et al. Identification of volatile degradants in formulations containing sesame oil using SPME/GC/MS. Journal of Pharmaceutical & Biomedical Analysis, 2007, 44（2）：450-455.

［19］黄永辉，钟海雁，李忠海. 固相微萃取及其在食用植物油香气研究中的应用. 食品研究与开发，2006，27（8）：192-196.

［20］南京中医药大学. 中药大辞典（2版）. 上海：上海科学技术出版社，2006：2784-2785.

［21］H Chen, T Tian, H Miao, Y Y Zhao, Traditional uses, fermentation, phytochemistry and pharmacology of Phellinus linteus：A review. Fitoterapia, 2016, 113：6-26.

［22］C Z Wang, N Q Zhang, Z Z Wang, et al. Rapid characterization of chemical constituents of Platycodon grandiflorum and its adulterant Adenophora stricta by UPLC-QTOF-MS/MS. J Mass Spectrom. 2017. https：//doi.org/10.1002/jms.3967.

［23］C Z Wang，N Q Zhang，Z Z Wang，et al. Nontargeted Metabolomic Analysis of Four Different Parts of Platycodon grandiflorum Grown in Northeast China. Molecules，2017，22（8）：1280；doi：10.3390/molecules22081280.

［24］F *X* Zhang，M Li，L R Qiao，et al. Rapid characterization of Ziziphi Spinosae Semen by UPLC/Qtof MS with novel informatics platform and its application in evaluation of two seeds from Ziziphus species，J.Pharm.Biomed.Anal. 2016，122，59-80.

［25］L Deng，A M Shi，H Z Liu，et al. Identification of Chemical Ingredients of Peanut Stems and Leaves Extracts using UPLC - QTOF - MS Coupled With Novel Informatics UNIFI Platform，J.Mass Spectrom. 2016，51，1157 - 1167.

［26］J F Tang，W X Li，X J Tan，et al. A novel and improved UHPLC-QTOF/MS method for the rapid analysis of the chemical constituents of Danhong injection，Anal. Methods. 2016，8，2904 -2914.

［27］李金花，曾锐，瞿燕等. UPLC-Q-TOF-MS～E技术结合UNIFI数据库快速定性分析黄牡丹化学成分. 中草药，2017，48（08）：1529-1536.

［28］王美玲，张清清，付爽等. UPLC-Q-TOF MS～E技术结合UNIFI数据库筛查方法快速分析巴戟天化学成分. 质谱学报，2017，38（01）：75-82.

［29］闫利利，史家文，王金芳等. 基于UPLC/Q-TOF-MSE方法分析半夏泻心汤的化学成分. 药学学报，2013，48（4）：526-531.

［30］杨晓腾，李井涛，郭美玲. HPLC-ELSD法测定止痛化癥胶囊中黄芪甲苷的含量. 中国药事，2012，26（7）：751-753.

［31］李井涛，杨晓腾，郭美玲. HPLC法测定止痛化症片和胶囊中丹参素钠的含量. 中国药事，2011，25（6）：600-602.

［32］张烨，周浓，夏从龙. HPLC测定止痛化癥胶囊中川楝素的含量. 亚太传统医药，2010，6（2）：30-31.

［33］陈斌，余岳林，张少敏等. 用HPLC法测定止痛化癥胶囊中丹参素、原儿茶醛、阿魏酸和丹酚酸B的含量. 药学服务与研究，2007，7（1）：71-73.

［34］陈秋谷，孙冬梅，江洁怡等. 布渣叶HPLC指纹图谱的建立和5种成分含量的同时测定. 中药材，2018，41（2）：386-390.

［35］何丹，张舒涵，王佳凤等. 千年健HPLC指纹图谱研究. 中草药，2018，49（5）：1165-1168.

［36］朱海林，王振洲，郑炳真等. 林下山参滴丸的含量测定及指纹图谱研究. 特产研究，2016，38（2）：37-41.

［37］国家药典委员会. 中华人民共和国药典 2015 版一部. 北京：中国中医药科技出版社，2015：630.

［38］Guo X，Chen X，Li L，et al. LC-MS determination and pharmacokinetic study of six phenolic components in rat plasma after taking traditional Chinese medicinal-preparation：Guanxinning lyophilized powder for injection. J Chromatogr B Analyt Technol Biomed Life Sci，2008，873（1）：51.

［39］Chen X，Lou Z，Zhang H，et al. Identification of multiple components in Guanxinning injection using hydrophilic interaction liquid chromatography/ time-of-flight mass spectrometry and reversed-phase liquid chromatography/time-of-flight mass spectrometry. Rapid Commun Mass Spectrom，2011，25（11）：1661.

［40］林力，刘建勋，张颖等. LC-MS/MS法同时测定犬血浆中丹酚酸A、丹酚酸B、紫草酸和迷迭香酸及其在丹参提取物的药代动力学研究应用. 世界科学技术——中医药现代化，2012，14（3）：1567.

［41］林晓斐，林力，张颖等. 丹参提取物中5种酚酸类成分在大鼠血浆中的LC-MS/MS分析. 中国实验方剂学杂志，2015，21（8）：93.

［42］祁晓霞，董宇，单晨啸等. 基于UFLC-Q-TOF/MS分析黄芪-丹参药对化学成分研究. 南京中医药大学学报，2017，33（1）：93.

［43］韩彦琪，许浚，龚苏晓等. 基于HPLC-QTOF/MS及G蛋白偶联受体分析的延胡索物质基础及作用机制研究. 药学学报，2016，51（08）：1302.

［44］孙明谦，卢建秋，郜欣等. 延胡索甲素和延胡索乙素的电喷雾质谱研究. 中药材，2008（11）：1671.

［45］Ablajan K. A study of characteristic fragmentation of isoflavonoids by using negative ion ESI-MSn. J Mass Spectrom，2011，46（1）：77.

［46］Miyazawa M，Hisama M. Antimutagenic activity of flavonoids from Chrysanthemum morifolium. Biosci Biotechnol Biochem，2003，67（10）：2091.

［47］Singh S P，Yadav D K，Rawat P，et al. Quantitative determination of formononetin and its metabolite in rat plasma after intravenous bolus administration by HPLC coupled with tandem mass spectrometry. J Chromatogr B Analyt Technol Biomed Life Sci，2010，878（3/4）：391.

［48］Jung J Y，Jung Y，Kim J S，et al. Assessment of peeling of astragalus roots using 1H NMR- and UPLC-MS-based metabolite profiling. J Agric Food Chem，2013，61（43）：10398.

［49］芮雯，冯毅凡，石忠峰等. 不同产地黄芪药材的UPLC/Q-TOF-MS指纹图谱研究. 药物分析杂志，2012，32（4）：607.

［50］Sebok A，Vasanitszsigrai A，Helenkár A，et al. Multiresidue analysis of pollutants as their trimethylsilyl derivatives，by gas chromatography-mass spectrometry. J Chromatogr A，2009，1216（12）：2288.

［51］Kalscheuer R，Luftmannh，Steinbüchel A. Synthesis of Novel Lipids in Saccharomyces cerevisiae by Heterologous Expression of an Unspecific Bacterial Acyltransferase. Appl Environ Microbiol，2004，70（12）：7119.

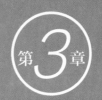

第3章

药效学研究

3.1　主要药效学研究

3.1.1　实验材料

3.1.1.1　动物

- 昆明种小鼠，雌性，体重18～22g，SPF级，购自长春生物制品研究所有限责任公司，生产单位许可证编号为SCXK-（吉）2011-0003。
- 昆明种小鼠，雌性，体重18～21g，SPF级，购自辽宁长生生物技术有限责任公司，生产单位许可证编号为SCXK-（辽）2010-0001。
- Wistar大鼠，体重180～220g和200～230g，SPF级，购自长春亿斯实验动物技术有限责任公司，生产单位许可证编号为SCXK-（吉）2011-0004。

3.1.1.2　饲料

大、小鼠维持料，产品批号为14123221、15023211、15043211、15063221，北京科奥协力饲料有限公司生产。生产许可证：京饲证（2014）06054。实验动物生产许可证号：SCXK（京）2014—0010。执行标准：GB 14924.3—2010。

3.1.1.3　实验环境

大、小鼠在吉林省中医药科学院实验动物室屏障环境内饲养，实验动物使用许可证号：SYXK（吉）2010—0006。动物室温度：19～23℃；相对湿度：40%～65%；光照：12h明，12h暗。

3.1.1.4　饮用水

使用凯弗隆科技有限公司生产的KFL-400纯水机制备的纯净水。

3.1.1.5　受试物

止痛化癥胶囊。原工艺一次4～6粒，一日2～3次；新工艺拟用量一次2粒，一日2次。

- 原工艺：批号为131202。生产日期为2013年12月10日。有效期至2016年11月。
- 新工艺：20150126送样，批号为150101。均为吉林金宝药业股份有限公司提供。

3.1.1.6　阳性药

（1）调经止痛片

成分：当归、党参、川芎、香附（炒）、益母草、泽兰、大红袍。功能主治：益气活血，调经止痛。用于气虚血瘀所致的月经不调、痛经、产后恶露不绝，症见经行后错、经水量少、有血块、行经小腹疼痛、产后恶露不净。

（2）桂枝茯苓胶囊

成分：桂枝、茯苓、牡丹皮、白芍、桃仁。功能主治：活血，化瘀，消癥。用于妇人瘀血阻络所致癥块、经闭、痛经、产后恶露不尽；子宫肌瘤，慢性盆腔炎包块，子宫内膜异位症，卵巢囊肿见上述证候者。规格：每粒装0.31g。用法用量：口服，一次3粒，一日3次。

3.1.1.7　制作模型药品和试剂

- 苯酚（国药集团化学试剂有限公司），CAS号10015318，批号T20110321。
- 黄芪胶（德国生产），CAS号9000-65-1，批号20110321888.300-09。
- 苯甲酸雌二醇注射液（宁波市三生药业有限公司），主要成分苯甲酸雌二醇，本品为淡黄色的澄明油状液体，规格2mL∶4mg，遮光，密闭保存，生产批号B140205；生产日期为2014年02月19日，有效期至2016年01月。
- 补佳乐（戊酸雌二醇片）（拜耳医药保健有限公司广州分公司），规格每片1mg，批号105Λ。
- 缩宫素注射液1mL∶10单位（马鞍山丰原制药有限公司），批号140109-1，有效期至2016年01月。
- 羧甲基纤维素钠（北京鼎国昌盛生物技术责任有限公司），规格100g，批号120M0216V。

3.1.1.8　试剂盒

- 大鼠肿瘤坏死因子（TNF-α），细胞间黏附分子-1（ICAM-1）ELISA检测试剂盒（盆腔炎试验）：生产批号20150301A，生产日期2015年03月，有效期至2015年09月。
- 大鼠前列腺素E_2（PGE_2）和前列腺素$F_{2\alpha}$（$PGF_{2\alpha}$）、雌二醇（E_2）和孕酮（PROG）ELISA检测试剂盒（大鼠痛经）：生产批号20150301A，生产日期

2015年03月，有效期至2015年09月。

• 小鼠雌二醇（E$_2$），小鼠孕酮（PROG）ELISA检测试剂盒（子宫肌瘤试验）：生产批号20150301A，生产日期2015年03月，有效期至2015年09月。

• 大鼠雌二醇（E$_2$），大鼠孕酮（PROG），大鼠血管内皮生长因子（VEGF），大鼠转化生长因子β（TGF-β），大鼠肿瘤坏死因子α（TNF-α）ELISA检测试剂盒（子宫肌瘤试验）：生产批号20150601A，生产日期2015年06月，有效期至2015年12月。

以上试剂盒均为美国RD生物科学公司产品，上海源叶生物科技有限公司分装。

• 丙二醛（MDA）、超氧化物歧化酶（SOD）、谷胱甘肽过氧化物酶（GSH-PX），为南京建成生物工程研究所产品，批号分别为20150403、20150402、20150402。

3.1.1.9　仪器

DNM酶标仪（北京普朗新技术有限公司）。JA2003B千分之一天平（上海越平科学仪器有限公司）。JJ200精密电子天平、Y-2000型电子天平（常熟双杰测试仪器厂）。LBY-N6K血液流变仪（北京普利生仪器有限公司）。BI-2000医学图像分析系统（四川成都泰盟科技发展有限公司）。KDC-2046低速冷冻离心机和HC-3618R高速冷冻离心机，均为安徽中科中佳科学仪器有限公司产品。DW-86L386海尔立式超低温保存箱（青岛海尔特殊电器有限公司）。

3.1.1.10　数据处理

所有数据均采用SPSS19.0软件进行统计。计量资料统计结果用"平均数±标准差"表示，样本均数比较采用单因素方差分析，组间两两比较，采用LSD检测，病理评分采用非参数检验的秩和检验进行统计学处理。$P < 0.05$认为差异具有统计学意义。所有统计结果，均附在总结报告附件中。

3.1.2　实验方法和结果

3.1.2.1　对苯酚胶浆所致大鼠慢性盆腔炎的影响

（1）实验方法

雌性大鼠95只，体重200～220g，适应1日后，手术造模。禁食16h，不禁水。随机选取12只为假手术组（对照组）。剩下83只用10%水合氯醛350mg/kg腹腔注射麻醉大鼠，腹部分别用碘伏和75%酒精消毒，下腹部正中切口

1～1.5cm（距阴道上面1.5cm），拉出白色脂肪，找到子宫，用4号针头向左侧子宫距分叉处1cm处向卵巢方向缓慢注入20%苯酚胶浆0.1mL（液化苯酚5mL，黄芪树胶粉1.5g，甘油4mL制成的混合液中加蒸馏水至25mL，配成20%的苯酚胶浆），注毕，旋转针头，拔出针头，分层关腹，碘伏消毒术区。假手术组大鼠注入0.1mL生理盐水，其他与制作模型相同。术后禁食8h，给予盐糖水。术后次日正常饲养。造模第7天开始给药。将造模后状态良好的大鼠74只，随机分为6组，即模型组（13只）、原工艺组（12只）、阳性药组（桂枝茯苓胶囊）（12只）、止痛化癥胶囊高剂量组（13只）、中剂量组（12只）、低剂量组（12只）。给药剂量：对照组给0.5%羧甲基纤维素钠，10mg/kg。模型组给0.5%羧甲基纤维素钠，10mg/kg。止痛化癥胶囊原工艺组给1.6g生药/kg（内容物0.32g/kg，1g内容物相当于生药4.98g）。桂枝茯苓胶囊组给0.94g生药/kg（内容物0.25g/kg，1g内容物相当于生药3.78g，临床等效剂量与止痛化癥胶囊新工艺高剂量相同）。止痛化癥胶囊高剂量组给1.6g生药/kg（内容物0.32g/kg，临床等效剂量4粒/次，每日3次）。止痛化癥胶囊中剂量组给0.8g生药/kg（内容物0.16g/kg，临床等效剂量2粒/次，每日3次）。止痛化癥胶囊低剂量组给0.4g生药/kg（内容物0.08g/kg，临床等效剂量1粒/次，每日3次）。上述3组均每日1次，连续14天。末次给药后1h，10%水合氯醛麻醉，腹主动脉采血。

（2）检测指标

① 称重，腹主动脉取血5mL，肝素抗凝，测定全血黏度、血浆黏度、血细胞比容、红细胞沉降率。

② 1mL全血，12000g离心10min，取血清按酶联免疫法测定肿瘤坏死因子-α（TNF-α）、细胞间黏附分子-1（ICAM-1）。

③ 取双侧子宫，分别称重，计算子宫肿胀程度。子宫肿胀程度=左侧子宫重量-右侧子宫重量。抑制率=（模型组子宫肿胀程度-给药组子宫肿胀程度）/模型组子宫肿胀程度×100%。

④ 取左侧子宫作病理组织学检查，10%福尔马林溶液固定，石蜡包埋，常规切片，HE染色，光镜下观察左侧子宫病理形态学变化。

（3）结果

① 动物一般状态

术后，大鼠多数出现腹部内收，个别出现扭体、趴卧不动、呛毛、闭眼等症状。分组给药期间，中剂量3号、低剂量5号大鼠出现肠梗阻（四肢消瘦，腹部胀大，濒临死亡，解剖肠胀气），剔除。对照组2号麻醉意外死亡。

② 子宫重量

模型组大鼠子宫肿胀程度显著高于正常对照组，两组间比较有显著差异（$P < 0.001$），桂枝茯苓胶囊、止痛化癥胶囊原工艺、止痛化癥胶囊新工艺高、中、低剂量组均能明显或显著抑制慢性盆腔炎大鼠子宫肿胀程度。空白对照组与各给药组之间比较均有明显差异（$P < 0.05$）。各给药组之间比较无明显差异（$P > 0.05$）表明：止痛化癥胶囊新工艺和原工艺对苯酚胶浆所致的大鼠慢性盆腔炎有抑制作用。结果见表3.1～表3.3。

表3.1　止痛化癥胶囊对苯酚胶浆所致大鼠盆腔炎的影响

Tab.3.1　Effect of Zhitong Huazheng capsule on pelvic inflammatory disease induced by phenol mucilage in rats

组别	剂量/（g生药/kg）	动物/只	子宫肿胀程/mg	抑制率/%	P
空白对照组	—	11	11.36 ± 6.15		0.000
模型组	—	13	71.92 ± 34.12		
桂枝茯苓胶囊组	0.94	12	41.25 ± 33.19	42.65	0.004
原工艺组	1.60	12	41.42 ± 23.02	42.42	0.004
新工艺高剂量组	1.60	13	38.92 ± 21.09	45.88	0.001
新工艺中剂量组	0.80	11	41.54 ± 24.38	42.24	0.005
新工艺低剂量组	0.40	11	45.73 ± 23.53	36.42	0.014

表3.2　子宫肿胀程度

Tab.3.2　Degree of uterine swelling

组别	n	均值（x）	标准差（s）	标准误（S_x）	均值的95%置信区间		极小值	极大值
					下限	上限		
空白对照组	11	11.3636	6.15260	1.85508	7.2303	15.4970	5.00	21.00
模型组	13	71.9231	34.12101	9.46347	51.3040	92.5422	29.00	139.00
桂枝茯苓胶囊组	12	41.2500	33.19399	9.58228	20.1595	62.3405	6.00	87.00
原工艺组	12	41.4167	23.02354	6.64632	26.7882	56.0451	7.00	80.00
新工艺高剂量组	13	38.9231	21.09290	5.85012	26.1768	51.6694	5.00	82.00
新工艺中剂量组	11	41.5455	24.38591	7.35263	25.1628	57.9281	12.00	85.00
新工艺低剂量组	11	45.7273	23.52909	7.09429	29.9202	61.5343	12.00	83.00
总数	83	42.3855	29.50065	3.23812	35.9439	48.8272	5.00	139.00

表3.3　子宫肿胀程度的多重比较

Tab.3.3　**Multiple comparisons of uterine swelling degree**

（I）组别	（J）组别	均值差（I-J）	标准误（$S_{\bar{x}}$）	显著性（P）	95%置信区间	
					下限	上限
空白对照组	模型组	−60.55944*	10.41528	0.000	−81.3033	−39.8156
	桂枝茯苓胶囊组	−29.88636*	10.61232	0.006	−51.0226	−8.7501
	原工艺组	−30.05303*	10.61232	0.006	−51.1893	−8.9168
	新工艺高剂量组	−27.55944*	10.41528	0.010	−48.3033	−6.8156
	新工艺中剂量组	−30.18182*	10.84057	0.007	−51.7727	−8.5910
	新工艺低剂量组	−34.36364*	10.84057	0.002	−55.9545	−12.7728
模型组	空白对照组	60.55944*	10.41528	0.000	39.8156	81.3033
	桂枝茯苓胶囊组	30.67308*	10.17750	0.004	10.4028	50.9433
	原工艺组	30.50641*	10.17750	0.004	10.2362	50.7767
	新工艺高剂量组	33.00000*	9.97187	0.001	13.1393	52.8607
	新工艺中剂量组	30.37762*	10.41528	0.005	9.6338	51.1214
	新工艺低剂量组	26.19580*	10.41528	0.014	5.4520	46.9396
桂枝茯苓胶囊组	空白对照组	29.88636*	10.61232	0.006	8.7501	51.0226
	模型组	−30.67308*	10.17750	0.004	−50.9433	−10.4028
	原工艺组	−0.16667	10.37905	0.987	−20.8383	20.5050
	新工艺高剂量组	2.32692	10.17750	0.820	−17.9433	22.5972
	新工艺中剂量组	−0.29545	10.61232	0.978	−21.4317	20.8408
	新工艺低剂量组	−4.47727	10.61232	0.674	−25.6135	16.6590
原工艺组	空白对照组	30.05303*	10.61232	0.006	8.9168	51.1893
	模型组	−30.50641*	10.17750	0.004	−50.7767	−10.2362
	桂枝茯苓胶囊组	0.16667	10.37905	0.987	−20.5050	20.8383
	新工艺高剂量组	2.49359	10.17750	0.807	−17.7767	22.7638
	新工艺中剂量组	−0.12879	10.61232	0.990	−21.2651	21.0075
	新工艺低剂量组	−4.31061	10.61232	0.686	−25.4469	16.8257
新工艺高剂量组	空白对照组	27.55944*	10.41528	0.010	6.8156	48.3033
	模型组	−33.00000*	9.97187	0.001	−52.8607	−13.1393
	桂枝茯苓胶囊组	−2.32692	10.17750	0.820	−22.5972	17.9433
	原工艺组	−2.49359	10.17750	0.807	−22.7638	17.7767

续表

（I）组别	（J）组别	均值差（I-J）	标准误（$S_{\bar{x}}$）	显著性（P）	95%置信区间	
					下限	上限
新工艺高剂量组	新工艺中剂量组	−2.62238	10.41528	0.802	−23.3662	18.1214
	新工艺低剂量组	−6.80420	10.41528	0.516	−27.5480	13.9396
新工艺中剂量组	空白对照组	30.18182*	10.84057	0.007	8.5910	51.7727
	模型组	−30.37762*	10.41528	0.005	−51.1214	−9.6338
	桂枝茯苓胶囊组	0.29545	10.61232	0.978	−20.8408	21.4317
	原工艺组	0.12879	10.61232	0.990	−21.0075	21.2651
	新工艺高剂量组	2.62238	10.41528	0.802	−18.1214	23.3662
	新工艺低剂量组	−4.18182	10.84057	0.701	−25.7727	17.4090
新工艺低剂量组	空白对照组	34.36364*	10.84057	0.002	12.7728	55.9545
	模型组	−26.19580*	10.41528	0.014	−46.9396	−5.4520
	桂枝茯苓胶囊组	4.47727	10.61232	0.674	−16.6590	25.6135
	原工艺组	4.31061	10.61232	0.686	−16.8257	25.4469
	新工艺高剂量组	6.80420	10.41528	0.516	−13.9396	27.5480
	新工艺中剂量组	4.18182	10.84057	0.701	−17.4090	25.7727

*均值差的显著性水平$P < 0.05$。

③ 对慢性盆腔炎大鼠血液流变学的影响

模型组全血黏度和血浆黏度明显高于对照组，两组之间比较有明显差异。桂枝茯苓胶囊明显降低大鼠全血黏度高切值和中切值，与模型组比较有明显和显著差异。止痛化癥胶囊原工艺组明显降低慢性盆腔炎大鼠全血黏度高切值、中切值和血浆黏度值，与模型组比较有明显和显著差异。止痛化癥胶囊新工艺高剂量组明显降低慢性盆腔炎大鼠全血黏度高切值、中切值、低切值和血浆黏度值，与模型组比较有显著和明显差异。止痛化癥胶囊新工艺中剂量组明显降低慢性盆腔炎大鼠全血黏度高切值、中切值和血浆黏度值，与模型组比较有显著差异。止痛化癥胶囊新工艺低剂量组对慢性盆腔炎大鼠全血黏度和血浆黏度有降低趋势，与模型组比较无明显差异。空白对照组与各给药组之间比较全血黏度高切值、中切值、低切值和血浆黏度值无明显差异。各给药组之间组间比较全血黏度和血浆黏度无明显差异。各组之间比较红细胞沉降率和血细胞比容无明显影响。结果见表3.4～表3.6。

表3.4　止痛化癥胶囊对苯酚糊所致大鼠慢性盆腔炎的影响

Tab.3.4　Effect of zhitong Huazheng capsule on chronic pelvic inflammatory disease induced by phenol paste in rats

组别	剂量 /（g生药/kg）	高切（150S⁻¹）		中切（60S⁻¹）		低切（10S⁻¹）		血浆黏度（120S⁻¹）		红细胞沉降率		血细胞比容	
		/mPa·s	P	/mPa·s	P	/mPa·s	P	/mPa·s	P	/（mm/h）	P	/%	P
空白对照组	—	4.18±0.46	0.035	4.85±0.60	0.015	7.27±0.89	0.027	1.54±0.12	0.026	0.14±0.08	0.531	48.51±7.49	0.138
模型组	—	4.57±0.40		5.57±0.80		8.33±0.98		1.67±0.12		0.21±0.18		44.75±3.76	
桂枝茯苓胶囊	0.94	4.15±0.30	0.020	4.82±0.38	0.010	7.88±1.42	0.332	1.58±0.16	0.095	0.22±0.35	0.780	47.62±4.52	0.258
原工艺组	1.60	4.08±0.38	0.008	4.86±0.62	0.014	7.61±1.17	0.124	1.54±0.14	0.019	0.18±0.15	0.918	46.83±5.7	0.434
新工艺高剂量	1.60	4.06±0.53	0.004	4.80±0.87	0.007	7.28±1.08	0.023	1.5±0.13	0.003	0.24±0.23	0.559	46.65±6.45	0.474
新工艺中剂量	0.80	4.08±0.50	0.009	4.84±0.62	0.013	7.69±0.96	0.180	1.53±0.12	0.014	0.17±0.1	0.826	48.3±5.27	0.163
新工艺低剂量	0.40	4.22±0.42	0.060	5.05±0.77	0.076	7.90±1.30	0.365	1.56±0.13	0.064	0.23±0.28	0.651	48.18±5.25	0.179

注：模型组2号凝血。

表 3.5　血液流变学

Tab.3.5　Hemorheology

因变量	组别	n	均值 (x)	标准差 (s)	标准误 (S_x)	均值的95%置信区间		极小值	极大值
						下限	上限		
高切 $(150S^{-1})$	空白对照组	11	4.1768	0.45655	0.13765	3.8701	4.4835	3.36	4.81
	模型组	12	4.5663	0.40226	0.11612	4.3107	4.8219	3.91	5.15
	桂枝茯苓胶囊组	12	4.1474	0.30266	0.08737	3.9551	4.3397	3.71	4.80
	原工艺组	12	4.0856	0.37692	0.10881	3.8461	4.3251	3.52	4.82
	新工艺高剂量组	13	4.0570	0.53108	0.14729	3.7361	4.3779	3.34	5.12
	新工艺中剂量组	11	4.0845	0.50241	0.15148	3.7469	4.4220	3.30	4.97
	新工艺低剂量组	11	4.2206	0.41754	0.12589	3.9401	4.5011	3.43	5.01
	总数	82	4.1907	0.44864	0.04954	4.0921	4.2892	3.30	5.15
中切 $(60S^{-1})$	空白对照组	11	4.8533	0.60184	0.18146	4.4489	5.2576	3.84	5.73
	模型组	12	5.5666	0.80176	0.23145	5.0572	6.0760	4.48	6.86
	桂枝茯苓胶囊组	12	4.8203	0.37985	0.10965	4.5790	5.0617	4.20	5.50
	原工艺组	12	4.8615	0.62066	0.17917	4.4672	5.2558	3.93	6.28
	新工艺高剂量组	13	4.7992	0.86927	0.24109	4.2739	5.3245	3.69	6.91
	新工艺中剂量组	11	4.8379	0.62138	0.18735	4.4205	5.2554	3.82	5.97
	新工艺低剂量组	11	5.0503	0.77118	.23252	4.5322	5.5684	3.71	6.72
	总数	82	4.9698	0.71030	0.07844	4.8138	5.1259	3.69	6.91
低切 $(10S^{-1})$	空白对照组	11	7.2684	0.89479	0.26979	6.6672	7.8695	5.57	8.65
	模型组	12	8.3328	0.98475	0.28427	7.7072	8.9585	6.62	9.81
	桂枝茯苓胶囊组	12	7.8820	1.41887	0.40959	6.9805	8.7835	5.33	9.88
	原工艺组	12	7.6145	1.17549	0.33934	6.8676	8.3614	5.68	9.87
	新工艺高剂量组	13	7.2859	1.07867	0.29917	6.6341	7.9378	5.26	8.25
	新工艺中剂量组	11	7.6942	.95585	0.28820	7.0520	8.3363	6.27	8.92

续表

因变量	组别	n	均值（x）	标准差（s）	标准误（S_x）	均值的95%置信区间 下限	均值的95%置信区间 上限	极小值	极大值
低切（$10S^{-1}$）	新工艺低剂量组	11	7.9024	1.29555	0.39062	7.0320	8.7727	5.09	9.63
	总数	82	7.7095	1.14350	0.12628	7.4583	7.9608	5.09	9.88
血浆黏度（$120S^{-1}$）	空白对照组	11	1.5424	0.11620	0.03504	1.4643	1.6204	1.43	1.78
	模型组	12	1.6676	0.11812	0.03410	1.5925	1.7426	1.47	1.87
	桂枝茯苓胶囊组	12	1.5763	0.16321	0.04711	1.4726	1.6800	1.44	1.90
	原工艺组	12	1.5381	0.14230	0.04108	1.4477	1.6285	1.39	1.80
	新工艺高剂量组	13	1.5042	0.12957	0.03594	1.4259	1.5825	1.31	1.75
	新工艺中剂量组	11	1.5284	0.11655	0.03514	1.4501	1.6067	1.41	1.68
	新工艺低剂量组	11	1.5637	0.13022	0.03926	1.4762	1.6512	1.40	1.79
	总数	82	1.5600	0.13672	0.01510	1.5299	1.5900	1.31	1.90
红细胞沉降率	空白对照组	11	0.1364	0.08090	0.02439	0.0820	0.1907	0.00	0.30
	模型组	12	0.2083	0.17688	0.05106	0.0959	0.3207	0.05	0.70
	桂枝茯苓胶囊组	12	0.2167	0.34794	0.10044	−0.0044	0.4377	0.00	1.30
	原工艺组	12	0.1833	0.15423	0.04452	0.0853	0.2813	0.00	0.50
	新工艺高剂量组	13	0.2423	0.23349	0.06476	0.1012	0.3834	0.00	0.70
	新工艺中剂量组	11	0.1727	0.10574	0.03188	0.1017	0.2438	0.00	0.40
	新工艺低剂量组	11	0.2327	0.27764	0.08371	0.0462	0.4192	0.00	1.00
	总数	82	0.2001	0.21184	0.02339	0.1536	0.2467	0.00	1.30
血细胞比容	空白对照组	11	48.5091	7.48939	2.25813	43.4777	53.5405	39.00	68.00
	模型组	12	44.7500	3.76286	1.08624	42.3592	47.1408	39.00	51.00
	桂枝茯苓胶囊组	12	47.6250	4.52330	1.30576	44.7510	50.4990	37.50	54.00
	原工艺组	12	46.8333	5.69822	1.64493	43.2129	50.4538	33.50	54.00
	新工艺高剂量组	13	46.6538	6.44976	1.78884	42.7563	50.5514	36.00	55.00

续表

因变量	组别	n	均值（x̄）	标准差（s）	标准误（Sₓ̄）	均值的95%置信区间		极小值	极大值
						下限	上限		
血细胞比容	新工艺中剂量组	11	48.3000	5.26878	1.58860	44.7604	51.8396	38.00	57.00
	新工艺低剂量组	11	48.1818	5.25011	1.58297	44.6547	51.7089	38.00	57.00
	总数	82	47.2183	5.52630	.61028	46.0040	48.4326	33.50	68.00

表3.6　血液流变学的多重比较

Tab.3.6　Multiple comparisons of hemorheology

因变量	（I）组别	（J）组别	均值差（I-J）	标准误（Sₓ̄）	显著性（P）	95%置信区间	
						下限	上限
高切（150S⁻¹）	空白对照组	模型组	−0.38952*	0.18091	0.035	−0.7499	−0.0291
		桂枝茯苓胶囊组	0.02940	0.18091	0.871	−0.3310	0.3898
		原工艺组	0.09123	0.18091	0.616	−0.2691	0.4516
		新工艺高剂量组	0.11982	0.17755	0.502	−0.2339	0.4735
		新工艺中剂量组	0.09236	0.18480	0.619	−0.2758	0.4605
		新工艺低剂量组	−0.04382	0.18480	0.813	−0.4120	0.3243
	模型组	空白对照组	0.38952*	0.18091	0.035	0.0291	0.7499
		桂枝茯苓胶囊组	0.41892*	0.17693	0.020	0.0665	0.7714
		原工艺组	0.48075*	0.17693	0.008	0.1283	0.8332
		新工艺高剂量组	0.50933*	0.17349	0.004	0.1637	0.8550
		新工艺中剂量组	0.48188*	0.18091	0.009	0.1215	0.8423
		新工艺低剂量组	0.34570	0.18091	0.060	−0.0147	0.7061
	桂枝茯苓胶囊组	空白对照组	−0.02940	0.18091	0.871	−0.3898	0.3310
		模型组	−0.41892*	0.17693	0.020	−0.7714	−0.0665
		原工艺组	0.06183	0.17693	0.728	−0.2906	0.4143
		新工艺高剂量组	0.09042	0.17349	0.604	−0.2552	0.4360

续表

因变量	（I）组别	（J）组别	均值差（I-J）	标准误（S_x）	显著性（P）	95%置信区间	
						下限	上限
高切（150S⁻¹）	桂枝茯苓胶囊组	新工艺中剂量组	0.06296	0.18091	0.729	−0.2974	0.4233
		新工艺低剂量组	−0.07322	0.18091	0.687	−0.4336	0.2872
	原工艺组	空白对照组	−0.09123	0.18091	0.616	−0.4516	0.2691
		模型组	−0.48075*	0.17693	0.008	−0.8332	−0.1283
		桂枝茯苓胶囊组	−0.06183	0.17693	0.728	−0.4143	0.2906
		新工艺高剂量组	0.02858	0.17349	0.870	−0.3170	0.3742
		新工艺中剂量组	0.00113	0.18091	0.995	−0.3593	0.3615
		新工艺低剂量组	−0.13505	0.18091	0.458	−0.4954	0.2253
	新工艺高剂量组	空白对照组	−0.11982	0.17755	0.502	−0.4735	0.2339
		模型组	−0.50933*	0.17349	0.004	−0.8550	−0.1637
		桂枝茯苓胶囊组	−0.09042	0.17349	0.604	−0.4360	0.2552
		原工艺组	−0.02858	0.17349	0.870	−0.3742	0.3170
		新工艺中剂量组	−0.02745	0.17755	0.878	−0.3811	0.3262
		新工艺低剂量组	−0.16364	0.17755	0.360	−0.5173	0.1901
	新工艺中剂量组	空白对照组	−0.09236	0.18480	0.619	−0.4605	0.2758
		模型组	−0.48188*	0.18091	0.009	−0.8423	−0.1215
		桂枝茯苓胶囊组	−0.06296	0.18091	0.729	−0.4233	0.2974
		原工艺组	−0.00113	0.18091	0.995	−0.3615	0.3593
		新工艺高剂量组	0.02745	0.17755	0.878	−0.3262	0.3811
		新工艺低剂量组	−0.13618	0.18480	0.463	−0.5043	0.2320
	新工艺低剂量组	空白对照组	0.04382	0.18480	0.813	−0.3243	0.4120
		模型组	−0.34570	0.18091	0.060	−0.7061	0.0147
		桂枝茯苓胶囊组	0.07322	0.18091	0.687	−0.2872	0.4336
		原工艺组	0.13505	0.18091	0.458	−0.2253	0.4954

续表

因变量	（I）组别	（J）组别	均值差（I-J）	标准误（S_x）	显著性（P）	95%置信区间	
						下限	上限
高切（150S⁻¹）	新工艺低剂量组	新工艺高剂量组	0.16364	0.17755	0.360	−0.1901	0.5173
		新工艺中剂量组	0.13618	0.18480	0.463	−0.2320	0.5043
中切（60S⁻¹）	空白对照组	模型组	−0.71331*	0.28675	0.015	−1.2846	−0.1421
		桂枝茯苓胶囊组	0.03294	0.28675	0.909	−0.5383	0.6042
		原工艺组	−0.00823	0.28675	0.977	−0.5795	0.5630
		新工艺高剂量组	0.05404	0.28143	0.848	−0.5066	0.6147
		新工艺中剂量组	0.01536	0.29292	0.958	−0.5682	0.5989
		新工艺低剂量组	−0.19700	0.29292	0.503	−0.7805	0.3865
	模型组	空白对照组	0.71331*	0.28675	0.015	0.1421	1.2846
		桂枝茯苓胶囊组	0.74625*	0.28045	0.010	0.1876	1.3049
		原工艺组	0.70508*	0.28045	0.014	0.1464	1.2638
		新工艺高剂量组	0.76735*	0.27500	0.007	0.2195	1.3152
		新工艺中剂量组	0.72867*	0.28675	0.013	0.1574	1.2999
		新工艺低剂量组	0.51631	0.28675	0.076	−0.0549	1.0876
	桂枝茯苓胶囊组	空白对照组	−0.03294	0.28675	0.909	−0.6042	0.5383
		模型组	−0.74625*	0.28045	0.010	−1.3049	−0.1876
		原工艺组	−0.04117	0.28045	0.884	−0.5999	0.5175
		新工艺高剂量组	0.02110	0.27500	0.939	−0.5267	0.5689
		新工艺中剂量组	−0.01758	0.28675	0.951	−0.5888	0.5537
		新工艺低剂量组	−0.22994	0.28675	0.425	−0.8012	0.3413
	原工艺组	空白对照组	0.00823	0.28675	0.977	−0.5630	0.5795
		模型组	−0.70508*	0.28045	0.014	−1.2638	−0.1464
		桂枝茯苓胶囊组	0.04117	0.28045	0.884	−0.5175	0.5999

续表

因变量	（I）组别	（J）组别	均值差（I-J）	标准误（S_x）	显著性（P）	95%置信区间 下限	95%置信区间 上限
中切（60S^{-1}）	原工艺组	新工艺高剂量组	0.06227	0.27500	0.821	−0.4856	0.6101
		新工艺中剂量组	0.02359	0.28675	0.935	−0.5477	0.5948
		新工艺低剂量组	−0.18877	0.28675	0.512	−0.7600	0.3825
	新工艺高剂量组	空白对照组	−0.05404	0.28143	0.848	−0.6147	0.5066
		模型组	−0.76735*	0.27500	0.007	−1.3152	−0.2195
		桂枝茯苓胶囊组	−0.02110	0.27500	0.939	−0.5689	0.5267
		原工艺组	−0.06227	0.27500	0.821	−0.6101	0.4856
		新工艺中剂量组	−0.03868	0.28143	0.891	−0.5993	0.5220
		新工艺低剂量组	−0.25104	0.28143	0.375	−0.8117	0.3096
	新工艺中剂量组	空白对照组	−0.01536	0.29292	0.958	−0.5989	0.5682
		模型组	−0.72867*	0.28675	0.013	−1.2999	−0.1574
		桂枝茯苓胶囊组	0.01758	0.28675	0.951	−0.5537	0.5888
		原工艺组	−0.02359	0.28675	0.935	−0.5948	0.5477
		新工艺高剂量组	0.03868	0.28143	0.891	−0.5220	0.5993
		新工艺低剂量组	−0.21236	0.29292	0.471	−0.7959	0.3712
	新工艺低剂量组	空白对照组	0.19700	0.29292	0.503	−0.3865	0.7805
		模型组	−0.51631	0.28675	0.076	−1.0876	0.0549
		桂枝茯苓胶囊组	0.22994	0.28675	0.425	−0.3413	0.8012
		原工艺组	0.18877	0.28675	0.512	−0.3825	0.7600
		新工艺高剂量组	0.25104	0.28143	0.375	−0.3096	0.8117
		新工艺中剂量组	0.21236	0.29292	0.471	−0.3712	0.7959
低切（10S^{-1}）	空白对照组	模型组	−1.06447*	0.47202	0.027	−2.0048	−0.1242
		桂枝茯苓胶囊组	−0.61364	0.47202	0.198	−1.5539	0.3267
		原工艺组	−0.34614	0.47202	0.466	−1.2864	0.5942

续表

因变量	（I）组别	（J）组别	均值差（I−J）	标准误（S_x）	显著性（P）	95%置信区间 下限	95%置信区间 上限
低切（$10S^{-1}$）	空白对照组	新工艺高剂量组	−0.01756	0.46325	0.970	−0.9404	0.9053
		新工艺中剂量组	−0.42582	0.48217	0.380	−1.3864	0.5347
		新工艺低剂量组	−0.63400	0.48217	0.193	−1.5945	0.3265
	模型组	空白对照组	1.06447*	0.47202	0.027	0.1242	2.0048
		桂枝茯苓胶囊组	0.45083	0.46164	0.332	−0.4688	1.3705
		原工艺组	0.71833	0.46164	0.124	−0.2013	1.6380
		新工艺高剂量组	1.04691*	0.45268	0.023	0.1451	1.9487
		新工艺中剂量组	0.63865	0.47202	0.180	−0.3017	1.5790
		新工艺低剂量组	0.43047	0.47202	0.365	−0.5098	1.3708
	桂枝茯苓胶囊组	空白对照组	0.61364	0.47202	0.198	−0.3267	1.5539
		模型组	−0.45083	0.46164	0.332	−1.3705	0.4688
		原工艺组	0.26750	0.46164	0.564	−0.6521	1.1871
		新工艺高剂量组	0.59608	0.45268	0.192	−0.3057	1.4979
		新工艺中剂量组	0.18782	0.47202	0.692	−0.7525	1.1281
		新工艺低剂量组	−0.02036	0.47202	0.966	−0.9607	0.9199
	原工艺组	空白对照组	0.34614	0.47202	0.466	−0.5942	1.2864
		模型组	−0.71833	0.46164	0.124	−1.6380	0.2013
		桂枝茯苓胶囊组	−0.26750	0.46164	0.564	−1.1871	0.6521
		新工艺高剂量组	0.32858	0.45268	0.470	−0.5732	1.2304
		新工艺中剂量组	−0.07968	0.47202	0.866	−1.0200	0.8606
		新工艺低剂量组	−0.28786	0.47202	0.544	−1.2282	0.6524
	新工艺高剂量组	空白对照组	0.01756	0.46325	0.970	−0.9053	0.9404
		模型组	−1.04691*	0.45268	0.023	−1.9487	−0.1451

续表

因变量	（I）组别	（J）组别	均值差（I-J）	标准误（S_x）	显著性（P）	95%置信区间	
						下限	上限
低切（10S^{-1}）	新工艺高剂量组	桂枝茯苓胶囊组	−0.59608	0.45268	0.192	−1.4979	0.3057
		原工艺组	−0.32858	0.45268	0.470	−1.2304	0.5732
		新工艺中剂量组	−0.40826	0.46325	0.381	−1.3311	0.5146
		新工艺低剂量组	−0.61644	0.46325	0.187	−1.5393	0.3064
	新工艺中剂量组	空白对照组	0.42582	0.48217	0.380	−0.5347	1.3864
		模型组	−0.63865	0.47202	0.180	−1.5790	0.3017
		桂枝茯苓胶囊组	−0.18782	0.47202	0.692	−1.1281	0.7525
		原工艺组	0.07968	0.47202	0.866	−0.8606	1.0200
		新工艺高剂量组	0.40826	0.46325	0.381	−0.5146	1.3311
		新工艺低剂量组	−0.20818	0.48217	0.667	−1.1687	0.7524
	新工艺低剂量组	空白对照组	0.63400	0.48217	0.193	−0.3265	1.5945
		模型组	−0.43047	0.47202	0.365	−1.3708	0.5098
		桂枝茯苓胶囊组	0.02036	0.47202	0.966	−0.9199	0.9607
		原工艺组	0.28786	0.47202	0.544	−0.6524	1.2282
		新工艺高剂量组	0.61644	0.46325	0.187	−0.3064	1.5393
		新工艺中剂量组	0.20818	0.48217	0.667	−0.7524	1.1687
血浆黏度（120S^{-1}）	空白对照组	模型组	−0.12522*	0.05519	0.026	−0.2352	−0.0153
		桂枝茯苓胶囊组	−0.03397	0.05519	0.540	−0.1439	0.0760
		原工艺组	0.00428	0.05519	0.938	−0.1057	0.1142
		新工艺高剂量组	0.03813	0.05417	0.484	−0.0698	0.1460
		新工艺中剂量组	0.01400	0.05638	0.805	−0.0983	0.1263
		新工艺低剂量组	−0.02136	0.05638	0.706	−0.1337	0.0909
	模型组	空白对照组	0.12522*	0.05519	0.026	0.0153	0.2352
		桂枝茯苓胶囊组	0.09125	0.05398	0.095	−0.0163	0.1988

因变量	（I）组别	（J）组别	均值差（I－J）	标准误（S_x）	显著性（P）	95%置信区间	
						下限	上限
血浆黏度（120S⁻¹）	模型组	原工艺组	0.12950*	0.05398	0.019	0.0220	0.2370
		新工艺高剂量组	0.16335*	0.05293	0.003	0.0579	0.2688
		新工艺中剂量组	0.13922*	0.05519	0.014	0.0293	0.2492
		新工艺低剂量组	0.10386	0.05519	0.064	−0.0061	0.2138
	桂枝茯苓胶囊组	空白对照组	0.03397	0.05519	0.540	−0.0760	0.1439
		模型组	−0.09125	0.05398	0.095	−0.1988	0.0163
		原工艺组	0.03825	0.05398	0.481	−0.0693	0.1458
		新工艺高剂量组	0.07210	0.05293	0.177	−0.0333	0.1775
		新工艺中剂量组	0.04797	0.05519	0.388	−0.0620	0.1579
		新工艺低剂量组	0.01261	0.05519	0.820	−0.0973	0.1226
	原工艺组	空白对照组	−0.00428	0.05519	0.938	−0.1142	0.1057
		模型组	−0.12950*	0.05398	0.019	−0.2370	−0.0220
		桂枝茯苓胶囊组	−0.03825	0.05398	0.481	−0.1458	0.0693
		新工艺高剂量组	0.03385	0.05293	0.524	−0.0716	0.1393
		新工艺中剂量组	0.00972	0.05519	0.861	−0.1002	0.1197
		新工艺低剂量组	−0.02564	0.05519	0.644	−0.1356	0.0843
	新工艺高剂量组	空白对照组	−0.03813	0.05417	0.484	−0.1460	0.0698
		模型组	−0.16335*	0.05293	0.003	−0.2688	−0.0579
		桂枝茯苓胶囊组	−0.07210	0.05293	0.177	−0.1775	0.0333
		原工艺组	−0.03385	0.05293	0.524	−0.1393	0.0716
		新工艺中剂量组	−0.02413	0.05417	0.657	−0.1320	0.0838
		新工艺低剂量组	−0.05950	0.05417	0.276	−0.1674	0.0484
	新工艺中剂量组	空白对照组	−0.01400	0.05638	0.805	−0.1263	0.0983
		模型组	−0.13922*	0.05519	0.014	−0.2492	−0.0293

续表

因变量	（I）组别	（J）组别	均值差（I-J）	标准误（S_x）	显著性（P）	95%置信区间	
						下限	上限
血浆黏度（120S^{-1}）	新工艺中剂量组	桂枝茯苓胶囊组	-0.04797	0.05519	0.388	-0.1579	0.0620
		原工艺组	-0.00972	0.05519	0.861	-0.1197	0.1002
		新工艺高剂量组	0.02413	0.05417	0.657	-0.0838	0.1320
		新工艺低剂量组	-0.03536	0.05638	0.532	-0.1477	0.0769
	新工艺低剂量组	空白对照组	0.02136	0.05638	0.706	-0.0909	0.1337
		模型组	-0.10386	0.05519	0.064	-0.2138	0.0061
		桂枝茯苓胶囊组	-0.01261	0.05519	0.820	-0.1226	0.0973
		原工艺组	0.02564	0.05519	0.644	-0.0843	0.1356
		新工艺高剂量组	0.05950	0.05417	0.276	-0.0484	0.1674
		新工艺中剂量组	0.03536	0.05638	0.532	-0.0769	0.1477
红细胞沉降率	空白对照组	模型组	-0.07197	0.09069	0.430	-0.2526	0.1087
		桂枝茯苓胶囊组	-0.08030	0.09069	0.379	-0.2610	0.1004
		原工艺组	-0.04697	0.09069	0.606	-0.2276	0.1337
		新工艺高剂量组	-0.10594	0.08900	0.238	-0.2832	0.0714
		新工艺中剂量组	-0.03636	0.09264	0.696	-0.2209	0.1482
		新工艺低剂量组	-0.09636	0.09264	0.302	-0.2809	0.0882
	模型组	空白对照组	0.07197	0.09069	0.430	-0.1087	0.2526
		桂枝茯苓胶囊组	-0.00833	0.08869	0.925	-0.1850	0.1684
		原工艺组	0.02500	0.08869	0.779	-0.1517	0.2017
		新工艺高剂量组	-0.03397	0.08697	0.697	-0.2072	0.1393
		新工艺中剂量组	0.03561	0.09069	0.696	-0.1450	0.2163
		新工艺低剂量组	-0.02439	0.09069	0.789	-0.2050	0.1563
	桂枝茯苓胶囊组	空白对照组	0.08030	0.09069	0.379	-0.1004	0.2610
		模型组	0.00833	0.08869	0.925	-0.1684	0.1850

因变量	（Ｉ）组别	（Ｊ）组别	均值差（I−J）	标准误（S_x）	显著性（P）	95%置信区间 下限	95%置信区间 上限
红细胞沉降率	桂枝茯苓胶囊组	原工艺组	0.03333	0.08869	0.708	−0.1434	0.2100
		新工艺高剂量组	−0.02564	0.08697	0.769	−0.1989	0.1476
		新工艺中剂量组	0.04394	0.09069	0.629	−0.1367	0.2246
		新工艺低剂量组	−0.01606	0.09069	0.860	−0.1967	0.1646
	原工艺组	空白对照组	0.04697	0.09069	0.606	−0.1337	0.2276
		模型组	−0.02500	0.08869	0.779	−0.2017	0.1517
		桂枝茯苓胶囊组	−0.03333	0.08869	0.708	−0.2100	0.1434
		新工艺高剂量组	−0.05897	0.08697	0.500	−0.2322	0.1143
		新工艺中剂量组	0.01061	0.09069	0.907	−0.1700	0.1913
		新工艺低剂量组	−0.04939	0.09069	0.588	−0.2300	0.1313
	新工艺高剂量组	空白对照组	0.10594	0.08900	0.238	−0.0714	0.2832
		模型组	0.03397	0.08697	0.697	−0.1393	0.2072
		桂枝茯苓胶囊组	0.02564	0.08697	0.769	−0.1476	0.1989
		原工艺组	0.05897	0.08697	0.500	−0.1143	0.2322
		新工艺中剂量组	0.06958	0.08900	0.437	−0.1077	0.2469
		新工艺低剂量组	0.00958	0.08900	0.915	−0.1677	0.1869
	新工艺中剂量组	空白对照组	0.03636	0.09264	0.696	−0.1482	0.2209
		模型组	−0.03561	0.09069	0.696	−0.2163	0.1450
		桂枝茯苓胶囊组	−0.04394	0.09069	0.629	−0.2246	0.1367
		原工艺组	−0.01061	0.09069	0.907	−0.1913	0.1700
		新工艺高剂量组	−0.06958	0.08900	0.437	−0.2469	0.1077
		新工艺低剂量组	−0.06000	0.09264	0.519	−0.2445	0.1245
	新工艺低剂量组	空白对照组	0.09636	0.09264	0.302	−0.0882	0.2809
		模型组	0.02439	0.09069	0.789	−0.1563	0.2050

续表

因变量	（I）组别	（J）组别	均值差（I-J）	标准误（S_x）	显著性（P）	95%置信区间	
						下限	上限
红细胞沉降率	新工艺低剂量组	桂枝茯苓胶囊组	0.01606	0.09069	0.860	-0.1646	0.1967
		原工艺组	0.04939	0.09069	0.588	-0.1313	0.2300
		新工艺高剂量组	-0.00958	0.08900	0.915	-0.1869	0.1677
		新工艺中剂量组	0.06000	0.09264	0.519	-0.1245	0.2445
血细胞比容	空白对照组	模型组	3.75909	2.33723	0.112	-0.8969	8.4151
		桂枝茯苓胶囊组	0.88409	2.33723	0.706	-3.7719	5.5401
		原工艺组	1.67576	2.33723	0.476	-2.9802	6.3318
		新工艺高剂量组	1.85524	2.29384	0.421	-2.7143	6.4248
		新工艺中剂量组	0.20909	2.38750	0.930	-4.5471	4.9652
		新工艺低剂量组	0.32727	2.38750	0.891	-4.4289	5.0834
	模型组	空白对照组	-3.75909	2.33723	0.112	-8.4151	0.8969
		桂枝茯苓胶囊组	-2.87500	2.28586	0.212	-7.4287	1.6787
		原工艺组	-2.08333	2.28586	0.365	-6.6370	2.4703
		新工艺高剂量组	-1.90385	2.24147	0.398	-6.3691	2.5614
		新工艺中剂量组	-3.55000	2.33723	0.133	-8.2060	1.1060
		新工艺低剂量组	-3.43182	2.33723	0.146	-8.0878	1.2242
	桂枝茯苓胶囊组	空白对照组	-0.88409	2.33723	0.706	-5.5401	3.7719
		模型组	2.87500	2.28586	0.212	-1.6787	7.4287
		原工艺组	0.79167	2.28586	0.730	-3.7620	5.3453
		新工艺高剂量组	0.97115	2.24147	0.666	-3.4941	5.4364
		新工艺中剂量组	-0.67500	2.33723	0.774	-5.3310	3.9810
		新工艺低剂量组	-0.55682	2.33723	0.812	-5.2128	4.0992
	原工艺组	空白对照组	-1.67576	2.33723	0.476	-6.3318	2.9802
		模型组	2.08333	2.28586	0.365	-2.4703	6.6370

续表

因变量	（I）组别	（J）组别	均值差（I-J）	标准误（S_x）	显著性（P）	95%置信区间 下限	95%置信区间 上限
血细胞比容	原工艺组	桂枝茯苓胶囊组	−0.79167	2.28586	0.730	−5.3453	3.7620
		新工艺高剂量组	0.17949	2.24147	0.936	−4.2857	4.6447
		新工艺中剂量组	−1.46667	2.33723	0.532	−6.1227	3.1893
		新工艺低剂量组	−1.34848	2.33723	0.566	−6.0045	3.3075
	新工艺高剂量组	空白对照组	−1.85524	2.29384	0.421	−6.4248	2.7143
		模型组	1.90385	2.24147	0.398	−2.5614	6.3691
		桂枝茯苓胶囊组	−0.97115	2.24147	0.666	−5.4364	3.4941
		原工艺组	−0.17949	2.24147	0.936	−4.6447	4.2857
		新工艺中剂量组	−1.64615	2.29384	0.475	−6.2157	2.9234
		新工艺低剂量组	−1.52797	2.29384	0.507	−6.0975	3.0416
	新工艺中剂量组	空白对照组	−0.20909	2.38750	0.930	−4.9652	4.5471
		模型组	3.55000	2.33723	0.133	−1.1060	8.2060
		桂枝茯苓胶囊组	0.67500	2.33723	0.774	−3.9810	5.3310
		原工艺组	1.46667	2.33723	0.532	−3.1893	6.1227
		新工艺高剂量组	1.64615	2.29384	0.475	−2.9234	6.2157
		新工艺低剂量组	0.11818	2.38750	0.961	−4.6380	4.8743
	新工艺低剂量组	空白对照组	−0.32727	2.38750	0.891	−5.0834	4.4289
		模型组	3.43182	2.33723	0.146	−1.2242	8.0878
		桂枝茯苓胶囊组	0.55682	2.33723	0.812	−4.0992	5.2128
		原工艺组	1.34848	2.33723	0.566	−3.3075	6.0045
		新工艺高剂量组	1.52797	2.29384	0.507	−3.0416	6.0975
		新工艺中剂量组	−0.11818	2.38750	0.961	−4.8743	4.6380

*均值差的显著性水平为 0.05。

④ 对肿瘤坏死因子-α、细胞间黏附分子-1含量的影响

模型组大鼠血清中细胞间黏附分子-1和肿瘤坏死因子-α含量显著高于正常对照组，两组之间比较有显著差异。桂枝茯苓胶囊组，止痛化癥胶囊原工艺组，止痛化癥胶囊新工艺高、中、低剂量组均能明显抑制慢性盆腔炎大鼠血清中肿瘤坏死因子-α、细胞间黏附分子-1含量，与模型组比较有显著和明显差异。新工艺中剂量组细胞间黏附分子-1含量明显低于空白对照组，两组之间比较有明显差异。其他给药组与空白对照组比较无明显差异。各给药组肿瘤坏死因子-α含量与空白对照组比较无明显差异。新工艺高、中、低剂量组细胞间黏附分子-1含量明显低于桂枝茯苓胶囊组，组间比较有明显差异；新工艺高、中、低剂量组细胞间黏附分子-1含量明显低于原工艺组，组间比较有明显差异。各给药组之间肿瘤坏死因子-α含量无明显差异。表明：降低慢性盆腔炎大鼠血清中细胞间黏附分子-1和肿瘤坏死因子-α含量，可能是其治疗慢性盆腔炎作用机制之一。显著降低盆腔炎大鼠血清中细胞间黏附分子-1含量是其一大特点。也是新工艺优于原工艺和桂枝茯苓胶囊的指标。结果见表3.7～表3.9。

表3.7 止痛化癥胶囊对苯酚糊所致大鼠盆腔炎的影响

Tab.3.7 Effect of Zhitong Huazheng capsule on pelvic inflammatory disease induced by phenol paste in rats

组别	剂量/（g生药/kg）	细胞间黏附分子-1					肿瘤坏子因子-α	
		/（ng/mL）	P	P_1	P_2	P_3	/（pg/mL）	P
空白对照组	—	46.94±13.52	0.000	—	0.247	0.384	167.84±42.60	0.001
模型组	—	78.77±19.22	—	0.000	0.000	0.000	220.98±36.31	—
桂枝茯苓胶囊	0.94	54.04±16.54	0.000	0.247	—	0.766	184.18±27.39	0.013
原工艺组	1.60	52.26±12.6	0.000	0.384	0.766	—	166.88±38.87	0.000
新工艺高剂量	1.60	38.02±6.46	0.000	0.140	0.008	0.017	178.59±29.50	0.004
新工艺中剂量	0.80	31.87±15.77	0.000	0.018	0.000	0.001	168.15±44.82	0.001
新工艺低剂量	0.40	40.59±14.75	0.000	0.311	0.030	0.059	185.61±30.18	0.019

注：P表示各组与模型组比较；P_1表示各组与空白对照组比较；P_2表示各组与桂枝茯苓胶囊组比较；P_3表示各组与原工艺组比较；下同。

表3.8　细胞间粘附分子-1和肿瘤坏死因子-α

Tab.3.8　Intercellular adhesion molecule-1 and TNF-α

因变量	组别	n	均值（$\bar{x}$）	标准差（s）	标准误（$S_{\bar{x}}$）	均值的95%置信区间		极小值	极大值
						下限	上限		
细胞间黏附分子-1	空白对照组	11	46.9355	13.51840	4.07595	37.8537	56.0172	32.68	71.02
	模型组	13	78.7692	19.22080	5.33089	67.1542	90.3842	43.75	106.31
	桂枝茯苓胶囊组	12	54.0458	16.53536	4.77335	43.5398	64.5519	30.20	81.51
	原工艺组	12	52.2658	12.59876	3.63695	44.2610	60.2707	32.11	66.83
	新工艺高剂量组	13	38.0169	6.45667	1.79076	34.1152	41.9187	22.19	51.76
	新工艺中剂量组	11	31.8682	15.77393	4.75602	21.2711	42.4653	10.56	55.76
	新工艺低剂量组	11	40.5900	14.75296	4.44819	30.6788	50.5012	17.61	59.96
	总数	83	49.4854	20.28320	2.22637	45.0565	53.9144	10.56	106.31
肿瘤坏死因子-α	空白对照组	11	167.8391	42.60566	12.84609	139.2162	196.4620	110.83	218.06
	模型组	13	220.9823	36.30811	10.07006	199.0415	242.9231	160.37	274.39
	桂枝茯苓胶囊组	12	184.1825	27.38837	7.90634	166.7808	201.5842	138.66	235.70
	原工艺组	12	166.8767	38.87392	11.22193	142.1774	191.5760	105.40	220.09
	新工艺高剂量组	13	178.5938	29.50022	8.18189	160.7670	196.4207	133.23	227.56
	新工艺中剂量组	11	168.1464	44.82073	13.51396	138.0354	198.2573	116.26	266.24
	新工艺低剂量组	11	185.6073	30.18114	9.09996	165.3313	205.8832	135.26	254.71
	总数	83	182.4665	39.14279	4.29648	173.9194	191.0136	105.40	274.39

表 3.9　细胞间黏附分子-1 和肿瘤坏死因子-α 的多重比较

Tab.3.9　Multiple comparisons of Intercellular adhesion molecule-1 and TNF-α

因变量	（I）组别	（J）组别	均值差（I-J）	标准误（S_x）	显著性（P）	95% 置信区间	
						下限	上限
细胞间黏附分子-1	空白对照组	模型组	−31.83378*	5.97738	0.000	−43.7388	−19.9288
		桂枝茯苓胶囊组	−7.11038	6.09046	0.247	−19.2406	5.0198
		原工艺组	−5.33038	6.09046	0.384	−17.4606	6.7998
		新工艺高剂量组	8.91853	5.97738	0.140	−2.9864	20.8235
		新工艺中剂量组	15.06727*	6.22145	0.018	2.6762	27.4584
		新工艺低剂量组	6.34545	6.22145	0.311	−6.0456	18.7365
	模型组	空白对照组	31.83378*	5.97738	0.000	19.9288	43.7388
		桂枝茯苓胶囊组	24.72340*	5.84091	0.000	13.0902	36.3566
		原工艺组	26.50340*	5.84091	0.000	14.8702	38.1366
		新工艺高剂量组	40.75231*	5.72290	0.000	29.3542	52.1505
		新工艺中剂量组	46.90105*	5.97738	0.000	34.9961	58.8060
		新工艺低剂量组	38.17923*	5.97738	0.000	26.2743	50.0842
	桂枝茯苓胶囊组	空白对照组	7.11038	6.09046	0.247	−5.0198	19.2406
		模型组	−24.72340*	5.84091	0.000	−36.3566	−13.0902
		原工艺组	1.78000	5.95658	0.766	−10.0836	13.6436
		新工艺高剂量组	16.02891*	5.84091	0.008	4.3957	27.6621
		新工艺中剂量组	22.17765*	6.09046	0.000	10.0475	34.3078
		新工艺低剂量组	13.45583*	6.09046	0.030	1.3256	25.5860
	原工艺组	空白对照组	5.33038	6.09046	0.384	−6.7998	17.4606
		模型组	−26.50340*	5.84091	0.000	−38.1366	−14.8702
		桂枝茯苓胶囊组	−1.78000	5.95658	0.766	−13.6436	10.0836
		新工艺高剂量组	14.24891*	5.84091	0.017	2.6157	25.8821

续表

因变量	（I）组别	（J）组别	均值差（I-J）	标准误（S_x）	显著性（P）	95%置信区间 下限	95%置信区间 上限
细胞间黏附分子-1	原工艺组	新工艺中剂量组	20.39765*	6.09046	0.001	8.2675	32.5278
		新工艺低剂量组	11.67583	6.09046	0.059	−0.4544	23.8060
	新工艺高剂量组	空白对照组	−8.91853	5.97738	0.140	−20.8235	2.9864
		模型组	−40.75231*	5.72290	0.000	−52.1505	−29.3542
		桂枝茯苓胶囊组	−16.02891*	5.84091	0.008	−27.6621	−4.3957
		原工艺组	−14.24891*	5.84091	0.017	−25.8821	−2.6157
		新工艺中剂量组	6.14874	5.97738	0.307	−5.7562	18.0537
		新工艺低剂量组	−2.57308	5.97738	0.668	−14.4781	9.3319
	新工艺中剂量组	空白对照组	−15.06727*	6.22145	0.018	−27.4584	−2.6762
		模型组	−46.90105*	5.97738	0.000	−58.8060	−34.9961
		桂枝茯苓胶囊组	−22.17765*	6.09046	0.000	−34.3078	−10.0475
		原工艺组	−20.39765*	6.09046	0.001	−32.5278	−8.2675
		新工艺高剂量组	−6.14874	5.97738	0.307	−18.0537	5.7562
		新工艺低剂量组	−8.72182	6.22145	0.165	−21.1129	3.6693
	新工艺低剂量组	空白对照组	−6.34545	6.22145	0.311	−18.7365	6.0456
		模型组	−38.17923*	5.97738	0.000	−50.0842	−26.2743
		桂枝茯苓胶囊组	−13.45583*	6.09046	0.030	−25.5860	−1.3256
		原工艺组	−11.67583	6.09046	0.059	−23.8060	0.4544
		新工艺高剂量组	2.57308	5.97738	0.668	−9.3319	14.4781
		新工艺中剂量组	8.72182	6.22145	0.165	−3.6693	21.1129
肿瘤坏死因子-α	空白对照组	模型组	−53.14322*	14.74758	0.001	−82.5156	−23.7709
		桂枝茯苓胶囊组	−16.34341	15.02658	0.280	−46.2714	13.5846
		原工艺组	0.96242	15.02658	0.949	−28.9656	30.8905
		新工艺高剂量组	−10.75476	14.74758	0.468	−40.1271	18.6176

续表

因变量	（I）组别	（J）组别	均值差（I-J）	标准误（S_x）	显著性（P）	95%置信区间 下限	95%置信区间 上限
肿瘤坏死因子-α	空白对照组	新工艺中剂量组	-0.30727	15.34977	0.984	-30.8790	30.2644
		新工艺低剂量组	-17.76818	15.34977	0.251	-48.3399	12.8035
	模型组	空白对照组	53.14322*	14.74758	0.001	23.7709	82.5156
		桂枝茯苓胶囊组	36.79981*	14.41090	0.013	8.0980	65.5016
		原工艺组	54.10564*	14.41090	0.000	25.4039	82.8074
		新工艺高剂量组	42.38846*	14.11974	0.004	14.2666	70.5104
		新工艺中剂量组	52.83594*	14.74758	0.001	23.4636	82.2083
		新工艺低剂量组	35.37503*	14.74758	0.019	6.0027	64.7474
	桂枝茯苓胶囊组	空白对照组	16.34341	15.02658	0.280	-13.5846	46.2714
		模型组	-36.79981*	14.41090	0.013	-65.5016	-8.0980
		原工艺组	17.30583	14.69629	0.243	-11.9644	46.5760
		新工艺高剂量组	5.58865	14.41090	0.699	-23.1131	34.2904
		新工艺中剂量组	16.03614	15.02658	0.289	-13.8919	45.9642
		新工艺低剂量组	-1.42477	15.02658	0.925	-31.3528	28.5033
	原工艺组	空白对照组	-0.96242	15.02658	0.949	-30.8905	28.9656
		模型组	-54.10564*	14.41090	0.000	-82.8074	-25.4039
		桂枝茯苓胶囊组	-17.30583	14.69629	0.243	-46.5760	11.9644
		新工艺高剂量组	-11.71718	14.41090	0.419	-40.4190	16.9846
		新工艺中剂量组	-1.26970	15.02658	0.933	-31.1977	28.6583
		新工艺低剂量组	-18.73061	15.02658	0.216	-48.6586	11.1974
	新工艺高剂量组	空白对照组	10.75476	14.74758	0.468	-18.6176	40.1271
		模型组	-42.38846*	14.11974	0.004	-70.5104	-14.2666
		桂枝茯苓胶囊组	-5.58865	14.41090	0.699	-34.2904	23.1131

续表

因变量	（I）组别	（J）组别	均值差（I-J）	标准误（S_x）	显著性（P）	95%置信区间	
						下限	上限
肿瘤坏死因子-α	新工艺高剂量组	原工艺组	11.71718	14.41090	0.419	−16.9846	40.4190
		新工艺中剂量组	10.44748	14.74758	0.481	−18.9249	39.8198
		新工艺低剂量组	−7.01343	14.74758	0.636	−36.3858	22.3589
	新工艺中剂量组	空白对照组	0.30727	15.34977	0.984	−30.2644	30.8790
		模型组	−52.83594*	14.74758	0.001	−82.2083	−23.4636
		桂枝茯苓胶囊组	−16.03614	15.02658	0.289	−45.9642	13.8919
		原工艺组	1.26970	15.02658	0.933	−28.6583	31.1977
		新工艺高剂量组	−10.44748	14.74758	0.481	−39.8198	18.9249
		新工艺低剂量组	−17.46091	15.34977	0.259	−48.0326	13.1108
	新工艺低剂量组	空白对照组	17.76818	15.34977	0.251	−12.8035	48.3399
		模型组	−35.37503*	14.74758	0.019	−64.7474	−6.0027
		桂枝茯苓胶囊组	1.42477	15.02658	0.925	−28.5033	31.3528
		原工艺组	18.73061	15.02658	0.216	−11.1974	48.6586
		新工艺高剂量组	7.01343	14.74758	0.636	−22.3589	36.3858
		新工艺中剂量组	17.46091	15.34977	0.259	−13.1108	48.0326

*均值差的显著性水平为 $P < 0.05$。

⑤ 病理结果

【动物名称】 大鼠。

【动物处理方案】 采用苯酚胶浆建立大鼠慢性盆腔炎动物模型。大鼠分7组。

- 空白对照组：11只。
- 模型组：13只。
- 桂枝茯苓胶囊组：12只。
- 原工艺组：12只。
- 新工艺高剂量组：13只。
- 新工艺中剂量组：11只。

- 新工艺低剂量组：11只。

【送检动物送检组织】　子宫，10%福尔马林固定。

【样本处理】　采用常规石蜡包埋、切片，HE染色，光镜观察。

【病理形态观察结果判定】

按照子宫组织内炎症程度进行分级：

（-）：未见明显的组织变性、坏死，未见炎性细胞浸润。

（+）：子宫内轻度炎性细胞浸润。

（++）：子宫内中度炎性细胞浸润。

（+++）：子宫内重度炎性细胞浸润。

【病理形态观察结果】

- 空白对照组：子宫内腺体结构正常，细胞形态正常，内膜未见充血、水肿，未见炎性细胞浸润和组织坏死。

- 模型组（13例）：子宫内膜结构损伤、脱落，可见严重的化脓性炎症，平滑肌细胞间质内可见中性粒细胞浸润，同时在组织内可见慢性炎性细胞。子宫腔扩张积水。子宫腔内有组织粘连。2例可见轻度炎症，4例可见中度炎症，7例可见重度炎症改变。证明动物模型复制是成功的。

- 桂枝茯苓胶囊组（12例）：炎症程度减轻，但仍在个别动物的子宫内见到炎性细胞的浸润。2例标本内基本未见炎症改变，5例可见轻度炎症，2例可见中度炎症，3例可见重度炎症改变。

- 原工艺组（12例）：整体炎症程度减轻，但在个别动物的子宫内见到炎性细胞的浸润。主要炎性细胞浸润在子宫内膜和内膜下间质内。1例标本内基本未见炎症改变，6例可见轻度炎症，3例可见中度炎症，2例可见重度炎症改变。

- 新工艺高剂量组（13例）：炎症的程度得到明显的减轻，子宫内少见炎性细胞浸润，腺体较丰富，内膜可见轻微的粘连。2例标本内基本未见炎症改变，5例可见轻度炎症，5例可见中度炎症，仅1例可见重度炎症改变。治疗效果较好。

- 新工艺中剂量组（11例）：炎症的程度得到明显的减轻，子宫内少见炎性细胞浸润，腺体较丰富，内膜突起不明显，内膜可见轻度的粘连。3例标本内基本未见炎症改变，3例可见轻度炎症，3例可见中度炎症，2例可见重度炎症改变。治疗效果良好。

- 新工艺低剂量组（11例）：子宫内膜结构损伤、可见中性粒细胞浸润，子宫腔扩张积水。子宫腔内有组织粘连。仅1例未见明显的炎症，4例可见轻度炎症，3例可见中度炎症，3例可见重度炎症改变。结果统计见表3.10。

表3.10　止痛化癥胶囊对苯酚糊所致大鼠慢性盆腔炎的影响（子宫病理结果）

Tab.3.10　Effects of zhitong Huazheng capsule on chronic pelvic inflammatory disease induced by phenol paste in rats（uterine pathological results）

组别	动物数/只	子宫组织炎细胞浸润程度分级				P
		−	+	++	+++	
空白对照组	11	11	0	0	0	0.000
模型组	13	0	2	4	7	
桂枝茯苓胶囊组	12	2	5	2	3	0.046
原工艺组	12	1	6	3	2	0.026
新工艺高剂量组	13	2	5	5	1	0.009
新工艺中剂量组	11	3	3	3	2	0.030
新工艺低剂量组	11	1	4	3	3	0.119

结论：新工艺高剂量组和中剂量组治疗效果较好。

桂枝茯苓胶囊组，止痛化癥胶囊原工艺组，新工艺高剂量、中剂量、低剂量组对大鼠子宫炎症都有一定的抑制作用，以新工艺高剂量组、新工艺中剂量组抑制效果较好。病理照片见图3.1～图3.7。

3.1.2.2　对小鼠二甲苯所致耳肿胀的影响

84只雌性小鼠，随机分七组。每组12只。第一组为模型对照组，灌胃0.5%羧甲基纤维素钠溶液；第二组为阳性药组，灌胃给予桂枝茯苓胶囊1.36g生药/kg（内容物0.36g/kg）；第三、四组止痛化癥胶囊原工艺高、中剂量组，灌胃给予原工艺止痛化癥胶囊内容物2.4g生药/kg、1.2g生药/kg（内容物0.48g/kg、0.24g/kg）；第五、六、七组为止痛化癥胶囊新工艺高、中、低剂量组，分别灌胃给予新工艺止痛化癥胶囊内容物2.4g生药/kg、1.2g生药/kg、0.6g生药/kg（内容物0.48g/kg、0.24g/kg、0.12g/kg）。每日一次，连续7天。末次给药后1h，给小鼠右耳涂二甲苯0.03mL/只，左耳作对照，20min后拉颈处死小鼠，用直径9mm打孔器将双耳同部位相同面积的耳片切下，用1/1000分析天平称重，以左右耳片重量之差为肿胀程度，结果见表3.11。

结果表明：原工艺高剂量组、新工艺高剂量组、新工艺中剂量组对二甲苯所致的小鼠耳肿胀有明显的抑制作用，与模型对照组比较有明显和显著差异。说明原工艺高剂量组、新工艺高剂量组、新工艺中剂量组对急性炎症有一定的抑制作用。各给药组组间比较无明显差异。结果见表3.12和表3.13。

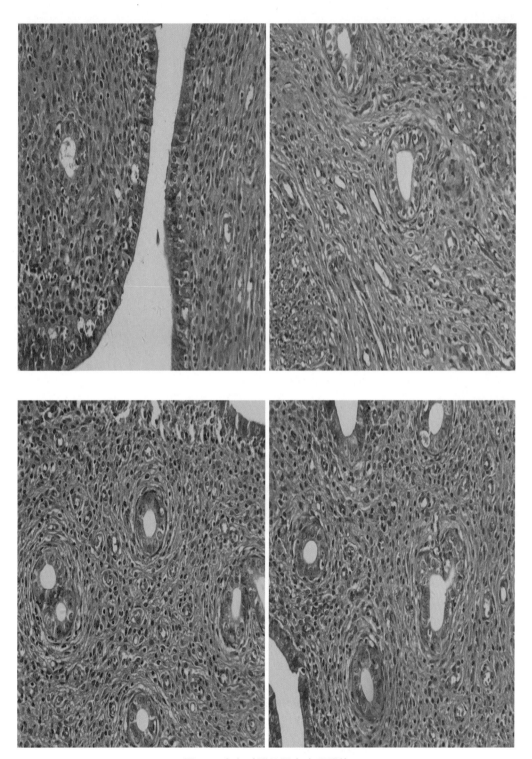

图3.1　空白对照组子宫病理照片

Fig. 3.1　Pathological photo of uterus in normal control group

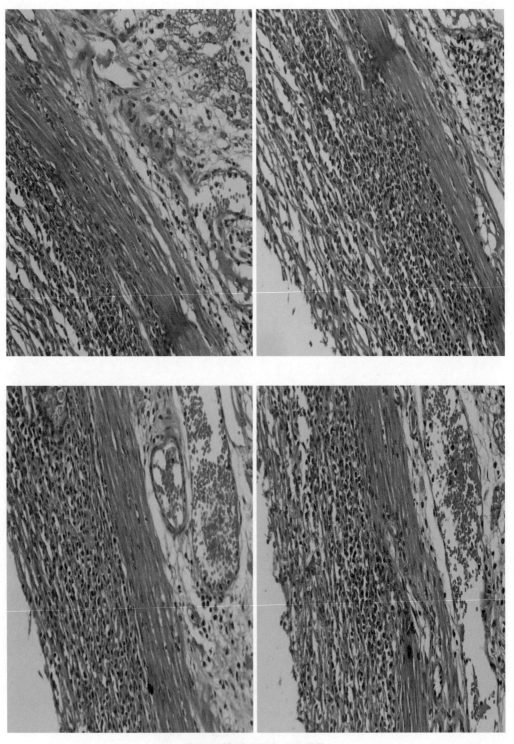

图3.2　模型组子宫病理照片

Fig. 3.2　Pathological photo of uterus in model group

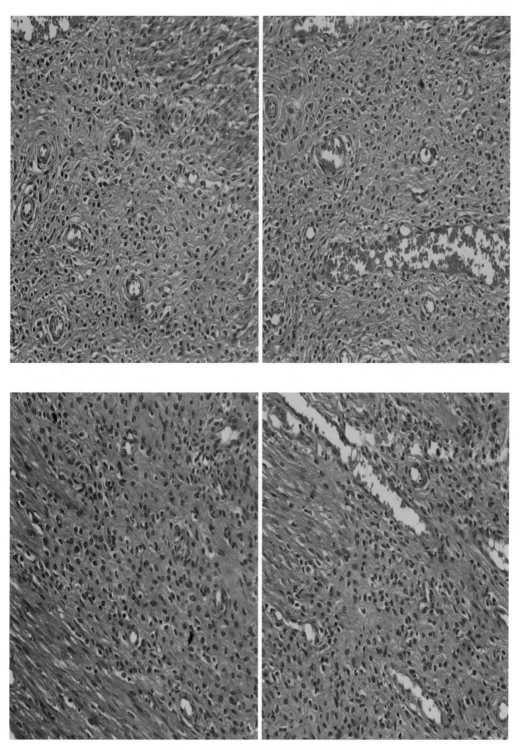

图3.3　桂枝茯苓胶囊组子宫病理照片

Fig. 3.3　Pathological photo of uterus in positive drug group

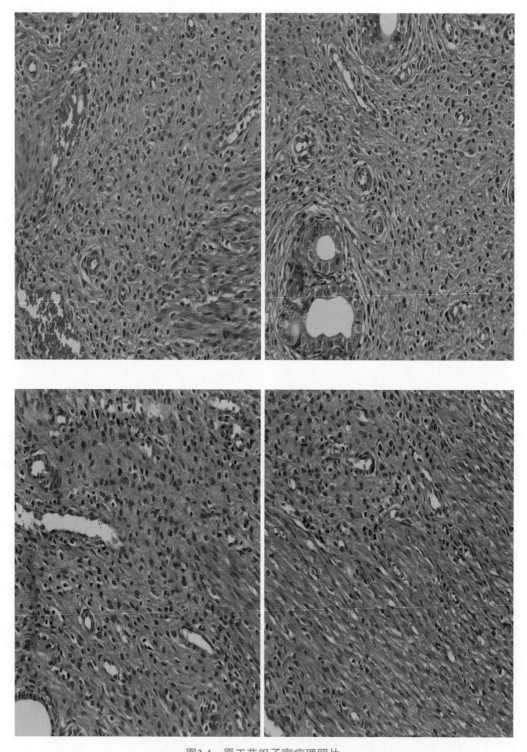

图3.4　原工艺组子宫病理照片

Fig. 3.4　Pathological photo of uterus in original process group

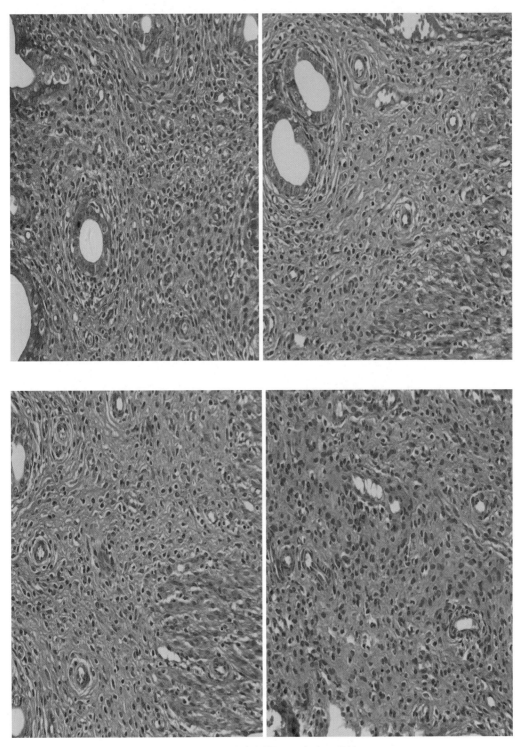

图3.5　新工艺高剂量组子宫病理照片

Fig. 3.5　Pathological photo of uterus in high-dose drug group

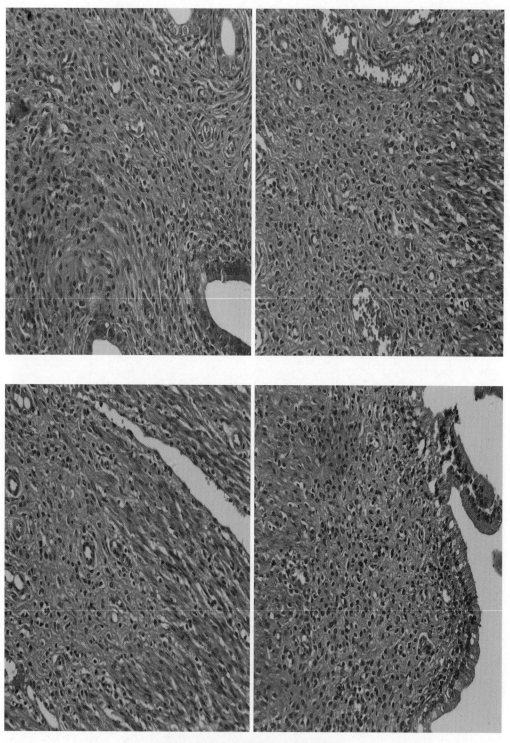

图3.6　新工艺中剂量组子宫病理照片

Fig. 3.6　Pathological photo of uterus in middle-dose drug group

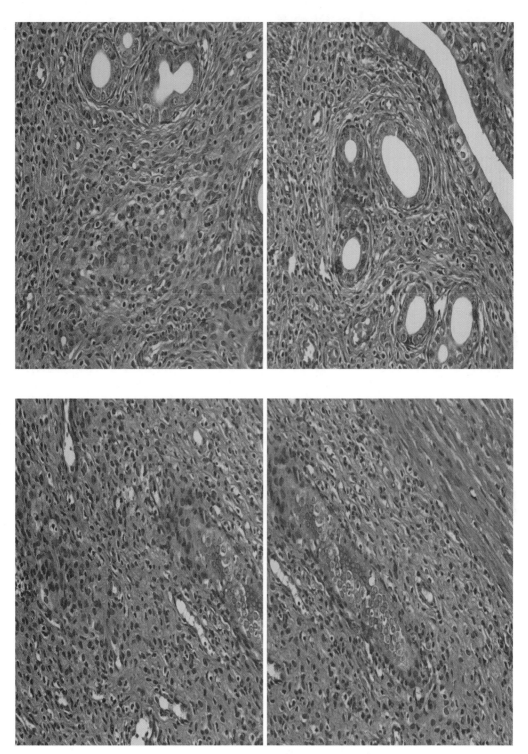

图3.7　新工艺低剂量组子宫病理照片

Fig. 3.7　Pathological photo of uterus in low-dose drug group

表3.11 对二甲苯所致小鼠耳肿胀的影响
Tab.3.11 Effects of xylene on ear swelling in mice

组别	动物数/只	剂量/（g生药/kg）	耳肿胀/mg	抑制率/%	显著性（P）
模型对照组	12	—	11.92±3.00		
桂枝茯苓胶囊组	12	1.36	9.17±2.79	23.08	0.070
原工艺高剂量组	12	2.40	8.25±3.98	30.77	0.017
原工艺中剂量组	12	1.20	10.33±3.11	13.29	0.293
新工艺高剂量组	12	2.40	7.92±3.78	33.57	0.009
新工艺中剂量组	12	1.20	8.67±3.84	27.27	0.033
新工艺低剂量组	12	0.60	10.17±4.76	14.68	0.246

表3.12 止痛化癥胶囊对二甲苯所致小鼠耳肿胀的影响
Tab.3.12 Effect of Zhitong Huazheng capsule on xylene-induced ear swelling in mice

组别	n	均值（x）	标准差（s）	标准误（S_x）	均值的95%置信区间		极小值	极大值
					下限	上限		
模型对照组	12	11.9167	2.99874	0.86566	10.0114	13.8220	8.00	19.00
桂枝茯苓胶囊组	12	9.1667	2.79068	0.80560	7.3936	10.9398	6.00	15.00
原工艺高剂量组	12	8.2500	3.98006	1.14895	5.7212	10.7788	2.00	15.00
原工艺中剂量组	12	10.3333	3.11400	0.89893	8.3548	12.3119	5.00	16.00
新工艺高剂量组	12	7.9167	3.77692	1.09030	5.5169	10.3164	3.00	17.00
新工艺中剂量组	12	8.6667	3.84550	1.11010	6.2234	11.1100	4.00	15.00
新工艺低剂量组	12	10.1667	4.76413	1.37529	7.1397	13.1937	3.00	17.00
总数	84	9.4881	3.76571	.41087	8.6709	10.3053	2.00	19.00

表3.13　小鼠耳肿胀的多重比较

Tab.3.13　**Multiple comparisons of mouse ear swelling**

（I）组别	（J）组别	均值差（I-J）	标准误（S_x）	显著性（P）	95%置信区间	
					下限	上限
模型对照组	桂枝茯苓胶囊组	2.75000	1.49657	0.070	−0.2300	5.7300
	原工艺高剂量组	3.66667*	1.49657	0.017	0.6866	6.6467
	原工艺中剂量组	1.58333	1.49657	0.293	−1.3967	4.5634
	新工艺高剂量组	4.00000*	1.49657	0.009	1.0200	6.9800
	新工艺中剂量组	3.25000*	1.49657	0.033	0.2700	6.2300
	新工艺低剂量组	1.75000	1.49657	0.246	−1.2300	4.7300
桂枝茯苓胶囊组	模型对照组	−2.75000	1.49657	0.070	−5.7300	0.2300
	原工艺高剂量组	0.91667	1.49657	0.542	−2.0634	3.8967
	原工艺中剂量组	−1.16667	1.49657	0.438	−4.1467	1.8134
	新工艺高剂量组	1.25000	1.49657	0.406	−1.7300	4.2300
	新工艺中剂量组	0.50000	1.49657	0.739	−2.4800	3.4800
	新工艺低剂量组	−1.00000	1.49657	0.506	−3.9800	1.9800
原工艺高剂量组	模型对照组	−3.66667*	1.49657	0.017	−6.6467	−0.6866
	桂枝茯苓胶囊组	−0.91667	1.49657	0.542	−3.8967	2.0634
	原工艺中剂量组	−2.08333	1.49657	0.168	−5.0634	0.8967
	新工艺高剂量组	0.33333	1.49657	0.824	−2.6467	3.3134
	新工艺中剂量组	−0.41667	1.49657	0.781	−3.3967	2.5634
	新工艺低剂量组	−1.91667	1.49657	0.204	−4.8967	1.0634
原工艺中剂量组	模型对照组	−1.58333	1.49657	0.293	−4.5634	1.3967
	桂枝茯苓胶囊组	1.16667	1.49657	0.438	−1.8134	4.1467
	原工艺高剂量组	2.08333	1.49657	0.168	−0.8967	5.0634
	新工艺高剂量组	2.41667	1.49657	0.110	−0.5634	5.3967
	新工艺中剂量组	1.66667	1.49657	0.269	−1.3134	4.6467
	新工艺低剂量组	0.16667	1.49657	0.912	−2.8134	3.1467
新工艺高剂量组	模型对照组	−4.00000*	1.49657	0.009	−6.9800	−1.0200
	桂枝茯苓胶囊组	−1.25000	1.49657	0.406	−4.2300	1.7300
	原工艺高剂量组	−0.33333	1.49657	0.824	−3.3134	2.6467
	原工艺中剂量组	−2.41667	1.49657	0.110	−5.3967	0.5634
	新工艺中剂量组	−0.75000	1.49657	0.618	−3.7300	2.2300
	新工艺低剂量组	−2.25000	1.49657	0.137	−5.2300	0.7300

续表

（I）组别	（J）组别	均值差（I-J）	标准误（S_x）	显著性（P）	95%置信区间	
					下限	上限
新工艺中剂量组	模型对照组	-3.25000*	1.49657	0.033	-6.2300	-0.2700
	桂枝茯苓胶囊组	-0.50000	1.49657	0.739	-3.4800	2.4800
	原工艺高剂量组	0.41667	1.49657	0.781	-2.5634	3.3967
	原工艺中剂量组	-1.66667	1.49657	0.269	-4.6467	1.3134
	新工艺高剂量组	0.75000	1.49657	0.618	-2.2300	3.7300
	新工艺低剂量组	-1.50000	1.49657	0.319	-4.4800	1.4800
新工艺低剂量组	模型对照组	-1.75000	1.49657	0.246	-4.7300	1.2300
	桂枝茯苓胶囊组	1.00000	1.49657	0.506	-1.9800	3.9800
	原工艺高剂量组	1.91667	1.49657	0.204	-1.0634	4.8967
	原工艺中剂量组	-0.16667	1.49657	0.912	-3.1467	2.8134
	新工艺高剂量组	2.25000	1.49657	0.137	-0.7300	5.2300
	新工艺中剂量组	1.50000	1.49657	0.319	-1.4800	4.4800

*均值差的显著性水平为0.05。

3.1.2.3　对小鼠小肠肠系膜微循环的影响

（1）实验方法

雌性小鼠72只，随机分成6组，分别为模型对照组，止痛化癥胶囊原工艺组，阳性药组，止痛化癥胶囊新工艺高、中、低剂量组。模型对照组灌胃给予0.5%羧甲基纤维素钠10mL/kg；止痛化癥胶囊原工艺组灌胃给予原工艺止痛化癥胶囊内容物2.4g生药/kg；阳性药组灌胃给予桂枝茯苓胶囊1.36g生药/kg；止痛化癥胶囊新工艺高、中、低剂量组，灌胃给予新工艺止痛化癥胶囊内容物2.4g生药/kg、1.2g生药/kg、0.6g生药/kg。每日一次，连续灌胃给药7天，每组平行给药，实验前小鼠禁食16h，不禁水，实验前各组小鼠平行灌胃给药1h后，用20%乌拉坦10mL/kg腹腔注射麻醉小鼠后，将小鼠腹部剃毛，于一侧腹部用剪刀剪开长约1cm左右的切口，轻轻拉出一段空肠袢，平铺固定在37℃恒温水浴生理盐水槽台上，在XSZ-HS7成都泰盟科技BI-2000微循环观测系统镜下，观测小鼠肠系膜毛细血管管径，每组小鼠都挑选动、静脉管径都比较接近的毛细血管，稳定5min后，测量小鼠毛细血管微动脉、微静脉管径，其测定值为该血管初次值。滴加肾上腺素（50μg/mL，50μL），测量滴加肾上腺素后2min、5min、10min、20min的小鼠肠系膜毛细血管微动脉、微静脉管径，计算它们的变化值。变化差值＝初测值减去每个时间点上的测定值。

（2）实验结果

在滴加肾上腺素2min后模型对照组微动脉直径收缩变小，5min、10min、20min逐渐恢复。止痛化癥胶囊原工艺组对肾上腺素引起的肠系膜微动脉血管收缩无明显抑制作用，与模型对照组比较无明显差异。阳性药桂枝茯苓胶囊组在10min时明显抑制肾上腺素引起的微动脉收缩，与模型对照组比较有显著差异。止痛化癥胶囊新工艺高剂量组对肾上腺素所致的小鼠小肠肠系膜微动脉血管收缩在2min、5min、10min均有明显的抑制作用，与模型对照组比较有明显和显著差异。止痛化癥胶囊新工艺中剂量组对肾上腺素所致的小鼠小肠肠系膜微动脉血管收缩在5min有明显的抑制作用，与模型对照组比较有明显差异。止痛化癥胶囊新工艺低剂量组对肾上腺素引起的肠系膜微动脉血管收缩无明显抑制作用。动脉直径初测值各组组间比较无明显差异；2min时动脉测定值各给药组组间比较无明显差异；5min时动脉测定值新工艺高剂量组与原工艺组和新工艺低剂量组组间比较有明显差异；10min时动脉测定值新工艺高剂量组与桂枝茯苓胶囊组和新工艺中、低剂量组组间比较有明显差异；20min时动脉测定值各给药组组间比较无明显差异。

在滴加肾上腺素后2min模型对照组微静脉直径收缩变小，5min、10min、20min逐渐恢复。止痛化癥胶囊新工艺高剂量组在5min、10min、20min能明显抑制肾上腺素所致的小鼠小肠肠系膜微静脉收缩，与模型对照组比较有明显差异（$P < 0.05$）；止痛化癥胶囊新工艺中剂量组在5min、10min能明显抑制肾上腺素所致小鼠小肠肠系膜的微静脉收缩，与模型对照组比较有明显差异（$P < 0.05$）；止痛化癥胶囊新工艺低剂量组、止痛化癥胶囊原工艺组和桂枝茯苓胶囊组对肾上腺素所致小鼠小肠肠系膜的微静脉收缩均无明显抑制作用，与模型对照组比较无明显差异（$P > 0.05$）。静脉直径初测值，各组组间比较无明显差异；2min时静脉测定值，各给药组组间比较无明显差异；5min时静脉测定值，新工艺中剂量组与原工艺组比较有明显差异；10min时新工艺高、中剂量组与原工艺组比较有明显差异，新工艺中剂量组与桂枝茯苓胶囊组比较有明显差异；20min时静脉测定值，各给药组组间比较无明显差异。

在微循环上，止痛化癥胶囊新工艺药效优于原工艺药效。结果见表3.14～表3.16。

表3.14　止痛化癥胶囊对小鼠小肠肠系膜微循环的影响

Tab.3.14　Effect of Zhitong Huazheng capsule on mesenteric microcirculation of small intestine in mice

组别	剂量/（g生药/kg）	动物数/只	动脉初测值/μm	滴加肾上腺素后不同时间间动脉直径变化差值/μm				静脉初测值/μm	滴加肾上腺素后不同时间间静脉直径变化差值/μm			
				2min	5min	10min	20min		2min	5min	10min	20min
模型对照组	—	12	106.69±22.96	72.36±17.40	59.48±23.38	27.14±15.49	8.45±12.44	206.43±26.68	84.18±16.32	79.42±25.20	66.54±28.38	51.65±18.16
原工艺组	2.40	11	104.25±23.37	64.72±25.25	44.90±18.78	9.04±11.05**	−0.32±10.74	212.01±29.97	74.92±37.14	80.28±46.87	68.06±49.72	41.26±46.83
桂枝茯苓胶囊组	1.36	11	106.01±29.00	58.25±33.22	34.64±23.24	23.60±25.64	5.18±15.97	209.48±19.78	75.31±19.53	65.71±28.58	57.68±18.54	36.48±27.31
新工艺高剂量组	2.40	11	106.64±27.72	54.13±23.67*	27.00±19.52**	−1.83±22.21**	−4.83±21.52	210.73±39.69	69.64±48.99	54.16±28.63*	37.74±31.09*	31.90±26.36*
新工艺中剂量组	1.20	12	105.70±19.68	58.54±22.25	36.99±16.82*	15.64±19.62	6.52±16.49	205.75±28.01	68.84±37.88	45.12±41.52*	30.02±33.66*	41.94±46.71
新工艺低剂量组	0.60	11	107.81±10.03	64.68±16.31	45.91±15.90	23.42±14.17	4.84±9.14	210.61±36.91	90.66±27.59	67.96±33.63	60.41±30.85	37.44±39.33

注：4只小鼠麻醉后死亡。*表示与模型对照组比较$P < 0.05$，**表示与模型对照组比较$P < 0.01$。下同。

表3.15　止痛化癥胶囊对小鼠小肠肠系膜微循环的影响

Tab.3.15　Effect of Zhitong Huazheng capsule on mesenteric microcirculation of small intestine in mice

因变量	组别	n	均值（$\bar{x}$）	标准差（s）	标准误（S_x）	均值的95%置信区间 下限	均值的95%置信区间 上限	极小值	极大值
动脉直径初始值	模型对照组	12	106.6917	22.95559	6.62671	92.1064	121.2770	79.80	139.60
	原工艺组	11	104.2545	23.37286	7.04718	88.5524	119.9566	74.60	153.30
	桂枝茯苓胶囊组	11	106.0091	28.99967	8.74373	86.5268	125.4913	71.40	148.00
	新工艺高剂量组	11	106.6455	27.72379	8.35904	88.0204	125.2706	69.40	151.60
	新工艺中剂量组	12	105.7000	19.67795	5.68054	93.1972	118.2028	76.90	140.90
	新工艺低剂量组	11	107.8091	10.03319	3.02512	101.0687	114.5495	94.60	127.60
	总数	68	106.1853	22.09208	2.67906	100.8379	111.5327	69.40	153.30
2min动脉直径	模型对照组	12	72.3583	17.40013	5.02298	61.3028	83.4138	49.90	100.70
	原工艺组	11	64.7182	25.24773	7.61248	47.7565	81.6798	37.60	112.90
	桂枝茯苓胶囊组	11	58.2545	33.22208	10.01683	35.9356	80.5734	11.10	105.30
	新工艺高剂量组	11	54.1273	23.66918	7.13653	38.2261	70.0284	15.70	85.70
	新工艺中剂量组	12	58.5417	22.24710	6.42219	44.4065	72.6768	20.40	101.00
	新工艺低剂量组	11	64.6818	16.31397	4.91885	53.7219	75.6417	42.60	90.00
	总数	68	62.2118	23.45986	2.84493	56.5333	67.8903	11.10	112.90
5min动脉直径	模型对照组	12	59.4750	23.37964	6.74912	44.6203	74.3297	32.00	91.80
	原工艺组	11	44.9000	18.78414	5.66363	32.2806	57.5194	15.90	66.70
	桂枝茯苓胶囊组	11	34.6455	23.24325	7.00810	19.0304	50.2605	0.20	70.40
	新工艺高剂量组	11	27.0000	19.51722	5.88466	13.8882	40.1118	-5.30	57.40
	新工艺中剂量组	12	36.9917	16.82025	4.85559	26.3046	47.6787	10.50	59.50
	新工艺低剂量组	11	45.9091	15.90330	4.79502	35.2251	56.5931	11.90	74.40
	总数	68	41.6853	21.74598	2.63709	36.4216	46.9489	-5.30	91.80

续表

因变量	组别	n	均值 (x)	标准差 (s)	标准误 (S_x)	均值的95%置信区间		极小值	极大值
						下限	上限		
10min动脉直径	模型对照组	12	27.1417	15.48615	4.47047	17.3022	36.9811	9.10	51.60
	原工艺组	11	9.0364	11.05109	3.33203	1.6121	16.4606	−3.60	32.10
	桂枝茯苓胶囊组	11	23.6000	25.64153	7.73121	6.3738	40.8262	−11.80	76.60
	新工艺高剂量组	11	−1.8273	22.20874	6.69619	−16.7473	13.0928	−24.60	48.00
	新工艺中剂量组	12	15.6417	19.62445	5.66509	3.1729	28.1104	−13.20	45.90
	新工艺低剂量组	11	23.4182	14.17017	4.27247	13.8985	32.9378	7.70	47.20
	总数	68	16.3221	20.57562	2.49516	11.3417	21.3024	−24.60	76.60
20min动脉直径	模型对照组	12	8.4500	12.44599	3.59285	0.5422	16.3578	−11.10	28.70
	原工艺组	11	−0.3182	10.73618	3.23708	−7.5308	6.8945	−19.50	21.20
	桂枝茯苓胶囊组	11	5.1818	15.96839	4.81465	−5.5459	15.9095	−16.60	41.20
	新工艺高剂量组	11	−4.8273	21.51679	6.48756	−19.2824	9.6279	−31.80	45.60
	新工艺中剂量组	12	6.5167	16.49274	4.76105	−3.9623	16.9957	−17.60	35.40
	新工艺低剂量组	11	4.8455	9.14323	2.75679	−1.2971	10.9880	−9.70	23.70
	总数	68	3.4309	15.08255	1.82903	−0.2199	7.0816	−31.80	45.60

表3.16　小鼠小肠肠系膜微循环的多重比较

Tab.3.16　Multiple comparisons of mesenteric microcirculation of small intestine in mice

因变量	（I）组别	（J）组别	均值差 （I-J）	标准误 (S_x)	显著性 （P）	95%置信区间	
						下限	上限
动脉直径初始值	模型对照组	原工艺组	2.43712	9.57487	0.800	−16.7028	21.5770
		桂枝茯苓胶囊组	0.68258	9.57487	0.943	−18.4573	19.8225
		新工艺高剂量组	0.04621	9.57487	0.996	−19.0937	19.1861
		新工艺中剂量组	0.99167	9.36440	0.916	−17.7275	19.7108

因变量	（I）组别	（J）组别	均值差 （I-J）	标准误 （S_x）	显著性 （P）	95%置信区间	
						下限	上限
动脉直径 初始值	模型对照组	新工艺低剂量组	−1.11742	9.57487	0.907	−20.2573	18.0225
	原工艺组	模型对照组	−2.43712	9.57487	0.800	−21.5770	16.7028
		桂枝茯苓胶囊组	−1.75455	9.78080	0.858	−21.3061	17.7970
		新工艺高剂量组	−2.39091	9.78080	0.808	−21.9425	17.1606
		新工艺中剂量组	−1.44545	9.57487	0.880	−20.5853	17.6944
		新工艺低剂量组	−3.55455	9.78080	0.718	−23.1061	15.9970
	桂枝茯苓胶囊组	模型对照组	−0.68258	9.57487	0.943	−19.8225	18.4573
		原工艺组	1.75455	9.78080	0.858	−17.7970	21.3061
		新工艺高剂量组	−0.63636	9.78080	0.948	−20.1879	18.9152
		新工艺中剂量组	0.30909	9.57487	0.974	−18.8308	19.4490
		新工艺低剂量组	−1.80000	9.78080	0.855	−21.3515	17.7515
	新工艺高剂量组	模型对照组	−0.04621	9.57487	0.996	−19.1861	19.0937
		原工艺组	2.39091	9.78080	0.808	−17.1606	21.9425
		桂枝茯苓胶囊组	0.63636	9.78080	0.948	−18.9152	20.1879
		新工艺中剂量组	0.94545	9.57487	0.922	−18.1944	20.0853
		新工艺低剂量组	−1.16364	9.78080	0.906	−20.7152	18.3879
	新工艺中剂量组	模型对照组	−0.99167	9.36440	0.916	−19.7108	17.7275
		原工艺组	1.44545	9.57487	0.880	−17.6944	20.5853
		桂枝茯苓胶囊组	−0.30909	9.57487	0.974	−19.4490	18.8308
		新工艺高剂量组	−0.94545	9.57487	0.922	−20.0853	18.1944
		新工艺低剂量组	−2.10909	9.57487	0.826	−21.2490	17.0308
	新工艺低剂量组	模型对照组	1.11742	9.57487	0.907	−18.0225	20.2573
		原工艺组	3.55455	9.78080	0.718	−15.9970	23.1061
		桂枝茯苓胶囊组	1.80000	9.78080	0.855	−17.7515	21.3515

因变量	（I）组别	（J）组别	均值差（I−J）	标准误（S_x）	显著性（P）	95%置信区间	
						下限	上限
动脉直径初始值	新工艺低剂量组	新工艺高剂量组	1.16364	9.78080	0.906	−18.3879	20.7152
		新工艺中剂量组	2.10909	9.57487	0.826	−17.0308	21.2490
2min动脉直径	模型对照组	原工艺组	7.64015	9.83956	0.440	−12.0288	27.3091
		桂枝茯苓胶囊组	14.10379	9.83956	0.157	−5.5652	33.7728
		新工艺高剂量组	18.23106	9.83956	0.069	−1.4379	37.9001
		新工艺中剂量组	13.81667	9.62328	0.156	−5.4200	33.0533
		新工艺低剂量组	7.67652	9.83956	0.438	−11.9925	27.3455
	原工艺组	模型对照组	−7.64015	9.83956	0.440	−27.3091	12.0288
		桂枝茯苓胶囊组	6.46364	10.05119	0.523	−13.6284	26.5557
		新工艺高剂量组	10.59091	10.05119	0.296	−9.5011	30.6829
		新工艺中剂量组	6.17652	9.83956	0.532	−13.4925	25.8455
		新工艺低剂量组	0.03636	10.05119	0.997	−20.0557	20.1284
	桂枝茯苓胶囊组	模型对照组	−14.10379	9.83956	0.157	−33.7728	5.5652
		原工艺组	−6.46364	10.05119	0.523	−26.5557	13.6284
		新工艺高剂量组	4.12727	10.05119	0.683	−15.9648	24.2193
		新工艺中剂量组	−0.28712	9.83956	0.977	−19.9561	19.3819
		新工艺低剂量组	−6.42727	10.05119	0.525	−26.5193	13.6648
	新工艺高剂量组	模型对照组	−18.23106	9.83956	0.069	−37.9001	1.4379
		原工艺组	−10.59091	10.05119	0.296	−30.6829	9.5011
		桂枝茯苓胶囊组	−4.12727	10.05119	0.683	−24.2193	15.9648
		新工艺中剂量组	−4.41439	9.83956	0.655	−24.0834	15.2546
		新工艺低剂量组	−10.55455	10.05119	0.298	−30.6466	9.5375

续表

因变量	（I）组别	（J）组别	均值差（I-J）	标准误（S_x）	显著性（P）	95%置信区间	
						下限	上限
2min 动脉直径	新工艺中剂量组	模型对照组	−13.81667	9.62328	0.156	−33.0533	5.4200
		原工艺组	−6.17652	9.83956	0.532	−25.8455	13.4925
		桂枝茯苓胶囊组	0.28712	9.83956	0.977	−19.3819	19.9561
		新工艺高剂量组	4.41439	9.83956	0.655	−15.2546	24.0834
		新工艺低剂量组	−6.14015	9.83956	0.535	−25.8091	13.5288
	新工艺低剂量组	模型对照组	−7.67652	9.83956	0.438	−27.3455	11.9925
		原工艺组	−0.03636	10.05119	0.997	−20.1284	20.0557
		桂枝茯苓胶囊组	6.42727	10.05119	0.525	−13.6648	26.5193
		新工艺高剂量组	10.55455	10.05119	0.298	−9.5375	30.6466
		新工艺中剂量组	6.14015	9.83956	0.535	−13.5288	25.8091
5min 动脉直径	模型对照组	原工艺组	14.57500	8.27987	0.083	−1.9762	31.1262
		桂枝茯苓胶囊组	24.82955*	8.27987	0.004	8.2783	41.3808
		新工艺高剂量组	32.47500*	8.27987	0.000	15.9238	49.0262
		新工艺中剂量组	22.48333*	8.09787	0.007	6.2959	38.6708
		新工艺低剂量组	13.56591	8.27987	0.106	−2.9853	30.1171
	原工艺组	模型对照组	−14.57500	8.27987	0.083	−31.1262	1.9762
		桂枝茯苓胶囊组	10.25455	8.45795	0.230	−6.6527	27.1618
		新工艺高剂量组	17.90000*	8.45795	0.038	0.9928	34.8072
		新工艺中剂量组	7.90833	8.27987	0.343	−8.6429	24.4596
		新工艺低剂量组	−1.00909	8.45795	0.905	−17.9163	15.8981
	桂枝茯苓胶囊组	模型对照组	−24.82955*	8.27987	0.004	−41.3808	−8.2783
		原工艺组	−10.25455	8.45795	0.230	−27.1618	6.6527
		新工艺高剂量组	7.64545	8.45795	0.370	−9.2618	24.5527

因变量	（I）组别	（J）组别	均值差（I-J）	标准误（S_x）	显著性（P）	95%置信区间 下限	95%置信区间 上限
5min动脉直径	桂枝茯苓胶囊组	新工艺中剂量组	-2.34621	8.27987	0.778	-18.8974	14.2050
		新工艺低剂量组	-11.26364	8.45795	0.188	-28.1708	5.6436
	新工艺高剂量组	模型对照组	-32.47500*	8.27987	0.000	-49.0262	-15.9238
		原工艺组	-17.90000*	8.45795	0.038	-34.8072	-0.9928
		桂枝茯苓胶囊组	-7.64545	8.45795	0.370	-24.5527	9.2618
		新工艺中剂量组	-9.99167	8.27987	0.232	-26.5429	6.5596
		新工艺低剂量组	-18.90909*	8.45795	0.029	-35.8163	-2.0019
	新工艺中剂量组	模型对照组	-22.48333*	8.09787	0.007	-38.6708	-6.2959
		原工艺组	-7.90833	8.27987	0.343	-24.4596	8.6429
		桂枝茯苓胶囊组	2.34621	8.27987	0.778	-14.2050	18.8974
		新工艺高剂量组	9.99167	8.27987	0.232	-6.5596	26.5429
		新工艺低剂量组	-8.91742	8.27987	0.286	-25.4687	7.6338
	新工艺低剂量组	模型对照组	-13.56591	8.27987	0.106	-30.1171	2.9853
		原工艺组	1.00909	8.45795	0.905	-15.8981	17.9163
		桂枝茯苓胶囊组	11.26364	8.45795	0.188	-5.6436	28.1708
		新工艺高剂量组	18.90909*	8.45795	0.029	2.0019	35.8163
		新工艺中剂量组	8.91742	8.27987	0.286	-7.6338	25.4687
10min动脉直径	模型对照组	原工艺组	18.10530*	7.79320	0.023	2.5269	33.6837
		桂枝茯苓胶囊组	3.54167	7.79320	0.651	-12.0367	19.1200
		新工艺高剂量组	28.96894*	7.79320	0.000	13.3906	44.5473
		新工艺中剂量组	11.50000	7.62190	0.136	-3.7360	26.7360
		新工艺低剂量组	3.72348	7.79320	0.634	-11.8549	19.3019

因变量	（I）组别	（J）组别	均值差 （I-J）	标准误 （S_x）	显著性 （P）	95%置信区间	
						下限	上限
10min 动脉直径	原工艺组	模型对照组	−18.10530*	7.79320	0.023	−33.6837	−2.5269
		桂枝茯苓胶囊组	−14.56364	7.96081	0.072	−30.4771	1.3498
		新工艺高剂量组	10.86364	7.96081	0.177	−5.0498	26.7771
		新工艺中剂量组	−6.60530	7.79320	0.400	−22.1837	8.9731
		新工艺低剂量组	−14.38182	7.96081	0.076	−30.2953	1.5316
	桂枝茯苓胶囊组	模型对照组	−3.54167	7.79320	0.651	−19.1200	12.0367
		原工艺组	14.56364	7.96081	0.072	−1.3498	30.4771
		新工艺高剂量组	25.42727*	7.96081	0.002	9.5138	41.3407
		新工艺中剂量组	7.95833	7.79320	0.311	−7.6200	23.5367
		新工艺低剂量组	0.18182	7.96081	0.982	−15.7316	16.0953
	新工艺高剂量组	模型对照组	−28.96894*	7.79320	0.000	−44.5473	−13.3906
		原工艺组	−10.86364	7.96081	0.177	−26.7771	5.0498
		桂枝茯苓胶囊组	−25.42727*	7.96081	0.002	−41.3407	−9.5138
		新工艺中剂量组	−17.46894*	7.79320	0.029	−33.0473	−1.8906
		新工艺低剂量组	−25.24545*	7.96081	0.002	−41.1589	−9.3320
	新工艺中剂量组	模型对照组	−11.50000	7.62190	0.136	−26.7360	3.7360
		原工艺组	6.60530	7.79320	0.400	−8.9731	22.1837
		桂枝茯苓胶囊组	−7.95833	7.79320	0.311	−23.5367	7.6200
		新工艺高剂量组	17.46894*	7.79320	0.029	1.8906	33.0473
		新工艺低剂量组	−7.77652	7.79320	0.322	−23.3549	7.8019
	新工艺低剂量组	模型对照组	−3.72348	7.79320	0.634	−19.3019	11.8549
		原工艺组	14.38182	7.96081	0.076	−1.5316	30.2953
		桂枝茯苓胶囊组	−0.18182	7.96081	0.982	−16.0953	15.7316
		新工艺高剂量组	25.24545*	7.96081	0.002	9.3320	41.1589

续表

因变量	（I）组别	（J）组别	均值差（I-J）	标准误（S_x）	显著性（P）	95%置信区间	
						下限	上限
10min动脉直径	新工艺低剂量组	新工艺中剂量组	7.77652	7.79320	0.322	-7.8019	23.3549
20min动脉直径	模型对照组	原工艺组	8.76818	6.24209	0.165	-3.7096	21.2459
		桂枝茯苓胶囊组	3.26818	6.24209	0.602	-9.2096	15.7459
		新工艺高剂量组	13.27727*	6.24209	0.037	0.7995	25.7550
		新工艺中剂量组	1.93333	6.10489	0.753	-10.2702	14.1368
		新工艺低剂量组	3.60455	6.24209	0.566	-8.8732	16.0823
	原工艺组	模型对照组	-8.76818	6.24209	0.165	-21.2459	3.7096
		桂枝茯苓胶囊组	-5.50000	6.37635	0.392	-18.2461	7.2461
		新工艺高剂量组	4.50909	6.37635	0.482	-8.2370	17.2552
		新工艺中剂量组	-6.83485	6.24209	0.278	-19.3126	5.6429
		新工艺低剂量组	-5.16364	6.37635	0.421	-17.9098	7.5825
	桂枝茯苓胶囊组	模型对照组	-3.26818	6.24209	0.602	-15.7459	9.2096
		原工艺组	5.50000	6.37635	0.392	-7.2461	18.2461
		新工艺高剂量组	10.00909	6.37635	0.122	-2.7370	22.7552
		新工艺中剂量组	-1.33485	6.24209	0.831	-13.8126	11.1429
		新工艺低剂量组	0.33636	6.37635	0.958	-12.4098	13.0825
	新工艺高剂量组	模型对照组	-13.27727*	6.24209	0.037	-25.7550	-0.7995
		原工艺组	-4.50909	6.37635	0.482	-17.2552	8.2370
		桂枝茯苓胶囊组	-10.00909	6.37635	0.122	-22.7552	2.7370
		新工艺中剂量组	-11.34394	6.24209	0.074	-23.8217	1.1338
		新工艺低剂量组	-9.67273	6.37635	0.134	-22.4189	3.0734
	新工艺中剂量组	模型对照组	-1.93333	6.10489	0.753	-14.1368	10.2702
		原工艺组	6.83485	6.24209	0.278	-5.6429	19.3126

因变量	（I）组别	（J）组别	均值差（I-J）	标准误（S_x）	显著性（P）	95% 置信区间	
						下限	上限
20min 动脉直径	新工艺中剂量组	桂枝茯苓胶囊组	1.33485	6.24209	0.831	−11.1429	13.8126
		新工艺高剂量组	11.34394	6.24209	0.074	−1.1338	23.8217
		新工艺低剂量组	1.67121	6.24209	0.790	−10.8066	14.1490
	新工艺低剂量组	模型对照组	−3.60455	6.24209	0.566	−16.0823	8.8732
		原工艺组	5.16364	6.37635	0.421	−7.5825	17.9098
		桂枝茯苓胶囊组	−0.33636	6.37635	0.958	−13.0825	12.4098
		新工艺高剂量组	9.67273	6.37635	0.134	−3.0734	22.4189
		新工艺中剂量组	−1.67121	6.24209	0.790	−14.1490	10.8066

*均值差的显著性水平为 $P < 0.05$。

3.1.2.4　对缩宫素所致小鼠扭体反应次数的影响

（1）实验方法

72只雌性小鼠，随机分六组。每组12只。第一组为模型对照组，第二组为止痛化癥胶囊原工艺组，灌胃给予原工艺止痛化癥胶囊内容物2.4g生药/kg；第三组为阳性药组，灌胃给予调经止痛片5.62生药g/kg（3.0g生药/g片芯，0.94g片芯/kg，2倍的临床等效剂量）；第四、五、六组为止痛化癥胶囊新工艺高、中、低剂量组，分别灌胃给予新工艺止痛化癥胶囊内容物2.4g生药/kg、1.2g生药/kg、0.6g生药/kg。每日一次，连续12日。同日每只小鼠连续灌胃戊酸雌二醇片（补佳乐）0.5mg/kg。上午给予戊酸雌二醇片，下午灌胃给药，最后一次，同时灌胃给药，60min后，各组小鼠分别腹腔注射缩宫素2 U/只，记录第一次出现扭体时间，计算疼痛潜伏期（第一次出现扭体时间−给予缩宫素时的时间），观察并记录20min内小鼠扭体次数。计算抑制率。抑制率＝（对照组扭体次数−给药组扭体次数）/对照组扭体次数 ×100%。

（2）实验结果

止痛化癥胶囊原工艺组，新工艺高剂量、中剂量组对补佳乐和缩宫素所致的小鼠原发性痛经有明显的抑制作用，与模型对照组比较有明显和显著差异

（$P < 0.05$和$P < 0.01$）。新工艺中剂量组可以延长补佳乐和缩宫素所致的小鼠疼痛潜伏期，与模型对照组比较有显著差异（$P < 0.01$）。止痛化癥胶囊新工艺中剂量组疼痛潜伏期与原工艺组比较有明显差异（$P < 0.05$），其他各给药组之间组间比较无明显差异（$P > 0.05$）。各给药组组间比较小鼠疼痛扭体次数无明显影响（$P > 0.05$）。结果见表3.17～表3.19。

表3.17　止痛化癥胶囊对小鼠缩宫素所致扭体反应次数的影响
Tab.3.17　Influence of Zhitong Huazheng capsule on the number of writhing reactions caused by oxytocin in mice

组别	动物数/只	剂量/（g生药/kg）	潜伏期		扭体次数		抑制率/%
			/min	P	20min	P	
模型对照组	12	—	155.0 ± 47.40		13.4 ± 3.53		
原工艺组	11	2.40	221.7 ± 92.66	0.526	9.1 ± 4.01	0.032	32.24
调经止痛片组	12	5.62	228.8 ± 161.59	0.474	9.7 ± 4.50	0.056	27.95
新工艺高剂量组	12	2.40	305.7 ± 288.73	0.146	8.4 ± 4.64	0.012	37.27
新工艺中剂量组	12	1.20	431.6 ± 484.87	0.009	9.2 ± 6.13	0.031	31.68
新工艺低剂量组	12	0.60	225.4 ± 131.84	0.494	10.8 ± 5.04	0.185	19.25

注：给药过程中呛死一只小鼠。

表3.18　止痛化癥胶囊对小鼠缩宫素所致扭体反应次数的影响
Tab.3.18　Influence of Zhitong Huazheng capsule on the number of writhing reactions caused by oxytocin in mice

因变量	组别	n	均值（x）	标准差（s）	标准误（S_x）	均值的95%置信区间		极小值	极大值
						下限	上限		
潜伏期	模型对照组	12	155.0000	47.39965	13.68310	124.8837	185.1163	78.00	219.00
	原工艺组	11	221.7273	92.66509	27.93957	159.4740	283.9805	152.00	432.00
	调经止痛片组	12	228.7500	161.59496	46.64845	126.0775	331.4225	56.00	548.00
	新工艺高剂量组	12	305.6667	288.72709	83.34833	122.2182	489.1151	126.00	900.00
	新工艺中剂量组	12	431.5833	484.86764	139.96923	123.5131	739.6535	92.00	1620.00
	新工艺低剂量组	12	225.4167	131.84251	38.05965	141.6479	309.1854	121.00	600.00
	总数	71	261.9155	257.58853	30.57013	200.9453	322.8857	56.00	1620.00

续表

因变量	组别	n	均值（x）	标准差（s）	标准误（S_x）	均值的95%置信区间 下限	均值的95%置信区间 上限	极小值	极大值
扭体次数	模型对照组	12	13.4167	3.52803	1.01845	11.1751	15.6583	7.00	19.00
	原工艺组	11	9.0909	4.01135	1.20947	6.3960	11.7858	1.00	16.00
	调经止痛片组	12	9.6667	4.49916	1.29880	6.8080	12.5253	3.00	18.00
	新工艺高剂量组	12	8.4167	4.64089	1.33971	5.4680	11.3653	1.00	15.00
	新工艺中剂量组	12	9.1667	6.13238	1.77027	5.2703	13.0630	1.00	19.00
	新工艺低剂量组	12	10.8333	5.04225	1.45557	7.6296	14.0370	1.00	19.00
	总数	71	10.1127	4.85077	0.57568	8.9645	11.2608	1.00	19.00

表3.19　小鼠缩宫素所致扭体反应次数的多重比较

Tab.3.19　Multiple comparisons of number of writhing reactions caused by oxytocin

因变量	（I）组别	（J）组别	均值差（I-J）	标准误（S_x）	显著性（P）	95%置信区间 下限	95%置信区间 上限
潜伏期	模型对照组	原工艺组	−66.72727	104.73526	0.526	−275.8980	142.4435
		调经止痛片组	−73.75000	102.43310	0.474	−278.3230	130.8230
		新工艺高剂量组	−150.66667	102.43310	0.146	−355.2397	53.9064
		新工艺中剂量组	−276.58333*	102.43310	0.009	−481.1564	−72.0103
		新工艺低剂量组	−70.41667	102.43310	0.494	−274.9897	134.1564
	原工艺组	对照组	66.72727	104.73526	0.526	−142.4435	275.8980
		调经止痛片组	−7.02273	104.73526	0.947	−216.1935	202.1480
		新工艺高剂量组	−83.93939	104.73526	0.426	−293.1102	125.2314
		新工艺中剂量组	−209.85606*	104.73526	0.049	−419.0268	−0.6853
		新工艺低剂量组	−3.68939	104.73526	0.972	−212.8602	205.4814

续表

因变量	（I）组别	（J）组别	均值差（I-J）	标准误（S_x）	显著性（P）	95%置信区间	
						下限	上限
潜伏期	调经止痛片组	对照组	73.75000	102.43310	0.474	−130.8230	278.3230
		原工艺组	7.02273	104.73526	0.947	−202.1480	216.1935
		新工艺高剂量组	−76.91667	102.43310	0.455	−281.4897	127.6564
		新工艺中剂量组	−202.83333	102.43310	0.052	−407.4064	1.7397
		新工艺低剂量组	3.33333	102.43310	0.974	−201.2397	207.9064
	新工艺高剂量组	对照组	150.66667	102.43310	0.146	−53.9064	355.2397
		原工艺组	83.93939	104.73526	0.426	−125.2314	293.1102
		调经止痛片组	76.91667	102.43310	0.455	−127.6564	281.4897
		新工艺中剂量组	−125.91667	102.43310	0.223	−330.4897	78.6564
		新工艺低剂量组	80.25000	102.43310	0.436	−124.3230	284.8230
	新工艺中剂量组	对照组	276.58333*	102.43310	0.009	72.0103	481.1564
		原工艺组	209.85606*	104.73526	0.049	0.6853	419.0268
		调经止痛片组	202.83333	102.43310	0.052	−1.7397	407.4064
		新工艺高剂量组	125.91667	102.43310	0.223	−78.6564	330.4897
		新工艺低剂量组	206.16667*	102.43310	0.048	1.5936	410.7397
	新工艺低剂量组	对照组	70.41667	102.43310	0.494	−134.1564	274.9897
		原工艺组	3.68939	104.73526	0.972	−205.4814	212.8602
		调经止痛片组	−3.33333	102.43310	0.974	−207.9064	201.2397
		新工艺高剂量组	−80.25000	102.43310	0.436	−284.8230	124.3230
		新工艺中剂量组	−206.16667*	102.43310	0.048	−410.7397	−1.5936
扭体次数	模型对照组	原工艺组	4.32576*	1.97204	0.032	0.3873	8.2642
		调经止痛片组	3.75000	1.92869	0.056	−0.1019	7.6019
		新工艺高剂量组	5.00000*	1.92869	0.012	1.1481	8.8519

续表

因变量	（I）组别	（J）组别	均值差（I-J）	标准误（S_x）	显著性（P）	95%置信区间 下限	上限
扭体次数	模型对照组	新工艺中剂量组	4.25000*	1.92869	0.031	0.3981	8.1019
		新工艺低剂量组	2.58333	1.92869	0.185	−1.2685	6.4352
	原工艺组	对照组	−4.32576*	1.97204	0.032	−8.2642	−0.3873
		调经止痛片组	−0.57576	1.97204	0.771	−4.5142	3.3627
		新工艺高剂量组	0.67424	1.97204	0.734	−3.2642	4.6127
		新工艺中剂量组	−0.07576	1.97204	0.969	−4.0142	3.8627
		新工艺低剂量组	−1.74242	1.97204	0.380	−5.6809	2.1960
	调经止痛片组	对照组	−3.75000	1.92869	0.056	−7.6019	0.1019
		原工艺组	0.57576	1.97204	0.771	−3.3627	4.5142
		新工艺高剂量组	1.25000	1.92869	0.519	−2.6019	5.1019
		新工艺中剂量组	0.50000	1.92869	0.796	−3.3519	4.3519
		新工艺低剂量组	−1.16667	1.92869	0.547	−5.0185	2.6852
	新工艺高剂量组	对照组	−5.00000*	1.92869	0.012	−8.8519	−1.1481
		原工艺组	−0.67424	1.97204	0.734	−4.6127	3.2642
		调经止痛片组	−1.25000	1.92869	0.519	−5.1019	2.6019
		新工艺中剂量组	−0.75000	1.92869	0.699	−4.6019	3.1019
		新工艺低剂量组	−2.41667	1.92869	0.215	−6.2685	1.4352
	新工艺中剂量组	对照组	−4.25000*	1.92869	0.031	−8.1019	−0.3981
		原工艺组	0.07576	1.97204	0.969	−3.8627	4.0142
		调经止痛片组	−0.50000	1.92869	0.796	−4.3519	3.3519
		新工艺高剂量组	0.75000	1.92869	0.699	−3.1019	4.6019
		新工艺低剂量组	−1.66667	1.92869	0.391	−5.5185	2.1852

因变量	（I）组别	（J）组别	均值差（I-J）	标准误（S_x）	显著性（P）	95%置信区间	
						下限	上限
扭体次数	新工艺低剂量组	对照组	-2.58333	1.92869	0.185	-6.4352	1.2685
		原工艺组	1.74242	1.97204	0.380	-2.1960	5.6809
		调经止痛片组	1.16667	1.92869	0.547	-2.6852	5.0185
		新工艺高剂量组	2.41667	1.92869	0.215	-1.4352	6.2685
		新工艺中剂量组	1.66667	1.92869	0.391	-2.1852	5.5185

*均值差的显著性水平为 0.05。

3.1.2.5　对苯甲酸雌二醇和缩宫素所致大鼠痛经模型的影响

（1）方法

雌性大鼠，体重200～230g，适应三日后，选取体重接近的84只大鼠进行实验。随机选取12只为空白对照组。其他大鼠每日后肢肌内注射苯甲酸雌二醇注射液，连续10天，第1天及第10天每日每只注射0.5mg，第2天～9天每日每只注射0.2mg，从给予苯甲酸雌二醇第4天起按组分别灌胃给予对应的药物。空白对照组和模型组每天灌胃10mL/kg 0.5%羧甲基纤维素钠溶液，止痛化癥胶囊原工艺组每天灌胃1.6g生药/kg；调经止痛片组每天灌胃3.89g生药/kg；止痛化癥胶囊新工艺高剂量组每天灌胃1.6g生药/kg；止痛化癥胶囊新工艺中剂量组每天灌胃0.8g生药/kg；止痛化癥胶囊新工艺低剂量组每天灌胃0.4g生药/kg。每天1次，连续给药7天。末次给药1h后，每只大鼠腹腔注射缩宫素2U/只，观察30min内各组大鼠疼痛反应，记录第一次扭体出现时间，计算疼痛潜伏期和大鼠扭体反应次数，计算抑制率。扭体反应以大鼠腹部收缩内凹，躯干与后肢伸展，臀部与一侧肢体内旋为子宫强烈收缩（痛经）的指标（注：不发生扭体反应的大鼠潜伏期按30min计）。潜伏期=第一次出现扭体时间-给予缩宫素时间。疼痛抑制率%=（模型组疼痛次数-给药组疼痛次数）/模型组疼痛次数×100%。

（2）检测指标

① 大鼠腹腔注射缩宫素1h后，腹腔注射10%水合氯醛0.3mL/100g体重，

进行麻醉，打开腹腔，腹主动脉取血4mL，2mL放置于肝素钠抗凝试管中，另外2mL放置于普通试管中。抗凝管2500r/min，离心10min，分离血浆，取血浆，备酶联免疫法检测血浆中$PGF_{2\alpha}$、PGE_2含量。非抗凝管3500r/min，离心10min，分离血清，备酶联免疫法检测血清中E_2、PROG的含量。

② 摘取子宫，称重后，立即放入冷冻管内，置液氮冻存10min后，置于-80℃冰箱内保存，待测子宫组织中的丙二醛、超氧化物歧化酶、谷胱甘肽过氧化物酶含量。

子宫组织中丙二醛、超氧化物歧化酶、谷胱甘肽过氧化物酶含量测定具体步骤如下。

a. 取子宫，去掉脂肪和包膜称重，照相，放入冷冻管中，液氮冷冻10min后，放入-80℃冰箱中保存待测。

b. 取出子宫，每只取左侧子宫，距宫角0.5cm处一段，剪碎，称取200mg，按重量：体积=1：9的比例加生理盐水研磨（10%匀浆）。无级变速匀浆机，固定位置，匀浆3min.

c. 离心，1000r/10min。

d. 丙二醛测定，10%匀浆离心后，取0.1mL按试剂盒上步骤检测。

e. 超氧化物歧化酶和谷胱甘肽过氧化物酶测定，10%匀浆离心后，按1：9稀释，即1%匀浆，超氧化物歧化酶取50μL，谷胱甘肽过氧化物酶取200μL，按试剂盒上步骤检测。

f. 蛋白质测定：1%匀浆，取50μL，按试剂盒上方法检测。

（3）实验结果

① 对雌二醇和缩宫素诱发痛经大鼠子宫重量的影响

模型组子宫指数明显增加，与对照组比较有明显或显著（去掉子宫内液体重量）差异。止痛化癥胶囊新工艺高剂量组有降低子宫指数趋势，但与模型组比较无明显差异。对照组子宫指数（不去掉子宫内液体）与模型组、调经止痛片组、原工艺组、新工艺中剂量组组间比较有明显或显著差异。对照组子宫指数（去掉子宫内液体）与模型组，调经止痛片组，原工艺组，新工艺高剂量、中剂量、低剂量组组间比较均有显著差异。各给药组组间比较无明显差异，新工艺高剂量组与原工艺组和调经止痛片组比较有抑制趋势，无明显差异。结果见表3.20 ～表3.22。

表3.20　止痛化癥胶囊对痛经大鼠子宫指数的影响

Tab.3.20　Influence of Zhitong Huazheng capsule on uterine index of dysmenorrhea rats

组别	剂量/（g生药/kg）	动物数/只	子宫指数		去液体子宫指数	
			/（g/100体重）	P	/（g/100g体重）	P
空白对照组	—	12	0.26±0.05	0.039	0.26±0.05	0.000
模型组	—	12	1.17±1.12	—	0.54±0.18	—
调经止痛片组	3.89	12	1.48±1.17	0.478	0.54±0.17	0.923
原工艺组	1.60	12	1.50±1.09	0.450	0.57±0.12	0.583
新工艺高剂量组	1.60	12	0.68±0.75	0.263	0.44±0.10	0.103
新工艺中剂量组	0.80	12	1.36±1.46	0.658	0.50±0.19	0.543
新工艺低剂量组	0.40	12	1.04±1.20	0.776	0.50±0.16	0.480

表3.21　止痛化癥胶囊对痛经大鼠子宫指数的影响

Tab.3.21　Influence of Zhitong Huazheng capsule on uterine index of dysmenorrhea rats

因变量	组别	n	均值（x）	标准差（s）	标准误（S_x）	均值的95%置信区间 下限	上限	极小值	极大值
子宫指数	空白对照组	12	0.25575	0.047604	0.013742	0.22550	0.28600	0.197	0.365
	模型组	12	1.16987	1.122594	0.324065	0.45660	1.88313	0.334	3.461
	调经止痛片组	12	1.48036	1.166605	0.336770	0.73914	2.22159	0.317	3.165
	原工艺组	12	1.50006	1.093360	0.315626	0.80537	2.19475	0.332	3.485
	新工艺高剂量组	12	0.67938	0.753527	0.217525	0.20061	1.15815	0.327	3.020
	新工艺中剂量组	12	1.36355	1.461264	0.421831	0.43511	2.29200	0.325	4.311
	新工艺低剂量组	12	1.04574	1.198688	0.346031	0.28413	1.80735	0.356	3.947
	总数	84	1.07067	1.112553	0.121389	0.82923	1.31211	0.197	4.311
去液体子宫指数	空白对照组	12	0.25575	0.047604	0.013742	0.22550	0.28600	0.197	0.365
	模型组	12	0.53900	0.176170	0.050856	0.42706	0.65093	0.334	0.849
	调经止痛片组	12	0.54474	0.166048	0.047934	0.43924	0.65024	0.317	0.752
	原工艺组	12	0.57164	0.121073	0.034951	0.49471	0.64856	0.332	0.746
	新工艺高剂量组	12	0.44117	0.105040	0.030323	0.37444	0.50791	0.327	0.675

续表

因变量	组别	n	均值（x）	标准差（s）	标准误（S_x）	均值的95%置信区间		极小值	极大值
						下限	上限		
去液体子宫指数	新工艺中剂量组	12	0.50284	0.187497	0.054126	0.38371	0.62197	0.325	0.812
	新工艺低剂量组	12	0.49690	0.160391	0.046301	0.39499	0.59881	0.356	0.859
	总数	84	0.47886	0.171663	0.018730	0.44161	0.51612	0.197	0.859

表 3.22　痛经大鼠子宫指数的多重比较

Tab.3.22　Multiple comparisons of uterine index of dysmenorrhea rats

因变量	（I）组别	（J）组别	均值差（I-J）	标准误（S_x）	显著性（P）	95%置信区间	
						下限	上限
子宫指数	空白对照组	模型组	−0.914116*	0.435311	0.039	−1.78093	−0.04730
		调经止痛片组	−1.224611*	0.435311	0.006	−2.09143	−0.35779
		原工艺组	−1.244311*	0.435311	0.005	−2.11113	−0.37749
		新工艺高剂量组	−0.423631	0.435311	0.334	−1.29045	0.44318
		新工艺中剂量组	−1.107803*	0.435311	0.013	−1.97462	−0.24099
		新工艺低剂量组	−0.789991	0.435311	0.073	−1.65681	0.07683
	模型组	空白对照组	0.914116*	0.435311	0.039	0.04730	1.78093
		调经止痛片组	−0.310495	0.435311	0.478	−1.17731	0.55632
		原工艺组	−0.330195	0.435311	0.450	−1.19701	0.53662
		新工艺高剂量组	0.490485	0.435311	0.263	−0.37633	1.35730
		新工艺中剂量组	−0.193688	0.435311	0.658	−1.06050	0.67313
		新工艺低剂量组	0.124125	0.435311	0.776	−0.74269	0.99094
	调经止痛片组	空白对照组	1.224611*	0.435311	0.006	0.35779	2.09143
		模型组	0.310495	0.435311	0.478	−0.55632	1.17731
		原工艺组	−0.019700	0.435311	0.964	−0.88652	0.84712
		新工艺高剂量组	0.800980	0.435311	0.070	−0.06584	1.66780

续表

因变量	（I）组别	（J）组别	均值差（I-J）	标准误（S_x）	显著性（P）	95%置信区间	
						下限	上限
子宫指数	调经止痛片组	新工艺中剂量组	0.116807	0.435311	0.789	-0.75001	0.98362
		新工艺低剂量组	0.434620	0.435311	0.321	-0.43220	1.30144
	原工艺组	空白对照组	1.244311*	0.435311	0.005	0.37749	2.11113
		模型组	0.330195	0.435311	0.450	-0.53662	1.19701
		调经止痛片组	0.019700	0.435311	0.964	-0.84712	0.88652
		新工艺高剂量组	0.820680	0.435311	0.063	-0.04614	1.68750
		新工艺中剂量组	0.136507	0.435311	0.755	-0.73031	1.00332
		新工艺低剂量组	0.454320	0.435311	0.300	-0.41250	1.32114
	新工艺高剂量组	空白对照组	0.423631	0.435311	0.334	-0.44318	1.29045
		模型组	-0.490485	0.435311	0.263	-1.35730	0.37633
		调经止痛片组	-0.800980	0.435311	0.070	-1.66780	0.06584
		原工艺组	-0.820680	0.435311	0.063	-1.68750	0.04614
		新工艺中剂量组	-0.684172	0.435311	0.120	-1.55099	0.18264
		新工艺低剂量组	-0.366360	0.435311	0.403	-1.23318	0.50046
	新工艺中剂量组	空白对照组	1.107803*	0.435311	0.013	0.24099	1.97462
		模型组	0.193688	0.435311	0.658	-0.67313	1.06050
		调经止痛片组	-0.116807	0.435311	0.789	-0.98362	0.75001
		原工艺组	-0.136507	0.435311	0.755	-1.00332	0.73031
		新工艺高剂量组	0.684172	0.435311	0.120	-0.18264	1.55099
		新工艺低剂量组	0.317813	0.435311	0.468	-0.54900	1.18463
	新工艺低剂量组	空白对照组	0.789991	0.435311	0.073	-0.07683	1.65681
		模型组	-0.124125	0.435311	0.776	-0.99094	0.74269
		调经止痛片组	-0.434620	0.435311	0.321	-1.30144	0.43220
		原工艺组	-0.454320	0.435311	0.300	-1.32114	0.41250

续表

因变量	（I）组别	（J）组别	均值差（I-J）	标准误（S_x）	显著性（P）	95%置信区间	
						下限	上限
子宫指数	新工艺低剂量组	新工艺高剂量组	0.366360	0.435311	0.403	-0.50046	1.23318
		新工艺中剂量组	-0.317813	0.435311	0.468	-1.18463	0.54900
去液体子宫指数	空白对照组	模型组	-0.283247*	0.059251	0.000	-0.40123	-0.16526
		调经止痛片组	-0.288993*	0.059251	0.000	-0.40698	-0.17101
		原工艺组	-0.315887*	0.059251	0.000	-0.43387	-0.19790
		新工艺高剂量组	-0.185425*	0.059251	0.002	-0.30341	-0.06744
		新工艺中剂量组	-0.247086*	0.059251	0.000	-0.36507	-0.12910
		新工艺低剂量组	-0.241150*	0.059251	0.000	-0.35913	-0.12317
	模型组	空白对照组	0.283247*	0.059251	0.000	0.16526	0.40123
		调经止痛片组	-0.005746	0.059251	0.923	-0.12373	0.11224
		原工艺组	-0.032640	0.059251	0.583	-0.15062	0.08534
		新工艺高剂量组	0.097822	0.059251	0.103	-0.02016	0.21581
		新工艺中剂量组	0.036161	0.059251	0.543	-0.08182	0.15414
		新工艺低剂量组	0.042097	0.059251	0.480	-0.07589	0.16008
	调经止痛片	空白对照组	0.288993*	0.059251	0.000	0.17101	0.40698
		模型组	0.005746	0.059251	0.923	-0.11224	0.12373
		原工艺组	-0.026894	0.059251	0.651	-0.14488	0.09109
		新工艺高剂量组	0.103568	0.059251	0.084	-0.01442	0.22155
		新工艺中剂量组	0.041907	0.059251	0.482	-0.07608	0.15989
		新工艺低剂量组	0.047843	0.059251	0.422	-0.07014	0.16583
	原工艺组	空白对照组	0.315887*	0.059251	0.000	0.19790	0.43387
		模型组	0.032640	0.059251	0.583	-0.08534	0.15062
		调经止痛片组	0.026894	0.059251	0.651	-0.09109	0.14488

因变量	（I）组别	（J）组别	均值差（I-J）	标准误（S_x）	显著性（P）	95%置信区间	
						下限	上限
去液体子宫指数	原工艺组	新工艺高剂量组	0.130462*	0.059251	0.031	0.01248	0.24845
		新工艺中剂量组	0.068801	0.059251	0.249	−0.04918	0.18678
		新工艺低剂量组	0.074737	0.059251	0.211	−0.04325	0.19272
	新工艺高剂量组	空白对照组	0.185425*	0.059251	0.002	0.06744	0.30341
		模型组	−0.097822	0.059251	0.103	−0.21581	0.02016
		调经止痛片组	−0.103568	0.059251	0.084	−0.22155	0.01442
		原工艺组	−0.130462*	0.059251	0.031	−0.24845	−0.01248
		新工艺中剂量组	−0.061661	0.059251	0.301	−0.17964	0.05632
		新工艺低剂量组	−0.055725	0.059251	0.350	−0.17371	0.06226
	新工艺中剂量组	空白对照组	0.247086*	0.059251	0.000	0.12910	0.36507
		模型组	−0.036161	0.059251	0.543	−0.15414	0.08182
		调经止痛片组	−0.041907	0.059251	0.482	−0.15989	0.07608
		原工艺组	−0.068801	0.059251	0.249	−0.18678	0.04918
		新工艺高剂量组	0.061661	0.059251	0.301	−0.05632	0.17964
		新工艺低剂量组	0.005936	0.059251	0.920	−0.11205	0.12392
	新工艺低剂量组	空白对照组	0.241150*	0.059251	0.000	0.12317	0.35913
		模型组	−0.042097	0.059251	0.480	−0.16008	0.07589
		调经止痛片组	−0.047843	0.059251	0.422	−0.16583	0.07014
		原工艺组	−0.074737	0.059251	0.211	−0.19272	0.04325
		新工艺高剂量组	0.055725	0.059251	0.350	−0.06226	0.17371
		新工艺中剂量组	−0.005936	0.059251	0.920	−0.12392	0.11205

*均值差的显著性水平为$P < 0.05$。

② 对雌二醇和缩宫素诱发痛经大鼠扭体潜伏期和扭体次数的影响

止痛化癥胶囊新工艺高剂量组能显著延长痛经大鼠疼痛潜伏期，与模型组比较有显著差异。其他给药组有延长痛经大鼠疼痛潜伏期趋势，与模型组比较无明显差异。各给药组与对照组比较，均有显著差异。止痛化癥胶囊新工艺高剂量组与调经止痛片组、原工艺组比较能明显延长痛经大鼠疼痛潜伏期，组间比较有明显差异。这也是新工艺又一大亮点。

止痛化癥胶囊新工艺高剂量、低剂量组明显减少扭体反应次数，与模型组比较有明显差异。止痛化癥胶囊新工艺中剂量组、调经止痛片组和止痛化癥胶囊原工艺组有减少扭体反应次数趋势，与模型组比较无明显差异。各给药组与对照组比较，均有显著差异。对痛经大鼠疼痛抑制程度，各给药组之间组间比较无明显差异。结果见表3.23～表3.25。

表3.23　止痛化癥胶囊对痛经大鼠扭体反应次数的影响

Tab.3.23　Influence of Zhitong Huazheng capsule on writhing reaction times of dysmenorrhea rats

组别	剂量/（g生药/kg）	动物数/只	潜伏期				扭体次数		抑制率/%
			/s	P	P_1	P_2	/次	P	
空白对照组	—	12	1800.0 ± 0.00	0.000	0.000	0.000	0.0 ± 0.00	0.000	
模型组	—	12	277.2 ± 200.73		0.911	0.714	23.8 ± 10.26		
调经止痛片组	3.89	12	290.0 ± 115.56	0.911		0.799	16.0 ± 9.98	0.108	32.63
原工艺组	1.60	12	319.2 ± 184.81	0.714	0.799		20.6 ± 14.12	0.509	13.33
新工艺高剂量组	1.60	12	588.3 ± 481.56	0.008	0.011	0.021	12.1 ± 10.95	0.017	49.12
新工艺中剂量组	0.80	12	458.8 ± 383.96	0.115	0.142	0.224	14.8 ± 19.23	0.065	37.54
新工艺低剂量组	0.40	12	492.7 ± 278.07	0.062	0.079	0.132	13.2 ± 7.88	0.029	44.56

注：P表示与模型组比较，P_1与调经止痛片组比较，P_2与原工艺组比较

表3.24　止痛化癥胶囊对痛经大鼠扭体反应次数的影响

Tab.3.24　Influence of Zhitong Huazheng capsule on writhing reaction times of dysmenorrhea rats

因变量	组别	n	均值（$\bar{x}$）	标准差（s）	标准误（$S_{\bar{x}}$）	均值的95%置信区间		极小值	极大值
						下限	上限		
潜伏期	空白对照组	12	1800.00	0.00	0.00	1800.00	1800.00	1800.00	1800.00
	模型组	12	277.25	200.73	57.95	149.71	404.79	21.00	635.00
	调经止痛片组	12	290.00	115.56	33.36	216.57	363.43	82.00	458.00
	原工艺组	12	319.17	184.81	53.35	201.75	436.59	22.00	612.00
	新工艺高剂量组	12	588.33	481.56	139.02	282.36	894.30	63.00	1722.00

因变量	组别	n	均值 (x)	标准差 (s)	标准误 (S_x)	均值的95%置信区间		极小值	极大值
						下限	上限		
潜伏期	新工艺中剂量组	12	458.75	383.96	110.84	214.79	702.71	35.00	1195.00
	新工艺低剂量组	12	492.67	278.07	80.27	315.99	669.35	59.00	951.00
	总数	84	603.74	570.32	62.23	479.97	727.50	21.00	1800.00
扭体次数	空白对照组	12	0.00	0.00	0.00	0.00	0.00	0.00	0.00
	模型组	12	23.75	10.26	2.96	17.23	30.27	10.00	38.00
	调经止痛片组	12	16.00	9.98	2.88	9.66	22.34	5.00	39.00
	原工艺组	12	20.58	14.12	4.08	11.61	29.55	6.00	47.00
	新工艺高剂量组	12	12.08	10.95	3.16	5.13	19.04	1.00	39.00
	新工艺中剂量组	12	14.83	19.23	5.55	2.62	27.05	1.00	64.00
	新工艺低剂量组	12	13.17	7.88	2.28	8.16	18.18	3.00	26.00
	总数	84	14.35	13.28	1.45	11.46	17.23	0.00	64.00

表3.25　痛经大鼠扭体反应次数的多重比较

Tab.3.25　Multiple comparisons of writhing reaction times of dysmenorrhea rats

因变量	(I) 组别	(J) 组别	均值差 (I-J)	标准误 (S_x)	显著性 (P)	95%置信区间	
						下限	上限
潜伏期	空白对照组	模型组	1522.750000*	113.856383	0.000	1296.03298	1749.46702
		调经止痛片组	1510.000000*	113.856383	0.000	1283.28298	1736.71702
		原工艺组	1480.833333*	113.856383	0.000	1254.11631	1707.55036
		新工艺高剂量组	1211.666667*	113.856383	0.000	984.94964	1438.38369
		新工艺中剂量组	1341.250000*	113.856383	0.000	1114.53298	1567.96702
		新工艺低剂量组	1307.333333*	113.856383	0.000	1080.61631	1534.05036
	模型组	空白对照组	-1522.750000*	113.856383	0.000	-1749.46702	-1296.03298
		调经止痛片组	-12.750000	113.856383	0.911	-239.46702	213.96702

续表

因变量	（I）组别	（J）组别	均值差（I-J）	标准误（S_x）	显著性（P）	95%置信区间 下限	95%置信区间 上限
潜伏期	模型组	原工艺组	−41.916667	113.856383	0.714	−268.63369	184.80036
		新工艺高剂量组	−311.083333*	113.856383	0.008	−537.80036	−84.36631
		新工艺中剂量组	−181.500000	113.856383	0.115	−408.21702	45.21702
		新工艺低剂量组	−215.416667	113.856383	0.062	−442.13369	11.30036
	调经止痛片组	空白对照组	−1510.000000*	113.856383	0.000	−1736.71702	−1283.28298
		模型组	12.750000	113.856383	0.911	−213.96702	239.46702
		原工艺组	−29.166667	113.856383	0.799	−255.88369	197.55036
		新工艺高剂量组	−298.333333*	113.856383	0.011	−525.05036	−71.61631
		新工艺中剂量组	−168.750000	113.856383	0.142	−395.46702	57.96702
		新工艺低剂量组	−202.666667	113.856383	0.079	−429.38369	24.05036
	原工艺组	空白对照组	−1480.833333*	113.856383	0.000	−1707.55036	−1254.11631
		模型组	41.916667	113.856383	0.714	−184.80036	268.63369
		调经止痛片组	29.166667	113.856383	0.799	−197.55036	255.88369
		新工艺高剂量组	−269.166667*	113.856383	0.021	−495.88369	−42.44964
		新工艺中剂量组	−139.583333	113.856383	0.224	−366.30036	87.13369
		新工艺低剂量组	−173.500000	113.856383	0.132	−400.21702	53.21702
	新工艺高剂量组	空白对照组	−1211.666667*	113.856383	0.000	−1438.38369	−984.94964
		模型组	311.083333*	113.856383	0.008	84.36631	537.80036
		调经止痛片组	298.333333*	113.856383	0.011	71.61631	525.05036
		原工艺组	269.166667*	113.856383	0.021	42.44964	495.88369
		新工艺中剂量组	129.583333	113.856383	0.259	−97.13369	356.30036
		新工艺低剂量组	95.666667	113.856383	0.403	−131.05036	322.38369
	新工艺中剂量组	空白对照组	−1341.250000*	113.856383	0.000	−1567.96702	−1114.53298
		模型组	181.500000	113.856383	0.115	−45.21702	408.21702

续表

因变量	（I）组别	（J）组别	均值差（I-J）	标准误（S_x）	显著性（P）	95%置信区间 下限	95%置信区间 上限
潜伏期	新工艺中剂量组	调经止痛片组	168.750000	113.856383	0.142	−57.96702	395.46702
		原工艺组	139.583333	113.856383	0.224	−87.13369	366.30036
		新工艺高剂量组	−129.583333	113.856383	0.259	−356.30036	97.13369
		新工艺低剂量组	−33.916667	113.856383	0.767	−260.63369	192.80036
	新工艺低剂量组	空白对照组	−1307.333333*	113.856383	0.000	−1534.05036	−1080.61631
		模型组	215.416667	113.856383	0.062	−11.30036	442.13369
		调经止痛片组	202.666667	113.856383	0.079	−24.05036	429.38369
		原工艺组	173.500000	113.856383	0.132	−53.21702	400.21702
		新工艺高剂量组	−95.666667	113.856383	0.403	−322.38369	131.05036
		新工艺中剂量组	33.916667	113.856383	0.767	−192.80036	260.63369
扭体次数	空白对照组	模型组	−23.750000*	4.771265	0.000	−33.25080	−14.24920
		调经止痛片组	−16.000000*	4.771265	0.001	−25.50080	−6.49920
		原工艺组	−20.583333*	4.771265	0.000	−30.08414	−11.08253
		新工艺高剂量组	−12.083333*	4.771265	0.013	−21.58414	−2.58253
		新工艺中剂量组	−14.833333*	4.771265	0.003	−24.33414	−5.33253
		新工艺低剂量组	−13.166667*	4.771265	0.007	−22.66747	−3.66586
	模型组	空白对照组	23.750000*	4.771265	0.000	14.24920	33.25080
		调经止痛片组	7.750000	4.771265	0.108	−1.75080	17.25080
		原工艺组	3.166667	4.771265	0.509	−6.33414	12.66747
		新工艺高剂量组	11.666667*	4.771265	0.017	2.16586	21.16747
		新工艺中剂量组	8.916667	4.771265	0.065	−0.58414	18.41747
		新工艺低剂量组	10.583333*	4.771265	0.029	1.08253	20.08414
	调经止痛片组	空白对照组	16.000000*	4.771265	0.001	6.49920	25.50080
		模型组	−7.750000	4.771265	0.108	−17.25080	1.75080

续表

因变量	（I）组别	（J）组别	均值差（I-J）	标准误（S_x）	显著性（P）	95%置信区间 下限	上限
扭体次数	调经止痛片组	原工艺组	-4.583333	4.771265	0.340	-14.08414	4.91747
		新工艺高剂量组	3.916667	4.771265	0.414	-5.58414	13.41747
		新工艺中剂量组	1.166667	4.771265	0.807	-8.33414	10.66747
		新工艺低剂量组	2.833333	4.771265	0.554	-6.66747	12.33414
	原工艺组	空白对照组	20.583333*	4.771265	0.000	11.08253	30.08414
		模型组	-3.166667	4.771265	0.509	-12.66747	6.33414
		调经止痛片组	4.583333	4.771265	0.340	-4.91747	14.08414
		新工艺高剂量组	8.500000	4.771265	0.079	-1.00080	18.00080
		新工艺中剂量组	5.750000	4.771265	0.232	-3.75080	15.25080
		新工艺低剂量组	7.416667	4.771265	0.124	-2.08414	16.91747
	新工艺高剂量组	空白对照组	12.083333*	4.771265	0.013	2.58253	21.58414
		模型组	-11.666667*	4.771265	0.017	-21.16747	-2.16586
		调经止痛片组	-3.916667	4.771265	0.414	-13.41747	5.58414
		原工艺组	-8.500000	4.771265	0.079	-18.00080	1.00080
		新工艺中剂量组	-2.750000	4.771265	0.566	-12.25080	6.75080
		新工艺低剂量组	-1.083333	4.771265	0.821	-10.58414	8.41747
	新工艺中剂量组	空白对照组	14.833333*	4.771265	0.003	5.33253	24.33414
		模型组	-8.916667	4.771265	0.065	-18.41747	0.58414
		调经止痛片组	-1.166667	4.771265	0.807	-10.66747	8.33414
		原工艺组	-5.750000	4.771265	0.232	-15.25080	3.75080
		新工艺高剂量组	2.750000	4.771265	0.566	-6.75080	12.25080
		新工艺低剂量组	1.666667	4.771265	0.728	-7.83414	11.16747
	新工艺低剂量组	空白对照组	13.166667*	4.771265	0.007	3.66586	22.66747
		模型组	-10.583333*	4.771265	0.029	-20.08414	-1.08253

续表

因变量	（I）组别	（J）组别	均值差（I-J）	标准误（S_x）	显著性（P）	95%置信区间	
						下限	上限
扭体次数	新工艺低剂量组	调经止痛片组	-2.833333	4.771265	0.554	-12.33414	6.66747
		原工艺组	-7.416667	4.771265	0.124	-16.91747	2.08414
		新工艺高剂量组	1.083333	4.771265	0.821	-8.41747	10.58414
		新工艺中剂量组	-1.666667	4.771265	0.728	-11.16747	7.83414

*均值差的显著性水平为 0.05。

③ 对雌二醇和缩宫素诱发痛经大鼠血浆中前列腺素E_2（PGE_2）和前列腺素$F_{2\alpha}$（$PGF_{2\alpha}$）含量的影响。

模型组前列腺素E_2含量显著高于对照组，二组组间比较有显著差异。调经止痛片组、止痛化癥胶囊原工艺组和新工艺高剂量、中剂量、低剂量组均能显著降低前列腺素E_2含量，与模型组比较有显著差异，各给药组与对照组比较均有明显差异，各给药组组间比较均无明显差异。

模型组前列腺素$F_{2\alpha}$含量显著高于对照组，二组组间比较有显著差异。调经止痛片组、止痛化癥胶囊原工艺组和新工艺高剂量、中剂量、低剂量组均能显著降低前列腺素$F_{2\alpha}$含量，与模型组比较有显著差异。各给药组与对照组比较均无明显差异。各给药组组间比较均无明显差异。结果见表3.26 ~ 表3.28。

表3.26　止痛化癥胶囊对痛经大鼠前列腺素E_2和前列腺素$F_{2\alpha}$含量的影响

Tab.3.26　Effect of Zhitong Huazheng capsule on prostaglandin E_2 and prostaglandin $F_{2\alpha}$ content in dysmenorrhea rats

组别	剂量/（g生药/kg）	动物数/只	前列腺素E_2		前列腺素$F_{2\alpha}$	
			/（pg/mL）	P	/（pg/mL）	P
空白对照组	—	12	280.27±137.22	0.001	81.67±17.07	0.000
模型组	—	12	446.84±125.78		116.86±18.81	
调经止痛片组	3.89	12	154.69±96.79	0.000	80.17±25.45	0.000
原工艺组	1.60	12	120.50±123.34	0.000	78.05±24.63	0.000
新工艺高剂量组	1.60	12	106.14±75.65	0.000	74.18±11.96	0.000
新工艺中剂量组	0.80	12	163.76±131.52	0.000	78.30±27.34	0.000
新工艺低剂量组	0.40	12	163.10±111.02	0.000	90.77±29.15	0.006

表 3.27　止痛化癥胶囊对痛经大鼠前列腺素 E_2 和前列腺素 $F_{2\alpha}$ 含量的影响

Tab.3.27　Effects of Zhitong Huazheng capsule on the contents of prostaglandin E_2 and prostaglandin F_{2a} in dysmenorrhea rats

因变量	组别	n	均值（x）	标准差（s）	标准误（S_x）	均值的95%置信区间		极小值	极大值
						下限	上限		
前列腺素 E_2	空白对照组	12	280.27333	137.215436	39.610684	193.09080	367.45586	60.000	483.320
	模型组	12	446.84250	125.784952	36.310988	366.92255	526.76245	300.000	608.320
	调经止痛片组	12	154.69000	96.793968	27.942012	93.19005	216.18995	31.260	333.600
	原工艺组	12	120.50250	123.342102	35.605798	42.13467	198.87033	31.260	385.930
	新工艺高剂量组	12	106.13667	75.646763	21.837339	58.07301	154.20033	6.540	231.850
	新工艺中剂量组	12	163.75500	131.523256	37.967494	80.18911	247.32089	32.710	374.300
	新工艺低剂量组	12	163.09500	111.021756	32.049220	92.55514	233.63486	40.000	346.680
	总数	84	205.04214	158.495904	17.293321	170.64642	239.43786	6.540	608.320
前列腺素 $F_{2\alpha}$	空白对照组	12	81.66917	17.068544	4.927264	70.82433	92.51400	58.540	108.670
	模型组	12	116.86583	18.814600	5.431307	104.91161	128.82006	87.720	150.570
	调经止痛片组	12	80.17083	25.451731	7.347282	63.99957	96.34209	39.830	126.620
	原工艺组	12	78.05167	24.630466	7.110203	62.40222	93.70112	40.580	112.410
	新工艺高剂量组	12	74.18583	11.965052	3.454013	66.58360	81.78806	58.540	98.940
	新工艺中剂量组	12	78.30000	27.344490	7.893674	60.92614	95.67386	26.360	122.130
	新工艺低剂量组	12	90.77083	29.153395	8.415860	72.24765	109.29402	35.340	137.100
	总数	84	85.71631	25.863973	2.821991	80.10348	91.32914	26.360	150.570

表 3.28   痛经大鼠前列腺素 E_2 和前列腺素 $F_{2\alpha}$ 含量的多重比较

Tab.3.28   Multiple comparisons of the contents of prostaglandin E_2 and prostaglandin $F_{2\alpha}$ in dysmenorrhea rats

因变量	(I) 组别	(J) 组别	均值差 (I-J)	标准误 ($S_{\bar{x}}$)	显著性 (P)	95%置信区间 下限	95%置信区间 上限
前列腺素 E_2	空白对照组	模型组	-166.569167*	47.453964	0.001	-261.06208	-72.07625
		调经止痛片组	125.583333*	47.453964	0.010	31.09042	220.07625
		原工艺组	159.770833*	47.453964	0.001	65.27792	254.26375
		新工艺高剂量组	174.136667*	47.453964	0.000	79.64375	268.62958
		新工艺中剂量组	116.518333*	47.453964	0.016	22.02542	211.01125
		新工艺低剂量组	117.178333*	47.453964	0.016	22.68542	211.67125
	模型组	空白对照组	166.569167*	47.453964	0.001	72.07625	261.06208
		调经止痛片组	292.152500*	47.453964	0.000	197.65959	386.64541
		原工艺组	326.340000*	47.453964	0.000	231.84709	420.83291
		新工艺高剂量组	340.705833*	47.453964	0.000	246.21292	435.19875
		新工艺中剂量组	283.087500*	47.453964	0.000	188.59459	377.58041
		新工艺低剂量组	283.747500*	47.453964	0.000	189.25459	378.24041
	调经止痛片组	空白对照组	-125.583333*	47.453964	0.010	-220.07625	-31.09042
		模型组	-292.152500*	47.453964	0.000	-386.64541	-197.65959
		原工艺组	34.187500	47.453964	0.473	-60.30541	128.68041
		新工艺高剂量组	48.553333	47.453964	0.309	-45.93958	143.04625
		新工艺中剂量组	-9.065000	47.453964	0.849	-103.55791	85.42791
		新工艺低剂量组	-8.405000	47.453964	0.860	-102.89791	86.08791
	原工艺组	空白对照组	-159.770833*	47.453964	0.001	-254.26375	-65.27792
		模型组	-326.340000*	47.453964	0.000	-420.83291	-231.84709

续表

因变量	（I）组别	（J）组别	均值差（I-J）	标准误（S_x）	显著性（P）	95%置信区间	
						下限	上限
前列腺素 E_2	原工艺组	调经止痛片组	−34.187500	47.453964	0.473	−128.68041	60.30541
		新工艺高剂量组	14.365833	47.453964	0.763	−80.12708	108.85875
		新工艺中剂量组	−43.252500	47.453964	0.365	−137.74541	51.24041
		新工艺低剂量组	−42.592500	47.453964	0.372	−137.08541	51.90041
	新工艺高剂量组	空白对照组	−174.136667*	47.453964	0.000	−268.62958	−79.64375
		模型组	−340.705833*	47.453964	0.000	−435.19875	−246.21292
		调经止痛片组	−48.553333	47.453964	0.309	−143.04625	45.93958
		原工艺组	−14.365833	47.453964	0.763	−108.85875	80.12708
		新工艺中剂量组	−57.618333	47.453964	0.228	−152.11125	36.87458
		新工艺低剂量组	−56.958333	47.453964	0.234	−151.45125	37.53458
	新工艺中剂量组	空白对照组	−116.518333*	47.453964	0.016	−211.01125	−22.02542
		模型组	−283.087500*	47.453964	0.000	−377.58041	−188.59459
		调经止痛片组	9.065000	47.453964	0.849	−85.42791	103.55791
		原工艺组	43.252500	47.453964	0.365	−51.24041	137.74541
		新工艺高剂量组	57.618333	47.453964	0.228	−36.87458	152.11125
		新工艺低剂量组	0.660000	47.453964	0.989	−93.83291	95.15291
	新工艺低剂量组	空白对照组	−117.178333*	47.453964	0.016	−211.67125	−22.68542
		模型组	−283.747500*	47.453964	0.000	−378.24041	−189.25459
		调经止痛片组	8.405000	47.453964	0.860	−86.08791	102.89791
		原工艺组	42.592500	47.453964	0.372	−51.90041	137.08541
		新工艺高剂量组	56.958333	47.453964	0.234	−37.53458	151.45125
		新工艺中剂量组	−0.660000	47.453964	0.989	−95.15291	93.83291

因变量	（I）组别	（J）组别	均值差（I-J）	标准误（S_x）	显著性（P）	95%置信区间 下限	95%置信区间 上限
前列腺素$F_{2\alpha}$	空白对照组	模型组	−35.196667*	9.310234	0.000	−53.73571	−16.65762
		调经止痛片组	1.498333	9.310234	0.873	−17.04071	20.03738
		原工艺组	3.617500	9.310234	0.699	−14.92154	22.15654
		新工艺高剂量组	7.483333	9.310234	0.424	−11.05571	26.02238
		新工艺中剂量组	3.369167	9.310234	0.718	−15.16988	21.90821
		新工艺低剂量组	−9.101667	9.310234	0.331	−27.64071	9.43738
	模型组	空白对照组	35.196667*	9.310234	0.000	16.65762	53.73571
		调经止痛片组	36.695000*	9.310234	0.000	18.15596	55.23404
		原工艺组	38.814167*	9.310234	0.000	20.27512	57.35321
		新工艺高剂量组	42.680000*	9.310234	0.000	24.14096	61.21904
		新工艺中剂量组	38.565833*	9.310234	0.000	20.02679	57.10488
		新工艺低剂量组	26.095000*	9.310234	0.006	7.55596	44.63404
	调经止痛片组	空白对照组	−1.498333	9.310234	0.873	−20.03738	17.04071
		模型组	−36.695000*	9.310234	0.000	−55.23404	−18.15596
		原工艺组	2.119167	9.310234	0.821	−16.41988	20.65821
		新工艺高剂量组	5.985000	9.310234	0.522	−12.55404	24.52404
		新工艺中剂量组	1.870833	9.310234	0.841	−16.66821	20.40988
		新工艺低剂量组	−10.600000	9.310234	0.258	−29.13904	7.93904
	原工艺组	空白对照组	−3.617500	9.310234	0.699	−22.15654	14.92154
		模型组	−38.814167*	9.310234	0.000	−57.35321	−20.27512
		调经止痛片组	−2.119167	9.310234	0.821	−20.65821	16.41988
		新工艺高剂量组	3.865833	9.310234	0.679	−14.67321	22.40488

续表

因变量	（I）组别	（J）组别	均值差（I-J）	标准误（S_x）	显著性（P）	95%置信区间	
						下限	上限
前列腺素$F_{2\alpha}$	原工艺组	新工艺中剂量组	-0.248333	9.310234	0.979	-18.78738	18.29071
		新工艺低剂量组	-12.719167	9.310234	0.176	-31.25821	5.81988
	新工艺高剂量组	空白对照组	-7.483333	9.310234	0.424	-26.02238	11.05571
		模型组	-42.680000*	9.310234	0.000	-61.21904	-24.14096
		调经止痛片组	-5.985000	9.310234	0.522	-24.52404	12.55404
		原工艺组	-3.865833	9.310234	0.679	-22.40488	14.67321
		新工艺中剂量组	-4.114167	9.310234	0.660	-22.65321	14.42488
		新工艺低剂量组	-16.585000	9.310234	0.079	-35.12404	1.95404
	新工艺中剂量组	空白对照组	-3.369167	9.310234	0.718	-21.90821	15.16988
		模型组	-38.565833*	9.310234	0.000	-57.10488	-20.02679
		调经止痛片组	-1.870833	9.310234	0.841	-20.40988	16.66821
		原工艺组	0.248333	9.310234	0.979	-18.29071	18.78738
		新工艺高剂量组	4.114167	9.310234	0.660	-14.42488	22.65321
		新工艺低剂量组	-12.470833	9.310234	0.184	-31.00988	6.06821
	新工艺低剂量组	空白对照组	9.101667	9.310234	0.331	-9.43738	27.64071
		模型组	-26.095000*	9.310234	0.006	-44.63404	-7.55596
		调经止痛片组	10.600000	9.310234	0.258	-7.93904	29.13904
		原工艺组	12.719167	9.310234	0.176	-5.81988	31.25821
		新工艺高剂量组	16.585000	9.310234	0.079	-1.95404	35.12404
		新工艺中剂量组	12.470833	9.310234	0.184	-6.06821	31.00988

*均值差的显著性水平为$P < 0.05$。

④ 对雌二醇和缩宫素诱发痛经大鼠血清中雌二醇（E_2）和孕酮（PROG）含量的影响

模型组与对照组比较，雌二醇含量显著增加，两组之间比较有显著差异。调经止痛片组、止痛化癥胶囊原工艺组和新工艺高剂量、中剂量、低剂量组均能显著降低痛经大鼠血清中雌二醇含量，与模型组比较有显著差异。各给药组与对照组比较均有显著差异。调经止痛片组痛经大鼠血清中雌二醇含量与止痛化癥胶囊原工艺组和新工艺高剂量、低剂量组比较有明显差异。

模型组与对照组比较，孕酮含量有增加趋势，二组之间比较无明显差异。调经止痛片组对痛经大鼠孕酮含量无明显影响。止痛化癥胶囊原工艺组和新工艺高剂量、中剂量、低剂量组均能显著降低痛经大鼠血清中孕酮含量，与模型组比较有显著差异。调经止痛片组和止痛化癥胶囊原工艺组孕酮含量与对照比较均无明显差异。止痛化癥胶囊高剂量、中剂量、低剂量组痛经大鼠血清中孕酮含量与对照组比较有显著差异。调经止痛片组痛经大鼠孕酮含量与止痛化癥胶囊原工艺组和新工艺高剂量、中剂量、低剂量组比较均有明显或显著差异。止痛化癥胶囊原工艺组和新工艺中剂量、低剂量组组间比较均有明显和显著差异。结果见表3.29～表3.31。

表3.29　止痛化癥胶囊对痛经大鼠雌二醇和孕酮含量的影响

Tab.3.29　Effects of Zhitong Huazheng capsule on the contents of estradiol and progesterone in dysmenorrhea rats

组别	剂量/（g生药/kg）	动物数/只	雌二醇		孕酮	
			/（pmol/L）	P	/（ng/mL）	P
空白对照组	—	12	27.31±8.01	0.000	3.22±0.67	0.101
模型组	—	12	36.70±6.31		3.76±1.20	
调经止痛片组	3.89	12	18.68±3.71	0.000	3.45±0.84	0.345
原工艺组	1.60	12	13.35±4.16	0.000	2.79±0.88	0.004
新工艺高剂量组	1.60	12	13.83±4.88	0.000	2.14±0.65	0.000
新工艺中剂量组	0.80	12	16.35±3.80	0.000	1.93±0.69	0.000
新工艺组剂量组	0.40	12	10.58±4.14	0.000	1.56±0.47	0.000

表 3.30　止痛化癥胶囊对痛经大鼠雌二醇和孕酮含量的影响

Tab.3.30　**Effects of Zhitong Huazheng capsule on the contents of estradiol and progesterone in dysmenorrhea rats**

因变量	组别	n	均值（x）	标准差（s）	标准误（S_x）	均值的 95% 置信区间		极小值	极大值
						下限	上限		
雌二醇	空白对照组	12	27.30667	8.009480	2.312138	22.21769	32.39565	16.030	48.380
	模型组	12	36.69667	6.310928	1.821808	32.68689	40.70644	28.880	49.300
	调经止痛片组	12	18.68250	3.711116	1.071307	16.32457	21.04043	13.960	27.270
	原工艺组	12	13.34833	4.165693	1.202532	10.70158	15.99509	4.320	21.300
	新工艺高剂量组	12	13.82750	4.881608	1.409199	10.72587	16.92913	5.930	24.750
	新工艺中剂量组	12	16.34667	3.802593	1.097714	13.93061	18.76272	10.520	22.220
	新工艺低剂量组	12	10.57667	4.143350	1.196082	7.94411	13.20923	5.930	19.240
	总数	84	19.54071	9.999501	1.091035	17.37069	21.71074	4.320	49.300
孕酮	空白对照组	12	3.22083	0.671436	0.193827	2.79422	3.64744	2.010	4.550
	模型组	12	3.76333	1.196627	0.345436	3.00303	4.52363	0.920	5.410
	调经止痛片组	12	3.45333	0.837402	0.241737	2.92127	3.98539	2.230	4.590
	原工艺组	12	2.78750	0.882755	0.254829	2.22662	3.34838	0.920	4.100
	新工艺高剂量组	12	2.14333	0.648976	0.187343	1.73099	2.55567	1.010	2.960
	新工艺中剂量组	12	1.93167	0.689833	0.199138	1.49337	2.36997	0.960	2.780
	新工艺低剂量组	12	1.56167	0.466765	0.134743	1.26510	1.85824	0.870	2.510
	总数	84	2.69452	1.093985	0.119364	2.45711	2.93193	0.870	5.410

表 3.31 痛经大鼠雌二醇和孕酮含量的多重比较

Tab.3.31 **Multiple comparisons of the contents of estradiol and progesterone in dysmenorrhea rats**

因变量	（I）组别	（J）组别	均值差（I-J）	标准误（S_x）	显著性（P）	95% 置信区间	
						下限	上限
雌二醇	空白对照组	模型组	−9.390000*	2.130069	0.000	−13.63151	−5.14849
		调经止痛片组	8.624167*	2.130069	0.000	4.38266	12.86568
		原工艺组	13.958333*	2.130069	0.000	9.71682	18.19984
		新工艺高剂量组	13.479167*	2.130069	0.000	9.23766	17.72068
		新工艺中剂量组	10.960000*	2.130069	0.000	6.71849	15.20151
		新工艺低剂量组	16.730000*	2.130069	0.000	12.48849	20.97151
	模型组	空白对照组	9.390000*	2.130069	0.000	5.14849	13.63151
		调经止痛片组	18.014167*	2.130069	0.000	13.77266	22.25568
		原工艺组	23.348333*	2.130069	0.000	19.10682	27.58984
		新工艺高剂量组	22.869167*	2.130069	0.000	18.62766	27.11068
		新工艺中剂量组	20.350000*	2.130069	0.000	16.10849	24.59151
		新工艺低剂量组	26.120000*	2.130069	0.000	21.87849	30.36151
	调经止痛片组	空白对照组	−8.624167*	2.130069	0.000	−12.86568	−4.38266
		模型组	−18.014167*	2.130069	0.000	−22.25568	−13.77266
		原工艺组	5.334167*	2.130069	0.014	1.09266	9.57568
		新工艺高剂量组	4.855000*	2.130069	0.025	0.61349	9.09651
		新工艺中剂量组	2.335833	2.130069	0.276	−1.90568	6.57734
		新工艺低剂量组	8.105833*	2.130069	0.000	3.86432	12.34734
	原工艺组	空白对照组	−13.958333*	2.130069	0.000	−18.19984	−9.71682
		模型组	−23.348333*	2.130069	0.000	−27.58984	−19.10682
		调经止痛片组	−5.334167*	2.130069	0.014	−9.57568	−1.09266
		新工艺高剂量组	−0.479167	2.130069	0.823	−4.72068	3.76234
		新工艺中剂量组	−2.998333	2.130069	0.163	−7.23984	1.24318
		新工艺低剂量组	2.771667	2.130069	0.197	−1.46984	7.01318

续表

因变量	（I）组别	（J）组别	均值差(I–J)	标准误（S_x）	显著性（P）	95% 置信区间	
						下限	上限
雌二醇	新工艺高剂量组	空白对照组	−13.479167*	2.130069	0.000	−17.72068	−9.23766
		模型组	−22.869167*	2.130069	0.000	−27.11068	−18.62766
		调经止痛片组	−4.855000*	2.130069	0.025	−9.09651	−0.61349
		原工艺组	0.479167	2.130069	0.823	−3.76234	4.72068
		新工艺中剂量组	−2.519167	2.130069	0.241	−6.76068	1.72234
		新工艺低剂量组	3.250833	2.130069	0.131	−0.99068	7.49234
	新工艺中剂量组	空白对照组	−10.960000*	2.130069	0.000	−15.20151	−6.71849
		模型组	−20.350000*	2.130069	0.000	−24.59151	−16.10849
		调经止痛片组	−2.335833	2.130069	0.276	−6.57734	1.90568
		原工艺组	2.998333	2.130069	0.163	−1.24318	7.23984
		新工艺高剂量组	2.519167	2.130069	0.241	−1.72234	6.76068
		新工艺低剂量组	5.770000*	2.130069	0.008	1.52849	10.01151
	新工艺低剂量组	空白对照组	−16.730000*	2.130069	0.000	−20.97151	−12.48849
		模型组	−26.120000*	2.130069	0.000	−30.36151	−21.87849
		调经止痛片组	−8.105833*	2.130069	0.000	−12.34734	−3.86432
		原工艺组	−2.771667	2.130069	0.197	−7.01318	1.46984
		新工艺高剂量组	−3.250833	2.130069	0.131	−7.49234	0.99068
		新工艺中剂量组	−5.770000*	2.130069	0.008	−10.01151	−1.52849
孕酮	空白对照组	模型组	−0.542500	0.326531	0.101	−1.19271	0.10771
		调经止痛片组	−0.232500	0.326531	0.479	−0.88271	0.41771
		原工艺组	0.433333	0.326531	0.188	−0.21687	1.08354
		新工艺高剂量组	1.077500*	0.326531	0.001	0.42729	1.72771
		新工艺中剂量组	1.289167*	0.326531	0.000	0.63896	1.93937
		新工艺低剂量组	1.659167*	0.326531	0.000	1.00896	2.30937

续表

因变量	(I)组别	(J)组别	均值差(I-J)	标准误(S_x)	显著性(P)	95% 置信区间	
						下限	上限
孕酮	模型组	空白对照组	0.542500	0.326531	0.101	−0.10771	1.19271
		调经止痛片组	0.310000	0.326531	0.345	−0.34021	0.96021
		原工艺组	0.975833*	0.326531	0.004	0.32563	1.62604
		新工艺高剂量组	1.620000*	0.326531	0.000	0.96979	2.27021
		新工艺中剂量组	1.831667*	0.326531	0.000	1.18146	2.48187
		新工艺低剂量组	2.201667*	0.326531	0.000	1.55146	2.85187
	调经止痛片组	空白对照组	0.232500	0.326531	0.479	−0.41771	0.88271
		模型组	−0.310000	0.326531	0.345	−0.96021	0.34021
		原工艺组	0.665833*	0.326531	0.045	0.01563	1.31604
		新工艺高剂量组	1.310000*	0.326531	0.000	0.65979	1.96021
		新工艺中剂量组	1.521667*	0.326531	0.000	0.87146	2.17187
		新工艺低剂量组	1.891667*	0.326531	0.000	1.24146	2.54187
	原工艺组	空白对照组	−0.433333	0.326531	0.188	−1.08354	0.21687
		模型组	−0.975833*	0.326531	0.004	−1.62604	−0.32563
		调经止痛片组	−0.665833*	0.326531	0.045	−1.31604	−0.01563
		新工艺高剂量组	0.644167	0.326531	0.052	−0.00604	1.29437
		新工艺中剂量组	0.855833*	0.326531	0.011	0.20563	1.50604
		新工艺低剂量组	1.225833*	0.326531	0.000	0.57563	1.87604
	新工艺高剂量组	空白对照组	−1.077500*	0.326531	0.001	−1.72771	−0.42729
		模型组	−1.620000*	0.326531	0.000	−2.27021	−0.96979
		调经止痛片组	−1.310000*	0.326531	0.000	−1.96021	−0.65979
		原工艺组	−0.644167	0.326531	0.052	−1.29437	0.00604
		新工艺中剂量组	0.211667	0.326531	0.519	−0.43854	0.86187
		新工艺低剂量组	0.581667	0.326531	0.079	−0.06854	1.23187

续表

因变量	（I）组别	（J）组别	均值差（I-J）	标准误（S_x）	显著性（P）	95% 置信区间	
						下限	上限
孕酮	新工艺中剂量组	空白对照组	-1.289167*	0.326531	0.000	-1.93937	-0.63896
		模型组	-1.831667*	0.326531	0.000	-2.48187	-1.18146
		调经止痛片组	-1.521667*	0.326531	0.000	-2.17187	-0.87146
		原工艺组	-0.855833*	0.326531	0.011	-1.50604	-0.20563
		新工艺高剂量组	-0.211667	0.326531	0.519	-0.86187	0.43854
		新工艺低剂量组	0.370000	0.326531	0.261	-0.28021	1.02021
	新工艺低剂量组	空白对照组	-1.659167*	0.326531	0.000	-2.30937	-1.00896
		模型组	-2.201667*	0.326531	0.000	-2.85187	-1.55146
		调经止痛片组	-1.891667*	0.326531	0.000	-2.54187	-1.24146
		原工艺组	-1.225833*	0.326531	0.000	-1.87604	-0.57563
		新工艺高剂量组	-0.581667	0.326531	0.079	-1.23187	0.06854
		新工艺中剂量组	-0.370000	0.326531	0.261	-1.02021	0.28021

* 均值差的显著性水平$P < 0.05$。

⑤ 对雌二醇和缩宫素诱发痛经大鼠子宫中丙二醛、超氧化物歧化酶、谷胱甘肽过氧化物酶含量的影响

模型组子宫组织丙二醛含量明显增加，与对照组比较有明显差异。止痛化癥胶囊原工艺组和新工艺高剂量组明显降低丙二醛含量，与模型组比较有明显差异。新工艺低剂量组与对照组、原工艺组和新工艺高剂量组组间比较有明显差异，其他各组组间比较均无明显差异。

模型组大鼠子宫组织超氧化物歧化酶活性显著降低，与对照组比较有显著差异。新工艺高、中剂量组明显提高痛经大鼠子宫组织超氧化物歧化酶活性，与模型组比较有明显和显著差异。新工艺高剂量组与原工艺组组间比较有明显差异，其他各组组间比较均无明显差异。这也是新工艺优于原工艺的优势之一。

模型组大鼠子宫组织谷胱甘肽过氧化物酶活性比对照组低，但二组比较无明显差异。止痛化癥胶囊新工艺高剂量组明显提高谷胱甘肽过氧化物酶活性，与模型组比较有明显差异。止痛化癥胶囊新工艺高剂量组与调经止痛片组、原工艺

组、新工艺低剂量组组间比较有明显差异。其他各组组间比较均无明显差异。这是新工艺优于原工艺的又一大优势。

结果见表3.32~表3.34。

表3.32　对痛经大鼠子宫组织中丙二醛、超氧化物歧化酶、谷胱甘肽过氧化物酶含量的影响

Tab.3.32　Effects of different concentrations of malondialdehyde，superoxide dismutase and glutathione peroxidase in uterus of dysmenorrhea rats

组别	剂量/（g生药/kg）	动物数/只	丙二醛		超氧化物歧化酶		谷胱甘肽过氧化物酶	
			/［nmol/（mL·mg蛋白）］	P	［U/（mL·mg蛋白）］	P	/（酶活力单位/mg蛋白）	P
空白对照组	—	12	7.38±1.14	0.025	58.15±4.23	0.013	240.26±21.91	0.079
模型组	—	12	8.94±1.84	—	51.64±4.67	—	219.58±20.95	—
调经止痛片组	3.89	12	8.02±1.98	0.182	55.94±5.07	0.098	223.31±20.95	0.748
原工艺组	1.60	12	7.43±1.82	0.030	52.88±6.10	0.633	224.04±30.52	0.702
新工艺高剂量	1.60	12	7.37±1.72	0.024	58.20±8.80	0.013	247.89±34.53	0.017
新工艺中剂量	0.80	12	8.34±1.75	0.379	57.48±8.58	0.026	236.65±27.92	0.145
新工艺低剂量	0.40	12	8.81±1.27	0.853	55.68±4.86	0.120	223.61±37.24	0.729

表3.33　止痛化癥胶囊对痛经大鼠子宫组织中MDA、SOD、GSH-PX含量的影响

Tab.3.33　Effects of Zhitong Huazheng capsule on MDA，SOD and GSH - Px contents in uterine tissue of dysmenorrhea rats

因变量	组别	n	均值（x）	标准差（s）	标准误（S_x）	均值的95%置信区间		极小值	极大值
						下限	上限		
丙二醛	空白对照组	12	7.38363	1.141364	0.329483	6.65844	8.10881	5.195	8.980
	模型组	12	8.94044	1.843949	0.532302	7.76885	10.11203	6.286	11.798
	调经止痛片组	12	8.02124	1.977064	0.570729	6.76507	9.27741	5.413	11.553
	原工艺组	12	7.43235	1.815932	0.524214	6.27857	8.58614	5.149	11.330

续表

因变量	组别	n	均值（$\bar{x}$）	标准差（s）	标准误（S_x）	均值的 95% 置信区间		极小值	极大值
						下限	上限		
丙二醛	新工艺高剂量组	12	7.37030	1.719686	0.496430	6.27766	8.46294	3.791	9.524
	新工艺中剂量组	12	8.33636	1.750162	0.505228	7.22436	9.44836	4.850	11.039
	新工艺低剂量组	12	8.81367	1.273814	0.367718	8.00433	9.62301	7.543	12.429
	总数	84	8.04257	1.728664	0.188613	7.66743	8.41771	3.791	12.429
超氧化物歧化酶	空白对照组	12	58.15105	4.232392	1.221786	55.46191	60.84018	49.409	65.196
	模型组	12	51.64239	4.669100	1.347853	48.67579	54.60900	46.399	59.198
	调经止痛片组	12	55.94562	5.073096	1.464477	52.72232	59.16891	46.608	62.754
	原工艺组	12	52.87513	6.104231	1.762140	48.99669	56.75358	43.488	65.896
	新工艺高剂量组	12	58.20124	8.799489	2.540194	52.61031	63.79217	33.079	65.621
	新工艺中剂量组	12	57.48544	8.577007	2.475969	52.03587	62.93501	45.970	69.657
	新工艺低剂量组	12	55.67684	4.856515	1.401955	52.59116	58.76252	48.175	64.511
	总数	84	55.71110	6.521231	0.711525	54.29591	57.12629	33.079	69.657
古胱甘肽过氧化物酶	空白对照组	12	240.25672	21.912326	6.325544	226.33429	254.17915	212.773	277.686
	模型组	12	219.57901	20.951781	6.048258	206.26689	232.89114	177.521	244.528
	调经止痛片组	12	223.31483	20.951707	6.048237	210.00275	236.62691	199.000	263.551

续表

因变量	组别	n	均值（x）	标准差（s）	标准误（S_x）	均值的95%置信区间 下限	均值的95%置信区间 上限	极小值	极大值
古胱甘肽过氧化物酶	原工艺组	12	224.03720	30.524406	8.811637	204.64292	243.43148	187.556	301.017
	新工艺高剂量组	12	247.89000	34.534419	9.969228	225.94788	269.83212	201.818	313.143
	新工艺中剂量组	12	236.64735	27.919732	8.059732	218.90800	254.38670	186.286	282.545
	新工艺低剂量组	12	223.61311	37.245837	10.751947	199.94824	247.27799	182.256	286.452
	总数	84	230.76260	29.140621	3.179502	224.43870	237.08651	177.521	313.143

表3.34　痛经大鼠子宫组织中MDA、SOD、GSH-PX含量的多重比较

Tab.3.34　Multiple comparisons of MDA，SOD and GSH-PX contents in uterine tissue of dysmenorrhea rats

因变量	（I）组别	（J）组别	均值差（I-J）	标准误（S_x）	显著性（P）	95%置信区间 下限	95%置信区间 上限
丙二醛	空白对照组	模型组	−1.556813[*]	0.682297	0.025	−2.91544	−0.19819
		调经止痛片组	−0.637614	0.682297	0.353	−1.99624	0.72101
		原工艺组	−0.048727	0.682297	0.943	−1.40735	1.30990
		新工艺高剂量组	0.013327	0.682297	0.984	−1.34530	1.37195
		新工艺中剂量组	−0.952736	0.682297	0.167	−2.31136	0.40589
		新工艺低剂量组	−1.430043[*]	0.682297	0.039	−2.78867	−0.07142
	模型组	空白对照组	1.556813[*]	0.682297	0.025	0.19819	2.91544
		调经止痛片组	0.919199	0.682297	0.182	−0.43943	2.27783
		原工艺组	1.508086[*]	0.682297	0.030	0.14946	2.86671
		新工艺高剂量组	1.570141[*]	0.682297	0.024	0.21151	2.92877
		新工艺中剂量组	0.604077	0.682297	0.379	−0.75455	1.96270
		新工艺低剂量组	0.126770	0.682297	0.853	−1.23186	1.48540

续表

因变量	（I）组别	（J）组别	均值差（I-J）	标准误（S_x）	显著性（P）	95% 置信区间	
						下限	上限
丙二醛	调经止痛片组	空白对照组	0.637614	0.682297	0.353	−0.72101	1.99624
		模型组	−0.919199	0.682297	0.182	−2.27783	0.43943
		原工艺组	0.588887	0.682297	0.391	−0.76974	1.94751
		新工艺高剂量组	0.650941	0.682297	0.343	−0.70769	2.00957
		新工艺中剂量组	−0.315122	0.682297	0.645	−1.67375	1.04351
		新工艺低剂量组	−0.792429	0.682297	0.249	−2.15106	0.56620
	原工艺组	空白对照组	0.048727	0.682297	0.943	−1.30990	1.40735
		模型组	−1.508086*	0.682297	0.030	−2.86671	−0.14946
		调经止痛片组	−0.588887	0.682297	0.391	−1.94751	0.76974
		新工艺高剂量组	0.062054	0.682297	0.928	−1.29657	1.42068
		新工艺中剂量组	−0.904009	0.682297	0.189	−2.26264	0.45462
		新工艺低剂量组	−1.381316*	0.682297	0.046	−2.73994	−0.02269
	新工艺高剂量组	空白对照组	−0.013327	0.682297	0.984	−1.37195	1.34530
		模型组	−1.570141*	0.682297	0.024	−2.92877	−0.21151
		调经止痛片组	−0.650941	0.682297	0.343	−2.00957	0.70769
		原工艺组	−0.062054	0.682297	0.928	−1.42068	1.29657
		新工艺中剂量组	−0.966064	0.682297	0.161	−2.32469	0.39256
		新工艺低剂量组	−1.443370*	0.682297	0.038	−2.80200	−0.08474
	新工艺中剂量组	空白对照组	0.952736	0.682297	0.167	−0.40589	2.31136
		模型组	−0.604077	0.682297	0.379	−1.96270	0.75455
		调经止痛片组	0.315122	0.682297	0.645	−1.04351	1.67375
		原工艺组	0.904009	0.682297	0.189	−0.45462	2.26264
		新工艺高剂量组	0.966064	0.682297	0.161	−0.39256	2.32469
		新工艺低剂量组	−0.477307	0.682297	0.486	−1.83593	0.88132

续表

因变量	（Ⅰ）组别	（J）组别	均值差（I-J）	标准误（S_x）	显著性（P）	95% 置信区间	
						下限	上限
丙二醛	新工艺低剂量组	空白对照组	1.430043*	0.682297	0.039	0.07142	2.78867
		模型组	−0.126770	0.682297	0.853	−1.48540	1.23186
		调经止痛片组	0.792429	0.682297	0.249	−0.56620	2.15106
		原工艺组	1.381316*	0.682297	0.046	0.02269	2.73994
		新工艺高剂量组	1.443370*	0.682297	0.038	0.08474	2.80200
		新工艺中剂量组	0.477307	0.682297	0.486	−0.88132	1.83593
超氧化物歧化酶	空白对照组	模型组	6.508656*	2.569479	0.013	1.39217	11.62514
		调经止痛片组	2.205433	2.569479	0.393	−2.91105	7.32192
		原工艺组	5.275915*	2.569479	0.043	0.15943	10.39240
		新工艺高剂量组	−0.050192	2.569479	0.984	−5.16668	5.06629
		新工艺中剂量组	0.665609	2.569479	0.796	−4.45088	5.78210
		新工艺低剂量组	2.474210	2.569479	0.339	−2.64228	7.59070
	模型组	空白对照组	−6.508656*	2.569479	0.013	−11.62514	−1.39217
		调经止痛片组	−4.303223	2.569479	0.098	−9.41971	0.81326
		原工艺组	−1.232741	2.569479	0.633	−6.34923	3.88375
		新工艺高剂量组	−6.558848*	2.569479	0.013	−11.67534	−1.44236
		新工艺中剂量组	−5.843048*	2.569479	0.026	−10.95953	−0.72656
		新工艺低剂量组	−4.034446	2.569479	0.120	−9.15093	1.08204
	调经止痛片组	空白对照组	−2.205433	2.569479	0.393	−7.32192	2.91105
		模型组	4.303223	2.569479	0.098	−0.81326	9.41971
		原工艺组	3.070482	2.569479	0.236	−2.04601	8.18697
		新工艺高剂量组	−2.255625	2.569479	0.383	−7.37211	2.86086
		新工艺中剂量组	−1.539825	2.569479	0.551	−6.65631	3.57666
		新工艺低剂量组	0.268777	2.569479	0.917	−4.84771	5.38526

续表

因变量	（I）组别	（J）组别	均值差（I-J）	标准误（S_x）	显著性（P）	95% 置信区间	
						下限	上限
超氧化物歧化酶	原工艺组	空白对照组	−5.275915*	2.569479	0.043	−10.39240	−0.15943
		模型组	1.232741	2.569479	0.633	−3.88375	6.34923
		调经止痛片组	−3.070482	2.569479	0.236	−8.18697	2.04601
		新工艺高剂量组	−5.326107*	2.569479	0.042	−10.44259	−0.20962
		新工艺中剂量组	−4.610306	2.569479	0.077	−9.72679	0.50618
		新工艺低剂量组	−2.801705	2.569479	0.279	−7.91819	2.31478
	新工艺高剂量组	空白对照组	0.050192	2.569479	0.984	−5.06629	5.16668
		模型组	6.558848*	2.569479	0.013	1.44236	11.67534
		调经止痛片组	2.255625	2.569479	0.383	−2.86086	7.37211
		原工艺组	5.326107*	2.569479	0.042	0.20962	10.44259
		新工艺中剂量组	0.715801	2.569479	0.781	−4.40069	5.83229
		新工艺低剂量组	2.524402	2.569479	0.329	−2.59208	7.64089
	新工艺中剂量组	空白对照组	−0.665609	2.569479	0.796	−5.78210	4.45088
		模型组	5.843048*	2.569479	0.026	0.72656	10.95953
		调经止痛片组	1.539825	2.569479	0.551	−3.57666	6.65631
		原工艺组	4.610306	2.569479	0.077	−0.50618	9.72679
		新工艺高剂量组	−0.715801	2.569479	0.781	−5.83229	4.40069
		新工艺低剂量组	1.808601	2.569479	0.484	−3.30789	6.92509
	新工艺低剂量组	空白对照组	−2.474210	2.569479	0.339	−7.59070	2.64228
		模型组	4.034446	2.569479	0.120	−1.08204	9.15093
		调经止痛片组	−0.268777	2.569479	0.917	−5.38526	4.84771
		原工艺组	2.801705	2.569479	0.279	−2.31478	7.91819
		新工艺高剂量组	−2.524402	2.569479	0.329	−7.64089	2.59208
		新工艺中剂量组	−1.808601	2.569479	0.484	−6.92509	3.30789

续表

因变量	（I）组别	（J）组别	均值差（I-J）	标准误（S_x）	显著性（P）	95% 置信区间	
						下限	上限
谷胱甘肽过氧化物酶	空白对照组	模型组	20.677708	11.597650	0.079	−2.41616	43.77158
		调经止痛片组	16.941893	11.597650	0.148	−6.15198	40.03576
		原工艺组	16.219522	11.597650	0.166	−6.87435	39.31339
		新工艺高剂量组	−7.633279	11.597650	0.512	−30.72715	15.46059
		新工艺中剂量组	3.609376	11.597650	0.756	−19.48450	26.70325
		新工艺低剂量组	16.643610	11.597650	0.155	−6.45026	39.73748
	模型组	空白对照组	−20.677708	11.597650	0.079	−43.77158	2.41616
		调经止痛片组	−3.735815	11.597650	0.748	−26.82969	19.35806
		原工艺组	−4.458185	11.597650	0.702	−27.55206	18.63569
		新工艺高剂量组	−28.310987*	11.597650	0.017	−51.40486	−5.21711
		新工艺中剂量组	−17.068332	11.597650	0.145	−40.16220	6.02554
		新工艺低剂量组	−4.034097	11.597650	0.729	−27.12797	19.05977
	调经止痛片组	空白对照组	−16.941893	11.597650	0.148	−40.03576	6.15198
		模型组	3.735815	11.597650	0.748	−19.35806	26.82969
		原工艺组	−0.722371	11.597650	0.950	−23.81624	22.37150
		新工艺高剂量组	−24.575172*	11.597650	0.037	−47.66904	−1.48130
		新工艺中剂量组	−13.332517	11.597650	0.254	−36.42639	9.76135
		新工艺低剂量组	−0.298283	11.597650	0.980	−23.39215	22.79559
	原工艺组	空白对照组	−16.219522	11.597650	0.166	−39.31339	6.87435
		模型组	4.458185	11.597650	0.702	−18.63569	27.55206
		调经止痛片组	0.722371	11.597650	0.950	−22.37150	23.81624
		新工艺高剂量组	−23.852801*	11.597650	0.043	−46.94667	−0.75893
		新工艺中剂量组	−12.610147	11.597650	0.280	−35.70402	10.48372
		新工艺低剂量组	0.424088	11.597650	0.971	−22.66978	23.51796

续表

因变量	（I）组别	（J）组别	均值差（I-J）	标准误（S_x）	显著性（P）	95% 置信区间	
						下限	上限
谷胱甘肽过氧化物酶	新工艺高剂量组	空白对照组	7.633279	11.597650	0.512	−15.46059	30.72715
		模型组	28.310987*	11.597650	0.017	5.21711	51.40486
		调经止痛片组	24.575172*	11.597650	0.037	1.48130	47.66904
		原工艺组	23.852801*	11.597650	0.043	0.75893	46.94667
		新工艺中剂量组	11.242655	11.597650	0.335	−11.85122	34.33653
		新工艺低剂量组	24.276889*	11.597650	0.040	1.18302	47.37076
	新工艺中剂量组	空白对照组	−3.609376	11.597650	0.756	−26.70325	19.48450
		模型组	17.068332	11.597650	0.145	−6.02554	40.16220
		调经止痛片组	13.332517	11.597650	0.254	−9.76135	36.42639
		原工艺组	12.610147	11.597650	0.280	−10.48372	35.70402
		新工艺高剂量组	−11.242655	11.597650	0.335	−34.33653	11.85122
		新工艺低剂量组	13.034235	11.597650	0.265	−10.05964	36.12811
	新工艺低剂量组	空白对照组	−16.643610	11.597650	0.155	−39.73748	6.45026
		模型组	4.034097	11.597650	0.729	−19.05977	27.12797
		调经止痛片组	0.298283	11.597650	0.980	−22.79559	23.39215
		原工艺组	−0.424088	11.597650	0.971	−23.51796	22.66978
		新工艺高剂量组	−24.276889*	11.597650	0.040	−47.37076	−1.18302
		新工艺中剂量组	−13.034235	11.597650	0.265	−36.12811	10.05964

*均值差的显著性水平 $P < 0.05$。

3.1.2.6　对小鼠子宫肌瘤的影响

（1）实验方法

将 91 只雌性小鼠随机分成 7 组，空白对照组 13 只、模型组 13 只、桂枝茯苓胶囊组 13 只、止痛化癥胶囊原工艺组 13 只、新工艺高剂量组 13 只、新工艺中剂量组 13 只、新工艺低剂量组 13 只。空白对照组每只小鼠每日按照体重

0.1mL/20g肌内注射生理盐水，其余各组小鼠每日皆按照体重0.1mL/20g肌内注射苯甲酸雌二醇（2mg/mL），两后肢交替进行，每日一次，连续 15 d。同时空白对照组和模型组小鼠10mL/kg灌胃0.5%羧甲基纤维素钠，桂枝茯苓胶囊组小鼠灌胃桂枝茯苓胶囊内容物1.36g生药/kg，止痛化癥胶囊原工艺组小鼠灌胃原工艺内容物2.4g生药/kg，止痛化癥胶囊新工艺高剂量、中剂量、低剂量组小鼠分别灌胃新工艺2.4g生药/kg、1.2g生药/kg、0.6g生药/kg，每日1次，连续灌胃给药15d。末次给药后1h，将所有小鼠称体重。眼静脉取血，全血离心（5000r/min，10min），取血清，置于4℃冰箱中，待用酶联免疫法测定血清中雌二醇（E_2）和孕酮（PROG）的含量。剪开腹部，剔除脂肪，剪下子宫，用千分之一天平称量小鼠子宫重量，计算子宫系数（g/kg体重）。称重后，将小鼠子宫放入10%福尔马林中固定，待做子宫组织病理形态学观察。石蜡包埋，HE染色，光镜观察小鼠子宫组织学变化。

（2）实验结果

① 对小鼠子宫系数和血清中雌二醇及孕酮含量的影响

模型组小鼠子宫重量、雌二醇含量明显高于对照组小鼠，二组组间比较有显著差异，表明模型成立。

新工艺中剂量组能够明显降低小鼠子宫系数，与模型组比较有显著差异。新工艺中剂量组子宫系数与原工艺组、新工艺高剂量组组间比较有明显差异，其他各组组间比较无明显差异。

桂枝茯苓胶囊组、止痛化癥胶囊原工艺组和新工艺高剂量、中剂量、低剂量组均能显著降低雌二醇含量，与模型组比较有显著差异。止痛化癥胶囊原工艺组和新工艺高剂量、中剂量、低剂量组与对照组比较均无明显差异；桂枝茯苓胶囊组与对照组比较有明显差异。止痛化癥胶囊原工艺组和新工艺高剂量、中剂量、低剂量组与桂枝茯苓胶囊组比较均有明显差异。其他各组间比较无明显差异。

止痛化癥胶囊新工艺低剂量组明显降低小鼠孕酮含量，与模型组比较有显著差异。桂枝茯苓胶囊组、止痛化癥胶囊原工艺组、止痛化癥胶囊新工艺高剂量、中剂量组对孕酮均无明显影响。新工艺低剂量组与桂枝茯苓胶囊组、止痛化癥胶囊原工艺组和新工艺高剂量、中剂量组组间比较均有明显差异。结果见表3.35 ~ 表3.37。

表3.35　止痛化癥胶囊对对小鼠子宫系数和雌二醇及孕酮的影响

Tab.3.35　Effects of Zhitong Huazheng capsule on uterine coefficient，estradiol and progesterone in mice

组别	动物数/只	剂量/（g生药/kg）	子宫系数		雌二醇		孕酮	
			/（g/kg体重）	P	/（pmol/L）	P	/（ng/mL）	P
空白对照组	13	—	5.59 ± 1.22	0.009	56.90 ± 10.84	0.000	10.54 ± 1.32	0.364
模型组	13	—	7.41 ± 1.22	—	151.92 ± 100.89	—	11.02 ± 1.15	—
桂枝茯苓胶囊组	12	1.36	6.52 ± 1.01	0.202	106.68 ± 21.82	0.010	10.50 ± 0.87	0.330
原工艺组	13	2.40	7.23 ± 2.18	0.796	72.58 ± 38.96	0.000	11.18 ± 1.17	0.751
新工艺高剂量组	13	2.40	6.88 ± 2.65	0.444	46.52 ± 8.95	0.000	10.12 ± 1.35	0.088
新工艺中剂量组	13	1.20	5.53 ± 1.89	0.007	47.31 ± 9.16	0.000	10.89 ± 1.54	0.802
新工艺低剂量组	12	0.60	6.20 ± 1.11	0.084	39.97 ± 9.50	0.000	8.25 ± 1.65	0.000

注：给药过程中，阳性药组和低剂量组各死亡一只小鼠。

表3.36　止痛化癥胶囊对小鼠子宫系数和雌二醇及孕酮的影响

Tab.3.36　Effects of Zhitong Huazheng capsule on uterine coefficient，estradiol and progesterone in mice

因变量	组织	n	均值（x）	标准差（s）	标准误（S_x）	均值的 95% 置信区间		极小值	极大值
						下限	上限		
子宫系数	空白对照组	13	5.59023	1.215421	0.337097	4.85576	6.32470	3.824	7.174
	模型组	13	7.40643	1.216298	0.337340	6.67143	8.14143	5.067	9.591
	桂枝茯苓胶囊组	12	6.51695	1.007856	0.290943	5.87658	7.15731	5.022	8.947
	原工艺组	13	7.23068	2.185836	0.606242	5.90979	8.55156	4.187	10.227
	新工艺高剂量组	13	6.88587	2.646450	0.733993	5.28663	8.48510	4.683	14.943
	新工艺中剂量组	13	5.52632	1.889215	0.523974	4.38468	6.66796	3.510	11.115

续表

因变量	组织	n	均值（x）	标准差（s）	标准误（S_x）	均值的95%置信区间 下限	均值的95%置信区间 上限	极小值	极大值
子宫系数	新工艺低剂量组	12	6.19616	1.110889	0.320686	5.49033	6.90198	4.890	8.412
	总数	89	6.48170	1.809569	0.191814	6.10051	6.86289	3.510	14.943
雌二醇	空白对照组	13	56.89538	10.840257	3.006546	50.34468	63.44609	45.350	83.560
	模型组	13	151.92538	100.893312	27.982770	90.95617	212.89460	49.350	349.050
	桂枝茯苓胶囊组	12	106.68333	21.823481	6.299896	92.81735	120.54931	86.630	162.900
	原工艺组	13	72.58308	38.964225	10.806732	49.03723	96.12892	42.740	189.450
	新工艺高剂量组	13	46.51923	8.949600	2.482172	41.11104	51.92742	32.920	61.310
	新工艺中剂量组	13	47.31000	9.161073	2.540825	41.77402	52.84598	38.440	66.680
	新工艺低剂量组	12	39.96667	9.500030	2.742422	33.93064	46.00270	27.090	62.230
	总数	89	74.58236	56.258121	5.963349	62.73146	86.43326	27.090	349.050
孕酮	空白对照组	13	10.54538	1.321260	0.366451	9.74696	11.34381	8.810	13.030
	模型组	13	11.01692	1.149510	0.318817	10.32228	11.71156	8.980	13.280
	桂枝茯苓胶囊组	12	10.50083	0.873743	0.252228	9.94568	11.05598	8.980	12.320
	原工艺组	13	11.18154	1.172340	0.325149	10.47310	11.88998	9.020	12.660
	新工艺高剂量组	13	10.12462	1.354152	0.375574	9.30631	10.94292	8.350	13.120
	新工艺中剂量组	13	10.88692	1.544843	0.428462	9.95338	11.82046	9.110	14.410

续表

因变量	组织	n	均值（x）	标准差（s）	标准误（S_x）	均值的 95% 置信区间 下限	均值的 95% 置信区间 上限	极小值	极大值
孕酮	新工艺低剂量组	12	8.25417	1.648015	0.475741	7.20707	9.30127	4.720	9.900
	总数	89	10.38067	1.562301	0.165604	10.05157	10.70978	4.720	14.410

表 3.37　小鼠子宫系数和雌二醇及孕酮的多重比较

Tab.3.37　Multiple comparisons of uterine coefficient，estradiol and progesterone in mice

因变量	（Ⅰ）组别	（J）组别	均值差（I-J）	标准误（S_x）	显著性（P）	95% 置信区间 下限	95% 置信区间 上限
子宫系数	空白对照组	模型组	−1.816198*	0.677204	0.009	−3.16337	−0.46902
		桂枝茯苓胶囊组	−0.926716	0.691168	0.184	−2.30167	0.44824
		原工艺组	−1.640448*	0.677204	0.018	−2.98762	−0.29327
		新工艺高剂量组	−1.295636	0.677204	0.059	−2.64281	0.05154
		新工艺中剂量组	0.063906	0.677204	0.925	−1.28327	1.41108
		新工艺低剂量组	−0.605930	0.691168	0.383	−1.98088	0.76902
	模型组	空白对照组	1.816198*	0.677204	0.009	0.46902	3.16337
		桂枝茯苓胶囊组	0.889482	0.691168	0.202	−0.48547	2.26443
		原工艺组	0.175750	0.677204	0.796	−1.17142	1.52292
		新工艺高剂量组	0.520561	0.677204	0.444	−0.82661	1.86773
		新工艺中剂量组	1.880104*	0.677204	0.007	0.53293	3.22728
		新工艺低剂量组	1.210268	0.691168	0.084	−0.16469	2.58522

续表

因变量	（I）组别	（J）组别	均值差（I-J）	标准误（S_x）	显著性（P）	95%置信区间	
						下限	上限
子宫系数	桂枝茯苓胶囊组	空白对照组	0.926716	0.691168	0.184	−0.44824	2.30167
		模型组	−0.889482	0.691168	0.202	−2.26443	0.48547
		原工艺组	−0.713732	0.691168	0.305	−2.08869	0.66122
		新工艺高剂量组	−0.368920	0.691168	0.595	−1.74387	1.00603
		新工艺中剂量组	0.990623	0.691168	0.156	−0.38433	2.36558
		新工艺低剂量组	0.320786	0.704856	0.650	−1.08140	1.72297
	原工艺组	空白对照组	1.640448*	0.677204	0.018	0.29327	2.98762
		模型组	−0.175750	0.677204	0.796	−1.52292	1.17142
		桂枝茯苓胶囊组	0.713732	0.691168	0.305	−0.66122	2.08869
		新工艺高剂量组	0.344812	0.677204	0.612	−1.00236	1.69199
		新工艺中剂量组	1.704354*	0.677204	0.014	0.35718	3.05153
		新工艺低剂量组	1.034518	0.691168	0.138	−0.34044	2.40947
	新工艺高剂量组	空白对照组	1.295636	0.677204	0.059	−0.05154	2.64281
		模型组	−0.520561	0.677204	0.444	−1.86773	0.82661
		桂枝茯苓胶囊组	0.368920	0.691168	0.595	−1.00603	1.74387
		原工艺组	−0.344812	0.677204	0.612	−1.69199	1.00236
		新工艺中剂量组	1.359543*	0.677204	0.048	0.01237	2.70672
		新工艺低剂量组	0.689706	0.691168	0.321	−0.68525	2.06466

续表

因变量	（I）组别	（J）组别	均值差（I-J）	标准误（S_x）	显著性（P）	95%置信区间 下限	95%置信区间 上限
子宫系数	新工艺中剂量组	空白对照组	−0.063906	0.677204	0.925	−1.41108	1.28327
		模型组	−1.880104*	0.677204	0.007	−3.22728	−0.53293
		桂枝茯苓胶囊组	−0.990623	0.691168	0.156	−2.36558	0.38433
		原工艺组	−1.704354*	0.677204	0.014	−3.05153	−0.35718
		新工艺高剂量组	−1.359543*	0.677204	0.048	−2.70672	−0.01237
		新工艺低剂量组	−0.669836	0.691168	0.335	−2.04479	0.70512
	新工艺低剂量组	空白对照组	0.605930	0.691168	0.383	−0.76902	1.98088
		模型组	−1.210268	0.691168	0.084	−2.58522	0.16469
		桂枝茯苓胶囊组	−0.320786	0.704856	0.650	−1.72297	1.08140
		原工艺组	−1.034518	0.691168	0.138	−2.40947	0.34044
		新工艺高剂量组	−0.689706	0.691168	0.321	−2.06466	0.68525
		新工艺中剂量组	0.669836	0.691168	0.335	−0.70512	2.04479
雌二醇	空白对照组	模型组	−95.030000*	16.774752	0.000	−128.40033	−61.65967
		桂枝茯苓胶囊组	−49.787949*	17.120660	0.005	−83.84639	−15.72950
		原工艺组	−15.687692	16.774752	0.352	−49.05802	17.68263
		新工艺高剂量组	10.376154	16.774752	0.538	−22.99417	43.74648
		新工艺中剂量组	9.585385	16.774752	0.569	−23.78494	42.95571
		新工艺低剂量组	16.928718	17.120660	0.326	−17.12973	50.98716

续表

因变量	（I）组别	（J）组别	均值差（I-J）	标准误（S_x）	显著性（P）	95%置信区间	
						下限	上限
雌二醇	模型组	空白对照组	95.030000*	16.774752	0.000	61.65967	128.40033
		桂枝茯苓胶囊组	45.242051*	17.120660	0.010	11.18361	79.30050
		原工艺组	79.342308*	16.774752	0.000	45.97198	112.71263
		新工艺高剂量组	105.406154*	16.774752	0.000	72.03583	138.77648
		新工艺中剂量组	104.615385*	16.774752	0.000	71.24506	137.98571
		新工艺低剂量组	111.958718*	17.120660	0.000	77.90027	146.01716
	桂枝茯苓胶囊组	空白对照组	49.787949*	17.120660	0.005	15.72950	83.84639
		模型组	−45.242051*	17.120660	0.010	−79.30050	−11.18361
		原工艺组	34.100256*	17.120660	0.050	0.04181	68.15870
		新工艺高剂量组	60.164103*	17.120660	0.001	26.10566	94.22255
		新工艺中剂量组	59.373333*	17.120660	0.001	25.31489	93.43178
		新工艺低剂量组	66.716667*	17.459716	0.000	31.98373	101.44960
	原工艺组	空白对照组	15.687692	16.774752	0.352	−17.68263	49.05802
		模型组	−79.342308*	16.774752	0.000	−112.71263	−45.97198
		桂枝茯苓胶囊组	−34.100256*	17.120660	0.050	−68.15870	−0.04181
		新工艺高剂量组	26.063846	16.774752	0.124	−7.30648	59.43417
		新工艺中剂量组	25.273077	16.774752	0.136	−8.09725	58.64340
		新工艺低剂量组	32.616410	17.120660	0.060	−1.44204	66.67486

续表

因变量	（I）组别	（J）组别	均值差（I-J）	标准误（S_x）	显著性（P）	95%置信区间	
						下限	上限
雌二醇	新工艺高剂量组	空白对照组	-10.376154	16.774752	0.538	-43.74648	22.99417
		模型组	-105.406154*	16.774752	0.000	-138.77648	-72.03583
		桂枝茯苓胶囊组	-60.164103*	17.120660	0.001	-94.22255	-26.10566
		原工艺组	-26.063846	16.774752	0.124	-59.43417	7.30648
		新工艺中剂量组	-0.790769	16.774752	0.963	-34.16109	32.57956
		新工艺低剂量组	6.552564	17.120660	0.703	-27.50588	40.61101
	新工艺中剂量组	空白对照组	-9.585385	16.774752	0.569	-42.95571	23.78494
		模型组	-104.615385*	16.774752	0.000	-137.98571	-71.24506
		桂枝茯苓胶囊组	-59.373333*	17.120660	0.001	-93.43178	-25.31489
		原工艺组	-25.273077	16.774752	0.136	-58.64340	8.09725
		新工艺高剂量组	0.790769	16.774752	0.963	-32.57956	34.16109
		新工艺低剂量组	7.343333	17.120660	0.669	-26.71511	41.40178
	新工艺低剂量组	空白对照组	-16.928718	17.120660	0.326	-50.98716	17.12973
		模型组	-111.958718*	17.120660	0.000	-146.01716	-77.90027
		桂枝茯苓胶囊组	-66.716667*	17.459716	0.000	-101.44960	-31.98373
		原工艺组	-32.616410	17.120660	0.060	-66.67486	1.44204
		新工艺高剂量组	-6.552564	17.120660	0.703	-40.61101	27.50588
		新工艺中剂量组	-7.343333	17.120660	0.669	-41.40178	26.71511

续表

因变量	（I）组别	（J）组别	均值差（I-J）	标准误（S_x）	显著性（P）	95%置信区间	
						下限	上限
孕酮	空白对照组	模型组	−0.471538	0.516545	0.364	−1.49911	0.55603
		桂枝茯苓胶囊组	0.044551	0.527196	0.933	−1.00421	1.09331
		原工艺组	−0.636154	0.516545	0.222	−1.66373	0.39142
		新工艺高剂量组	0.420769	0.516545	0.418	−0.60680	1.44834
		新工艺中剂量组	−0.341538	0.516545	0.510	−1.36911	0.68603
		新工艺低剂量组	2.291218*	0.527196	0.000	1.24246	3.33998
	模型组	空白对照组	0.471538	0.516545	0.364	−0.55603	1.49911
		桂枝茯苓胶囊组	0.516090	0.527196	0.330	−0.53267	1.56485
		原工艺组	−0.164615	0.516545	0.751	−1.19219	0.86296
		新工艺高剂量组	0.892308	0.516545	0.088	−0.13526	1.91988
		新工艺中剂量组	0.130000	0.516545	0.802	−0.89757	1.15757
		新·工艺低剂量组	2.762756*	0.527196	0.000	1.71400	3.81152
	桂枝茯苓胶囊组	空白对照组	−0.044551	0.527196	0.933	−1.09331	1.00421
		模型组	−0.516090	0.527196	0.330	−1.56485	0.53267
		原工艺组	−0.680705	0.527196	0.200	−1.72947	0.36806
		新工艺高剂量组	0.376218	0.527196	0.477	−0.67254	1.42498
		新工艺中剂量组	−0.386090	0.527196	0.466	−1.43485	0.66267
		新工艺低剂量组	2.246667*	0.537637	0.000	1.17714	3.31620

续表

因变量	（I）组别	（J）组别	均值差（I-J）	标准误（S_x）	显著性（P）	95%置信区间	
						下限	上限
孕酮	原工艺组	空白对照组	0.636154	0.516545	0.222	-0.39142	1.66373
		模型组	0.164615	0.516545	0.751	-0.86296	1.19219
		桂枝茯苓胶囊组	0.680705	0.527196	0.200	-0.36806	1.72947
		新工艺高剂量组	1.056923*	0.516545	0.044	0.02935	2.08449
		新工艺中剂量组	0.294615	0.516545	0.570	-0.73296	1.32219
		新工艺低剂量组	2.927372*	0.527196	0.000	1.87861	3.97613
	新工艺高剂量组	空白对照组	-0.420769	0.516545	0.418	-1.44834	0.60680
		模型组	-0.892308	0.516545	0.088	-1.91988	0.13526
		桂枝茯苓胶囊组	-0.376218	0.527196	0.477	-1.42498	0.67254
		原工艺组	-1.056923*	0.516545	0.044	-2.08449	-0.02935
		新工艺中剂量组	-0.762308	0.516545	0.144	-1.78988	0.26526
		新工艺低剂量组	1.870449*	0.527196	0.001	0.82169	2.91921
	新工艺中剂量组	空白对照组	0.341538	0.516545	0.510	-0.68603	1.36911
		模型组	-0.130000	0.516545	0.802	-1.15757	0.89757
		桂枝茯苓胶囊组	0.386090	0.527196	0.466	-0.66267	1.43485
		原工艺组	-0.294615	0.516545	0.570	-1.32219	0.73296
		新工艺高剂量组	0.762308	0.516545	0.144	-0.26526	1.78988
		新工艺低剂量组	2.632756*	0.527196	0.000	1.58400	3.68152

续表

因变量	（I）组别	（J）组别	均值差（I-J）	标准误（S_x）	显著性（P）	95%置信区间	
						下限	上限
孕酮	新工艺低剂量组	空白对照组	−2.291218*	0.527196	0.000	−3.33998	−1.24246
		模型组	−2.762756*	0.527196	0.000	−3.81152	−1.71400
		桂枝茯苓胶囊组	−2.246667*	0.537637	0.000	−3.31620	−1.17714
		原工艺组	−2.927372*	0.527196	0.000	−3.97613	−1.87861
		新工艺高剂量组	−1.870449*	0.527196	0.001	−2.91921	−0.82169
		新工艺中剂量组	−2.632756*	0.527196	0.000	−3.68152	−1.58400

*均值差的显著性水平$P < 0.05$。

② 小鼠子宫病理检查结果

【动物名称】 小鼠。

【动物处理方案】 采用雌激素注射建立小鼠子宫肌瘤动物模型。小鼠分7组。

- 空白对照组：13只。
- 模型组：13只。
- 桂枝茯苓胶囊组：12只。
- 原工艺组：13只。
- 新工艺高剂量组：13只。
- 新工艺中剂量组：13只。
- 新工艺低剂量组：12只。

【送检动物送检组织】 子宫，10%福尔马林固定。

【样本处理】 采用常规石蜡包埋、切片，HE染色，光镜观察。

【病理形态观察结果判定】

按照子宫组织内平滑肌增生程度进行分级：

（−）：未见明显的组织变性、坏死，未见炎性细胞浸润，未见组织内平滑肌细胞增生。

（＋）：子宫内平滑肌轻度增生，轻微炎性细胞浸润。

（＋＋）：子宫内平滑肌中度增生，轻度炎性细胞浸润。

（＋＋＋）：子宫内平滑肌重度增生，较多炎性细胞浸润。

【病理形态观察结果】

• 空白对照组（13例）：子宫平滑肌层排列规整，薄厚均匀，内膜腺体呈圆形，腺体细胞未见拉伸。

• 模型组（13例）：2例可见子宫内轻度腺体增生，间质平滑肌细胞轻度增生。6例可见子宫内腺体中度增生，腺体细胞呈绒毛状，向腺腔内突起，平滑肌细胞中度增生，可见少量炎性细胞浸润。5例可见腺体明显增生，腺体内可见分泌物。平滑肌明显增生，增厚，平滑肌细胞呈旋涡状，间质内可见炎性细胞浸润。本组内多数动物的子宫平滑肌增生，证明小鼠子宫平滑肌瘤的动物模型复制是成功的。

• 桂枝茯苓胶囊组（12例）：6例可见子宫内轻度腺体增生，间质平滑肌细胞轻度增生。5例可见子宫内腺体中度增生，腺体细胞呈绒毛状，向腺腔内突起，平滑肌细胞中度增生，可见少量炎性细胞浸润。1例可见腺体明显增生，腺体内可见分泌物。平滑肌明显增生，增厚，平滑肌细胞呈旋涡状，间质内可见炎性细胞浸润。

• 原工艺组（13例）：6例可见子宫内轻度腺体增生，间质平滑肌细胞轻度增生。6例可见子宫内腺体中度增生，腺体细胞呈绒毛状，向腺腔内突起，平滑肌细胞中度增生，可见少量炎性细胞浸润。1例可见腺体明显增生，腺体内可见分泌物。平滑肌明显增生、增厚，平滑肌细胞呈旋涡状，间质内可见炎性细胞浸润。

• 新工艺高剂量组（13例）：8例可见子宫内轻度腺体增生，间质平滑肌细胞轻度增生。4例可见子宫内腺体中度增生，腺体细胞呈绒毛状，向腺腔内突起，平滑肌细胞中度增生，可见少量炎性细胞浸润。1例可见腺体明显增生，腺体内可见分泌物；平滑肌明显增生，增厚，平滑肌细胞呈旋涡状，间质内可见炎性细胞浸润。本组治疗效果较好。

• 新工艺中剂量组（13例）：7例可见子宫内轻度腺体增生，间质平滑肌细胞轻度增生。5例可见子宫内腺体中度增生，腺体细胞呈绒毛状，向腺腔内突起，平滑肌细胞中度增生，可见少量炎性细胞浸润。1例可见腺体明显增生，腺体内可见分泌物。平滑肌明显增生，增厚，平滑肌细胞呈旋涡状，间质内可见炎性细胞浸润。本组治疗效果较好。

• 新工艺低剂量组（12例）：6例可见子宫内轻度腺体增生，间质平滑肌细胞轻度增生。4例可见子宫内腺体中度增生，腺体细胞呈绒毛状，向腺腔内突起，平滑肌细胞中度增生，可见少量炎性细胞浸润。2例可见腺体明显增生，腺体内可见分泌物。平滑肌明显增生，增厚，平滑肌细胞呈旋涡状，间质内可见炎性细胞浸润。

结果统计见表3.38。

表3.38　各组小鼠子宫组织评分结果
Tab 3.38　Results of uterine tissue score of mice in each group

分组	动物数/只	子宫平滑肌增生程度分级				P
		−	+	++	+++	
空白对照组	13	13	0	0	0	0.000
模型组	13	0	2	6	5	
桂枝茯苓胶囊组	12	0	6	5	1	0.046
原工艺组	13	0	6	6	1	0.050
新工艺高剂量组	13	0	8	4	1	0.016
新工艺中剂量组	13	0	7	5	1	0.029
新工艺低剂量组	12	0	6	4	2	0.098

结论：小鼠子宫平滑肌瘤的动物模型复制是成功的。新工艺高剂量组和新工艺中剂量组的治疗效果较好。

病理照片见图3.8～图3.14。

3.1.2.7　对大鼠子宫肌瘤的影响

（1）实验方法

① 动物造模及分组给药

将雌性大鼠110只，随机分成2组：正常对照组14只、模型组96只。空白对照组肌内注射生理盐水0.2mL/只，模型组肌内注射苯甲酸雌二醇注射液（2mg/mL）0.2mL/只，每周一、三、五注射，连续4周。剔除死亡和消瘦明显的大鼠，选取90只，根据给予苯甲酸雌二醇注射液前后体重差值分六组，每组15只。即模型组15只，桂枝茯苓胶囊组15只，止痛化癥胶囊原工艺组15只，新工艺高剂量组15只，新工艺中剂量组15只，新工艺低剂量组15只。空白对照组大鼠继续0.2mL/只肌内注射生理盐水，其余各组大鼠皆0.2mL/只肌内注射苯甲酸雌二醇，每周一、三、五注射，连续注射12周。造模4周之后，空白对照组和模型组大鼠10mL/kg灌胃0.5% CMC-Na，桂枝茯苓胶囊组大鼠灌胃桂枝茯苓胶囊0.94g生药/kg，止痛化癥胶囊原工艺组大鼠灌胃原工艺1.6g生药/kg，止痛化癥胶囊新工艺高剂量、中剂量、低剂量组大鼠分别灌胃新工艺1.6g生药/kg、0.8g生药/kg、0.4g生药/kg，每日1次，连续灌胃给药12周。

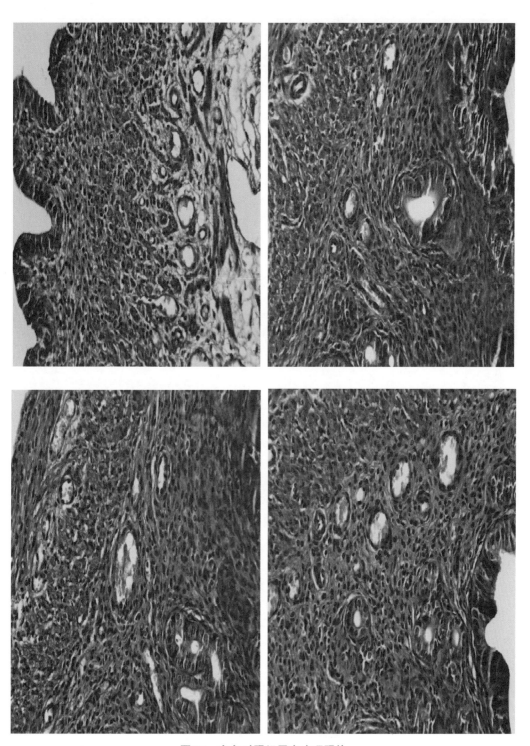

图3.8　空白对照组子宫病理照片

Fig 3.8　Pathological photo of uterus in normal control group

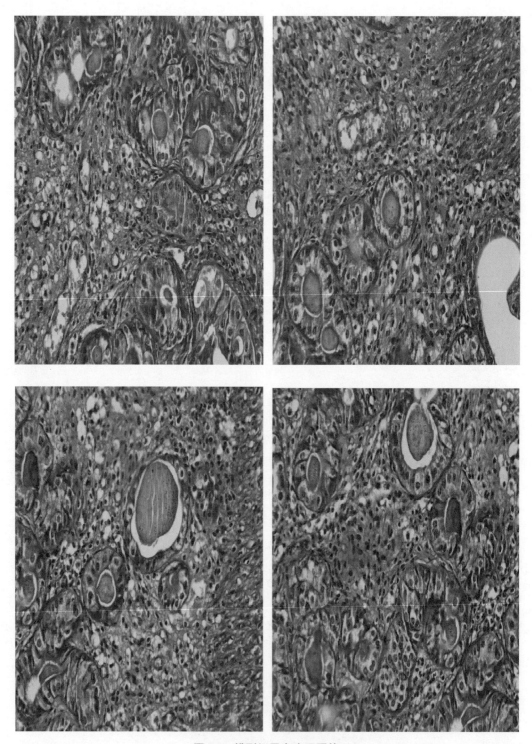

图 3.9　模型组子宫病理照片

Fig 3.9　Pathological photo of uterus in model group

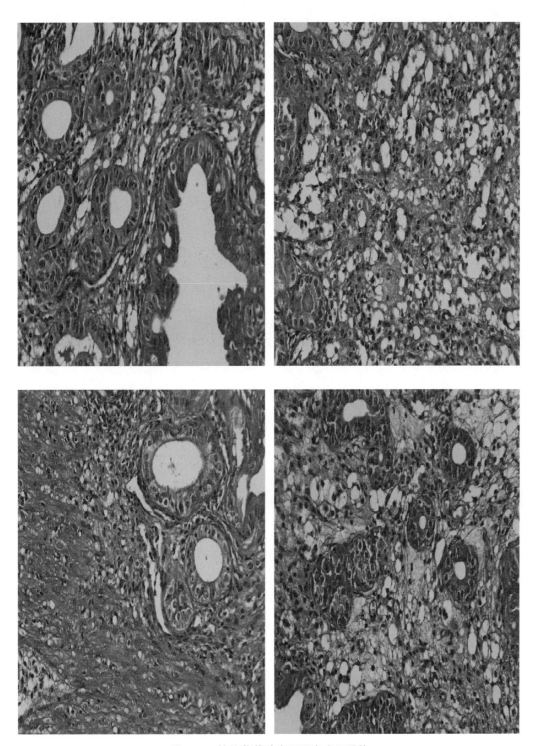

图 3.10　桂枝茯苓胶囊组子宫病理照片

Fig 3.10　Pathological photo of uterus in positive drug group

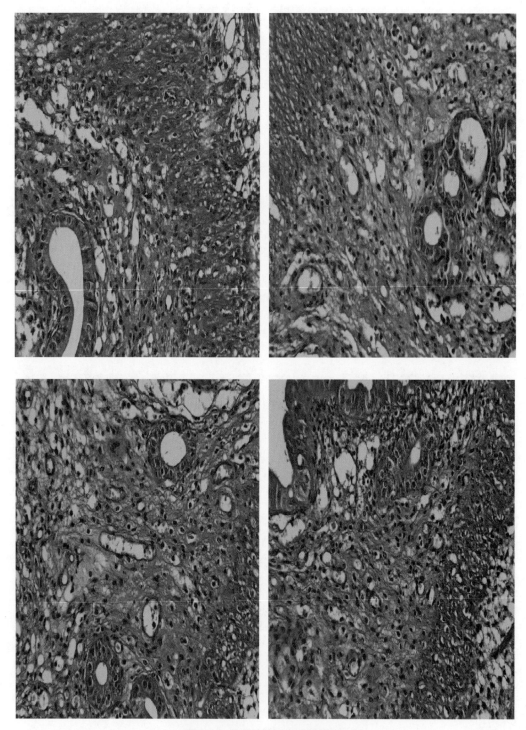

图3.11　原工艺组子宫病理照片

Fig 3.11　Pathological photo of uterus in original process group

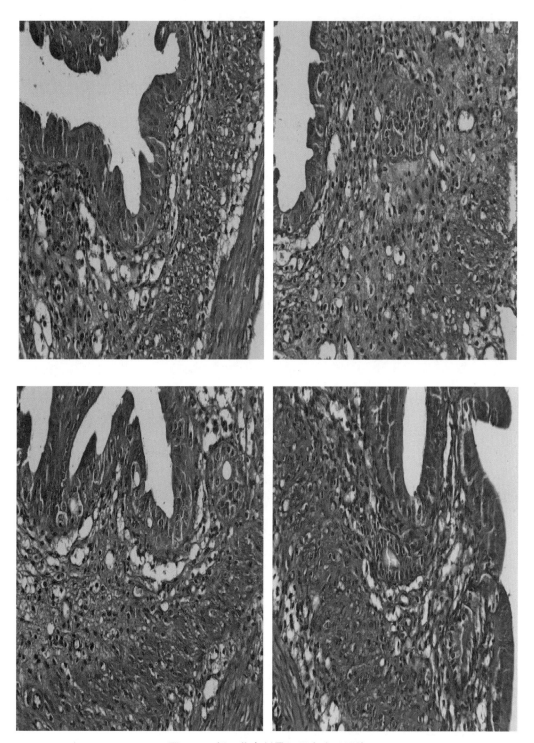

图 3.12　新工艺高剂量组子宫病理照片

Fig 3.12　Pathological photo of uterus in high-dose drug group

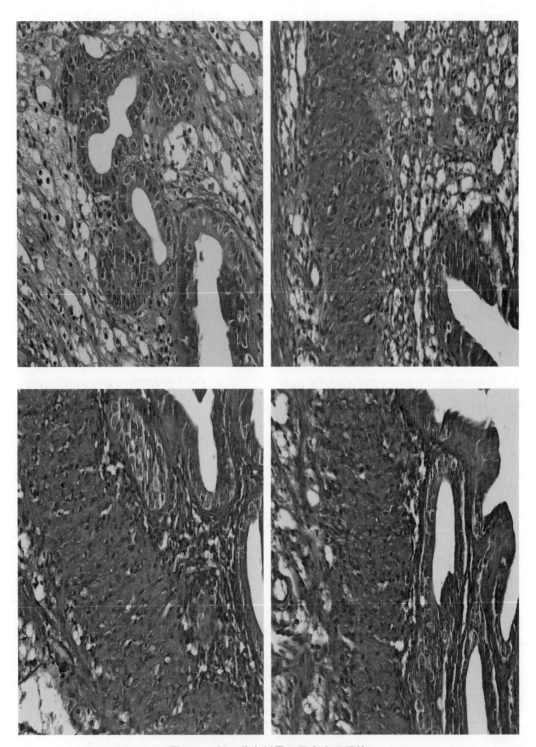

图 3.13　新工艺中剂量组子宫病理照片

Fig 3.13　Pathological photo of uterus in middle-dose drug group

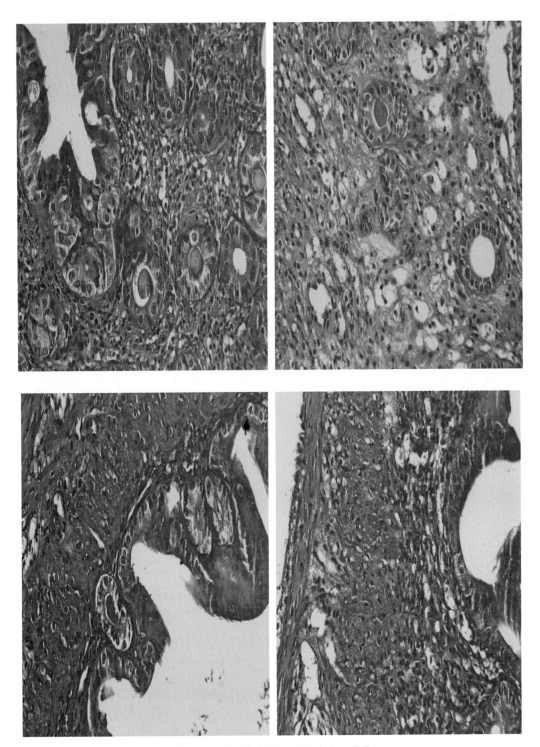

图 3.14　新工艺低剂量组子宫病理照片

Fig 3.14　Pathological photo of uterus in low-dose drug group

② 处理

末次给药后1 h，将所有大鼠称重，10%水合氯醛麻醉，腹主动脉采血，5mL全血注入已加入抗凝剂的试管中（一支肝素加生理盐水至10mL，每只试管中加入抗凝剂0.1mL），取抗凝管中的全血1mL，用LBY-N6K血液流变仪做大鼠全血黏度［高切（$150S^{-1}$）、中切（$60S^{-1}$）、低切（$10S^{-1}$）］，然后再以2000r/min离心6min，取上清液即血浆1mL，测定血浆黏度（$120S^{-1}$）。其余全血离心（3500r/min，10min），取上清液，置于冰箱中-20℃保存，备做雌二醇、孕酮、血管内皮生长因子（VEGF）、肿瘤坏死因子-α、转化生长因子-β（TGF-β）含量的检测。取血后，取出子宫及卵巢，肉眼观察子宫、卵巢外观改变，仔细剥离周围脂肪组织，用数显游标卡尺（分辨率0.01mm）测量子宫根部直径、左侧子宫角横径、右侧子宫角横径、左侧子宫长度、右侧子宫长度，分别称量子宫和卵巢重量，计算子宫及卵巢系数（g/kg），取子宫用10%福尔马林固定，石蜡包埋，HE染色，常规切片，进行病理组织学检察。固定的子宫组织采用免疫组化两步法染色，标记组织内雌激素受体和孕激素受体蛋白的表达，计算机图像分析系统（NIS-ELEMENT BR）分析染色阳性细胞的平均光密度值（mean density），统计比较各组数值。

③ 检测

取出样品室温解冻，按照试剂盒说明书，酶联免疫法（ELISA）测定雌二醇（E_2）、孕酮（PROG）、血管内皮生长因子（VEGF）、转化生长因子-β（TGF-β）、肿瘤坏死因子-α（TNF-α）含量。

（2）实验结果

① 对大鼠子宫及卵巢系数的影响

模型组子宫系数显著高于空白对照组，二组之间比较有显著差异。止痛化癥胶囊原工艺组和新工艺高剂量组、中剂量组明显降低子宫肌瘤大鼠子宫系数，与模型组比较有明显差异。桂枝茯苓胶囊组和止痛化癥胶囊新工艺低剂量组对子宫肌瘤大鼠子宫系数有降低趋势，与模型组比较无明显差异。其他各组组间比较无明显差异。

模型组卵巢系数显著低于空白对照组，二组之间比较有显著差异。桂枝茯苓胶囊组，止痛化癥胶囊原工艺组，新工艺高剂量、中剂量、低剂量组卵巢系数与模型组比较均无明显差异。各给药组卵巢系数与空白对照组组间比较具有显著差异。其他各给药组组间比较均无明显差异。结果见表3.39～表3.41。

表 3.39　止痛化癥胶囊对大鼠子宫及卵巢系数的影响

Tab.3.39　Effect of Zhitong Huazheng capsule on uterus and ovary coefficient in rats

组别	动物数/只	剂量/（g生药/kg）	子宫系数		卵巢系数	
			/（g/kg）	P	/（g/kg）	P
空白对照组	14	—	1.77±0.52	0.000	0.52±0.09	0.000
模型组	15	—	5.23±3.24		0.31±0.07	
桂枝茯苓胶囊组	15	0.94	4.35±2.83	0.226	0.30±0.08	0.842
原工艺组	14	1.60	3.32±0.53	0.011	0.31±0.07	0.998
新工艺高剂量组	15	1.60	3.66±0.89	0.032	0.27±0.04	0.202
新工艺中剂量组	14	0.80	3.30±0.78	0.010	0.30±0.11	0.757
新工艺低剂量组	13	0.40	4.20±2.54	0.172	0.30±0.09	0.660

表 3.40　止痛化癥胶囊对大鼠子宫及卵巢系数的影响

Tab.3.40　Effect of Zhitong Huazheng capsule on uterus and ovary coefficient in rats

因变量	组别	n	均值（x）	标准差（s）	标准误（S_x）	均值的95%置信区间		极小值	极大值
						下限	上限		
子宫系数	空白对照组	14	1.76894	0.523352	0.139872	1.46677	2.07111	1.272	2.947
	模型组	15	5.22892	3.242971	0.837332	3.43302	7.02481	2.954	16.081
	桂枝茯苓胶囊组	15	4.35060	2.828984	0.730440	2.78396	5.91724	2.792	14.046
	原工艺组	14	3.31709	0.533074	0.142470	3.00930	3.62488	2.273	4.081
	新工艺高剂量组	15	3.65900	0.887386	0.229122	3.16759	4.15042	2.485	5.198
	新工艺中剂量组	14	3.30137	0.781738	0.208928	2.85001	3.75273	2.081	5.421
	新工艺低剂量组	13	4.19837	2.535493	0.703219	2.66619	5.73056	2.602	12.120
	总数	100	3.70580	2.164440	0.216444	3.27633	4.13527	1.272	16.081
卵巢系数	空白对照组	14	0.51860	0.094292	0.025201	0.46415	0.57304	0.352	0.714
	模型组	15	0.31139	0.074118	0.019137	0.27034	0.35243	0.244	0.493
	桂枝茯苓胶囊组	15	0.30537	0.079605	0.020554	0.26129	0.34946	0.213	0.486
	原工艺组	14	0.31129	0.066488	0.017770	0.27290	0.34968	0.240	0.504
	新工艺高剂量组	15	0.27278	0.043213	0.011158	0.24885	0.29671	0.211	0.357
	新工艺中剂量组	14	0.30188	0.114689	0.030652	0.23566	0.36810	0.164	0.556
	新工艺低剂量组	13	0.29762	0.088449	0.024531	0.24417	0.35107	0.204	0.532
	总数	100	0.33057	0.111039	0.011104	0.30854	0.35260	0.164	0.714

表3.41　大鼠子宫及卵巢系数的多重比较

Tab.3.41　Multiple comparisons of uterus and ovary coefficient in rats

因变量	(I)组别	(J)组别	均值差(I-J)	标准误（S_x）	显著性（P）	95% 置信区间 下限	95% 置信区间 上限
子宫系数	空白对照组	模型组	-3.459977*	0.733822	0.000	-4.91720	-2.00275
		桂枝茯苓胶囊组	-2.581657*	0.733822	0.001	-4.03888	-1.12443
		原工艺组	-1.548151*	0.746367	0.041	-3.03029	-0.06601
		新工艺高剂量组	-1.890064*	0.733822	0.012	-3.34729	-0.43284
		新工艺中剂量组	-1.532431*	0.746367	0.043	-3.01457	-0.05029
		新工艺低剂量组	-2.429434*	0.760585	0.002	-3.93981	-0.91906
	模型组	空白对照组	3.459977*	0.733822	0.000	2.00275	4.91720
		桂枝茯苓胶囊组	0.878320	0.721059	0.226	-0.55356	2.31020
		原工艺组	1.911825*	0.733822	0.011	0.45460	3.36905
		新工艺高剂量组	1.569912*	0.721059	0.032	0.13803	3.00179
		新工艺中剂量组	1.927545*	0.733822	0.010	0.47032	3.38477
		新工艺低剂量组	1.030542	0.748278	0.172	-0.45539	2.51647
	桂枝茯苓胶囊组	空白对照组	2.581657*	0.733822	0.001	1.12443	4.03888
		模型组	-0.878320	0.721059	0.226	-2.31020	0.55356
		原工艺组	1.033506	0.733822	0.162	-0.42372	2.49073
		新工艺高剂量组	0.691593	0.721059	0.340	-0.74029	2.12347
		新工艺中剂量组	1.049226	0.733822	0.156	-0.40800	2.50645
		新工艺低剂量组	0.152223	0.748278	0.839	-1.33371	1.63816
	原工艺组	空白对照组	1.548151*	0.746367	0.041	0.06601	3.03029
		模型组	-1.911825*	0.733822	0.011	-3.36905	-0.45460
		桂枝茯苓胶囊组	-1.033506	0.733822	0.162	-2.49073	0.42372
		新工艺高剂量组	-0.341913	0.733822	0.642	-1.79914	1.11531
		新工艺中剂量组	0.015720	0.746367	0.983	-1.46642	1.49786
		新工艺低剂量组	-0.881283	0.760585	0.250	-2.39165	0.62909

续表

因变量	（I）组别	（J）组别	均值差（I-J）	标准误（S_x）	显著性（P）	95% 置信区间	
						下限	上限
子宫系数	新工艺高剂量组	空白对照组	1.890064*	0.733822	0.012	0.43284	3.34729
		模型组	−1.569912*	0.721059	0.032	−3.00179	−0.13803
		桂枝茯苓胶囊组	−0.691593	0.721059	0.340	−2.12347	0.74029
		原工艺组	0.341913	0.733822	0.642	−1.11531	1.79914
		新工艺中剂量组	0.357633	0.733822	0.627	−1.09959	1.81486
		新工艺低剂量组	−0.539370	0.748278	0.473	−2.02530	0.94656
	新工艺中剂量组	空白对照组	1.532431*	0.746367	0.043	0.05029	3.01457
		模型组	−1.927545*	0.733822	0.010	−3.38477	−0.47032
		桂枝茯苓胶囊组	−1.049226	0.733822	0.156	−2.50645	0.40800
		原工艺组	−0.015720	0.746367	0.983	−1.49786	1.46642
		新工艺高剂量组	−0.357633	0.733822	0.627	−1.81486	1.09959
		新工艺低剂量组	−0.897003	0.760585	0.241	−2.40737	0.61337
	新工艺低剂量组	空白对照组	2.429434*	0.760585	0.002	0.91906	3.93981
		模型组	−1.030542	0.748278	0.172	−2.51647	0.45539
		桂枝茯苓胶囊组	−0.152223	0.748278	0.839	−1.63816	1.33371
		原工艺组	0.881283	0.760585	0.250	−0.62909	2.39165
		新工艺高剂量组	0.539370	0.748278	0.473	−0.94656	2.02530
		新工艺中剂量组	0.897003	0.760585	0.241	−0.61337	2.40737
卵巢系数	空白对照组	模型组	0.207212*	0.030578	0.000	0.14649	0.26793
		桂枝茯苓胶囊组	0.213226*	0.030578	0.000	0.15250	0.27395
		原工艺组	0.207304*	0.031101	0.000	0.14554	0.26906
		新工艺高剂量组	0.245817*	0.030578	0.000	0.18509	0.30654
		新工艺中剂量组	0.216719*	0.031101	0.000	0.15496	0.27848
		新工艺低剂量组	0.220974*	0.031694	0.000	0.15804	0.28391

因变量	（I）组别	（J）组别	均值差（I-J）	标准误（S_x）	显著性（P）	95% 置信区间	
						下限	上限
卵巢系数	模型组	空白对照组	-0.207212*	0.030578	0.000	-0.26793	-0.14649
		桂枝茯苓胶囊组	0.006013	0.030046	0.842	-0.05365	0.06568
		原工艺组	0.000092	0.030578	0.998	-0.06063	0.06081
		新工艺高剂量组	0.038605	0.030046	0.202	-0.02106	0.09827
		新工艺中剂量组	0.009507	0.030578	0.757	-0.05122	0.07023
		新工艺低剂量组	0.013762	0.031181	0.660	-0.04816	0.07568
	桂枝茯苓胶囊组	空白对照组	-0.213226*	0.030578	0.000	-0.27395	-0.15250
		模型组	-0.006013	0.030046	0.842	-0.06568	0.05365
		原工艺组	-0.005921	0.030578	0.847	-0.06664	0.05480
		新工艺高剂量组	0.032591	0.030046	0.281	-0.02707	0.09226
		新工艺中剂量组	0.003494	0.030578	0.909	-0.05723	0.06422
		新工艺低剂量组	0.007748	0.031181	0.804	-0.05417	0.06967
	原工艺组	空白对照组	-0.207304*	0.031101	0.000	-0.26906	-0.14554
		模型组	-0.000092	0.030578	0.998	-0.06081	0.06063
		桂枝茯苓胶囊组	0.005921	0.030578	0.847	-0.05480	0.06664
		新工艺高剂量组	0.038513	0.030578	0.211	-0.02221	0.09924
		新工艺中剂量组	0.009415	0.031101	0.763	-0.05235	0.07118
		新工艺低剂量组	0.013670	0.031694	0.667	-0.04927	0.07661
	新工艺高剂量组	空白对照组	-0.245817*	0.030578	0.000	-0.30654	-0.18509
		模型组	-0.038605	0.030046	0.202	-0.09827	0.02106
		桂枝茯苓胶囊组	-0.032591	0.030046	0.281	-0.09226	0.02707
		原工艺组	-0.038513	0.030578	0.211	-0.09924	0.02221
		新工艺中剂量组	-0.029098	0.030578	0.344	-0.08982	0.03162
		新工艺低剂量组	-0.024843	0.031181	0.428	-0.08676	0.03708

续表

因变量	（I）组别	（J）组别	均值差（I-J）	标准误（S_x）	显著性（P）	95% 置信区间	
						下限	上限
卵巢系数	新工艺中剂量组	空白对照组	-0.216719*	0.031101	0.000	-0.27848	-0.15496
		模型组	-0.009507	0.030578	0.757	-0.07023	0.05122
		桂枝茯苓胶囊组	-0.003494	0.030578	0.909	-0.06422	0.05723
		原工艺组	-0.009415	0.031101	0.763	-0.07118	0.05235
		新工艺高剂量组	0.029098	0.030578	0.344	-0.03162	0.08982
		新工艺低剂量组	0.004255	0.031694	0.893	-0.05868	0.06719
	新工艺低剂量组	空白对照组	-0.220974*	0.031694	0.000	-0.28391	-0.15804
		模型组	-0.013762	0.031181	0.660	-0.07568	0.04816
		桂枝茯苓胶囊组	-0.007748	0.031181	0.804	-0.06967	0.05417
		原工艺组	-0.013670	0.031694	0.667	-0.07661	0.04927
		新工艺高剂量组	0.024843	0.031181	0.428	-0.03708	0.08676
		新工艺中剂量组	-0.004255	0.031694	0.893	-0.06719	0.05868

*均值差的显著性水平$P < 0.05$。

② 对子宫肌瘤大鼠子宫直径、长度的影响

模型组子宫根部直径比空白对照组子宫根部直径显著增加，二组之间比较有显著差异。止痛化癥胶囊原工艺、新工艺高、中、低剂量组均能明显或显著降低子宫根部直径，与模型组比较有明显或显著差异。各给药组与正常对照组比较，均有显著差异。原工艺组与桂枝茯苓胶囊组比较有明显差异，其他各给药组之间比较无明显差异。

模型组左侧子宫角横径显著增加，与空白对照组子宫左侧子宫角横径比较有显著差异。止痛化癥胶囊原工艺、新工艺高剂量、中剂量组均能明显和显著缩短左侧子宫角横径，与模型组比较有明显和显著差异。各给药组与空白对照组比较，均有显著差异。各给药组之间比较均无明显差异。

模型组右侧子宫角横径显著增加，与空白对照组比较有显著差异。其他给药组与模型组比较有降低趋势，无统计学意义。各给药组与空白对照组比较，均有显著差异。各给药组之间比较无明显差异。

模型组左侧子宫长度明显缩短，与空白对照组左侧子宫长度比较有显著差异。各给药组左侧子宫长度与模型组比较均无明显差异。各给药组左侧子宫长度与空白对照组比较均有显著差异。各给药组之间比较均无明显差异。

模型组右侧子宫长度明显缩短，与空白对照组右侧子宫长度比较有显著差异。各给药组右侧子宫长度与模型组比较均无明显差异。各给药组右侧子宫长度与空白对照组比较均有显著差异。各给药组之间比较均无明显差异。结果见表3.42~表3.44。

表3.42 止痛化癥胶囊对子宫肌瘤大鼠子宫直径和长度的影响

Tab.3.42 Influence of Zhitong Huazheng capsule on uterine diameter and length of hysteromyoma rats

组别	动物数/只	剂量/(g生药/kg)	子宫根部直径		左侧子宫角横		右侧子宫角横径		左侧子宫长度		右侧子宫长度	
			/cm	P	/cm	P	/cm	P	/cm	P	/cm	P
空白对照组	14	—	0.50±0.07	0.000	0.32±0.05	0.000	0.34±0.05	0.000	3.91±0.56	0.000	4.13±0.67	
模型组	15	—	0.78±0.16		0.50±0.11		0.52±0.10		2.98±0.48		2.99±0.39	
桂枝茯苓胶囊组	15	0.94	0.73±0.19	0.250	0.46±0.08	0.063	0.47±0.08	0.082	3.03±0.48	0.750	3.01±0.49	0.936
原工艺组	14	1.60	0.64±0.09	0.002	0.42±0.06	0.003	0.45±0.06	0.015	2.96±0.40	0.926	3.01±0.44	0.922
新工艺高剂量组	15	1.60	0.65±0.12	0.004	0.44±0.06	0.013	0.48±0.07	0.132	3.21±0.39	0.178	3.20±0.36	0.313
新工艺中剂量组	14	0.80	0.65±0.09	0.005	0.45±0.06	0.028	0.48±0.06	0.175	3.08±0.33	0.535	3.11±0.40	0.557
新工艺低剂量组	13	0.40	0.66±0.11	0.015	0.46±0.05	0.106	0.50±0.09	0.410	3.14±0.52	0.363	3.30±1.00	0.152

表3.43 止痛化癥胶囊对子宫肌瘤大鼠子宫直径和长度的影响

Tab.3.43 Influence of Zhitong Huazheng capsule on uterine diameter and length of hysteromyoma rats

因变量	组别	n	均值(x)	标准差(s)	标准误(S_x)	均值的95%置信区间		极小值	极大值
						下限	上限		
子宫根部直径	空白对照组	14	0.50286	0.072157	0.019285	0.46120	0.54452	0.320	0.600
	模型组	15	0.78333	0.158865	0.041019	0.69536	0.87131	0.550	1.200
	桂枝茯苓胶囊组	15	0.73000	0.189737	0.048990	0.62493	0.83507	0.500	1.100

续表

因变量	组别	n	均值（x）	标准差（s）	标准误（Sₓ）	均值的 95% 置信区间		极小值	极大值
						下限	上限		
子宫根部直径	原工艺组	14	0.63571	0.088641	0.023690	0.58453	0.68689	0.500	0.800
	新工艺高剂量组	15	0.64800	0.119176	0.030771	0.58200	0.71400	0.500	0.820
	新工艺中剂量组	14	0.65000	0.087706	0.023440	0.59936	0.70064	0.500	0.800
	新工艺低剂量组	13	0.66538	0.112518	0.031207	0.59739	0.73338	0.550	0.900
	总数	100	0.66110	0.146934	0.014693	0.63195	0.69025	0.320	1.200
左侧子宫角直径	空白对照组	14	0.32429	0.050033	0.013372	0.29540	0.35317	0.200	0.400
	模型组	15	0.50533	0.107229	0.027686	0.44595	0.56471	0.350	0.700
	桂枝茯苓胶囊组	15	0.45667	0.079881	0.020625	0.41243	0.50090	0.350	0.650
	原工艺组	14	0.42429	0.061982	0.016565	0.38850	0.46007	0.330	0.500
	新工艺高剂量组	15	0.44000	0.057321	0.014800	0.40826	0.47174	0.350	0.500
	新工艺中剂量组	14	0.44643	0.063441	0.016955	0.40980	0.48306	0.350	0.600
	新工艺低剂量组	13	0.46154	0.054596	0.015142	0.42855	0.49453	0.350	0.550
	总数	100	0.43760	0.085989	0.008599	0.42054	0.45466	0.200	0.700
右侧子宫角直径	空白对照组	14	0.33786	0.047097	0.012587	0.31066	0.36505	0.250	0.400
	模型组	15	0.52333	0.102446	0.026452	0.46660	0.58007	0.380	0.750
	桂枝茯苓胶囊组	15	0.47400	0.084752	0.021883	0.42707	0.52093	0.350	0.650
	原工艺组	14	0.45286	0.065917	0.017617	0.41480	0.49092	0.350	0.550
	新工艺高剂量组	15	0.48067	0.067238	0.017361	0.44343	0.51790	0.350	0.600
	新工艺中剂量组	14	0.48429	0.064297	0.017184	0.44716	0.52141	0.350	0.600

因变量	组别	n	均值（x）	标准差（s）	标准误（S_x）	均值的 95% 置信区间		极小值	极大值
						下限	上限		
右侧子宫角直径	新工艺低剂量组	13	0.49923	0.090964	0.025229	0.44426	0.55420	0.400	0.700
	总数	100	0.46510	0.092872	0.009287	0.44667	0.48353	0.250	0.750
左侧子宫长度	空白对照组	14	3.90714	0.559484	0.149528	3.58411	4.23018	2.700	5.000
	模型组	15	2.98000	0.479881	0.123905	2.71425	3.24575	2.400	4.300
	桂枝茯苓胶囊组	15	3.03333	0.480575	0.124084	2.76720	3.29947	2.400	4.100
	原工艺组	14	2.96429	0.401166	0.107216	2.73266	3.19591	2.500	3.700
	新工艺高剂量组	15	3.20667	0.388158	0.100222	2.99171	3.42162	2.500	3.800
	新工艺中剂量组	14	3.08571	0.330168	0.088241	2.89508	3.27635	2.500	3.600
	新工艺低剂量组	13	3.13846	0.523670	0.145240	2.82201	3.45491	2.300	3.900
	总数	100	3.18500	0.537178	0.053718	3.07841	3.29159	2.300	5.000
右侧子宫长度	空白对照组	14	4.12857	0.671884	0.179569	3.74064	4.51651	3.300	5.700
	模型组	15	2.99000	0.392883	0.101442	2.77243	3.20757	2.450	4.200
	桂枝茯苓胶囊组	15	3.00667	0.492032	0.127042	2.73419	3.27914	2.500	4.000
	原工艺组	14	3.01071	0.442101	0.118156	2.75545	3.26598	2.300	3.800
	新工艺高剂量组	15	3.20000	0.358569	0.092582	3.00143	3.39857	2.700	3.700
	新工艺中剂量组	14	3.11429	0.397796	0.106315	2.88461	3.34397	2.500	3.800
	新工艺低剂量组	13	3.30000	1.003328	0.278273	2.69370	3.90630	2.400	5.800
	总数	100	3.24400	0.664629	0.066463	3.11212	3.37588	2.300	5.800

表3.44　子宫肌瘤大鼠子宫直径和长度的多重比较

Tab.3.44　Multiple comparisons of uterine diameter and length of hysteromyoma rats

因变量	（I）组别	（J）组别	均值差 （I-J）	标准误 （S_x）	显著性 （P）	95% 置信区间	
						下限	上限
子宫根部 直径	空白对照组	模型组	-0.280476*	0.046846	0.000	-0.37350	-0.18745
		桂枝茯苓胶囊组	-0.227143*	0.046846	0.000	-0.32017	-0.13412
		原工艺组	-0.132857*	0.047647	0.006	-0.22747	-0.03824
		新工艺高剂量组	-0.145143*	0.046846	0.003	-0.23817	-0.05212
		新工艺中剂量组	-0.147143*	0.047647	0.003	-0.24176	-0.05253
		新工艺低剂量组	-0.162527*	0.048555	0.001	-0.25895	-0.06611
	模型组	空白对照组	0.280476*	0.046846	0.000	0.18745	0.37350
		桂枝茯苓胶囊组	0.053333	0.046031	0.250	-0.03808	0.14474
		原工艺组	0.147619*	0.046846	0.002	0.05459	0.24065
		新工艺高剂量组	0.135333*	0.046031	0.004	0.04392	0.22674
		新工艺中剂量组	0.133333*	0.046846	0.005	0.04031	0.22636
		新工艺低剂量组	0.117949*	0.047769	0.015	0.02309	0.21281
	桂枝茯苓 胶囊组	空白对照组	0.227143*	0.046846	0.000	0.13412	0.32017
		模型组	-0.053333	0.046031	0.250	-0.14474	0.03808
		原工艺组	0.094286*	0.046846	0.047	0.00126	0.18731
		新工艺高剂量组	0.082000	0.046031	0.078	-0.00941	0.17341
		新工艺中剂量组	0.080000	0.046846	0.091	-0.01303	0.17303
		新工艺低剂量组	0.064615	0.047769	0.179	-0.03024	0.15948
	原工艺组	空白对照组	0.132857*	0.047647	0.006	0.03824	0.22747
		模型组	-0.147619*	0.046846	0.002	-0.24065	-0.05459
		桂枝茯苓胶囊组	-0.094286*	0.046846	0.047	-0.18731	-0.00126
		新工艺高剂量组	-0.012286	0.046846	0.794	-0.10531	0.08074
		新工艺中剂量组	-0.014286	0.047647	0.765	-0.10890	0.08033
		新工艺低剂量组	-0.029670	0.048555	0.543	-0.12609	0.06675
	新工艺高 剂量组	空白对照组	0.145143*	0.046846	0.003	0.05212	0.23817
		模型组	-0.135333*	0.046031	0.004	-0.22674	-0.04392
		桂枝茯苓胶囊组	-0.082000	0.046031	0.078	-0.17341	0.00941
		原工艺组	0.012286	0.046846	0.794	-0.08074	0.10531
		新工艺中剂量组	-0.002000	0.046846	0.966	-0.09503	0.09103
		新工艺低剂量组	-0.017385	0.047769	0.717	-0.11224	0.07748

续表

因变量	（I）组别	（J）组别	均值差（I−J）	标准误（S_x）	显著性（P）	95% 置信区间 下限	95% 置信区间 上限
子宫根部直径	新工艺中剂量组	空白对照组	0.147143*	0.047647	0.003	0.05253	0.24176
		模型组	−0.133333*	0.046846	0.005	−0.22636	−0.04031
		桂枝茯苓胶囊组	−0.080000	0.046846	0.091	−0.17303	0.01303
		原工艺组	0.014286	0.047647	0.765	−0.08033	0.10890
		新工艺高剂量组	0.002000	0.046846	0.966	−0.09103	0.09503
		新工艺低剂量组	−0.015385	0.048555	0.752	−0.11180	0.08104
	新工艺低剂量组	空白对照组	0.162527*	0.048555	0.001	0.06611	0.25895
		模型组	−0.117949*	0.047769	0.015	−0.21281	−0.02309
		桂枝茯苓胶囊组	−0.064615	0.047769	0.179	−0.15948	0.03024
		原工艺组	0.029670	0.048555	0.543	−0.06675	0.12609
		新工艺高剂量组	0.017385	0.047769	0.717	−0.07748	0.11224
		新工艺中剂量组	0.015385	0.048555	0.752	−0.08104	0.11180
左侧子宫角直径	空白对照组	模型组	−0.181048*	0.026330	0.000	−0.23333	−0.12876
		桂枝茯苓胶囊组	−0.132381*	0.026330	0.000	−0.18467	−0.08009
		原工艺组	−0.100000*	0.026780	0.000	−0.15318	−0.04682
		新工艺高剂量组	−0.115714*	0.026330	0.000	−0.16800	−0.06343
		新工艺中剂量组	−0.122143*	0.026780	0.000	−0.17532	−0.06896
		新工艺低剂量组	−0.137253*	0.027290	0.000	−0.19145	−0.08306
	模型组	空白对照组	0.181048*	0.026330	0.000	0.12876	0.23333
		桂枝茯苓胶囊组	0.048667	0.025872	0.063	−0.00271	0.10004
		原工艺组	0.081048*	0.026330	0.003	0.02876	0.13333
		新工艺高剂量组	0.065333*	0.025872	0.013	0.01396	0.11671
		新工艺中剂量组	0.058905*	0.026330	0.028	0.00662	0.11119
		新工艺低剂量组	0.043795	0.026849	0.106	−0.00952	0.09711
	桂枝茯苓胶囊组	空白对照组	0.132381*	0.026330	0.000	0.08009	0.18467
		模型组	−0.048667	0.025872	0.063	−0.10004	0.00271
		原工艺组	0.032381	0.026330	0.222	−0.01991	0.08467
		新工艺高剂量组	0.016667	0.025872	0.521	−0.03471	0.06804
		新工艺中剂量组	0.010238	0.026330	0.698	−0.04205	0.06252
		新工艺低剂量组	−0.004872	0.026849	0.856	−0.05819	0.04844

续表

因变量	（I）组别	（J）组别	均值差（I-J）	标准误（S_x）	显著性（P）	95% 置信区间	
						下限	上限
左侧子宫角直径	原工艺组	空白对照组	0.100000*	0.026780	0.000	0.04682	0.15318
		模型组	−0.081048*	0.026330	0.003	−0.13333	−0.02876
		桂枝茯苓胶囊组	−0.032381	0.026330	0.222	−0.08467	0.01991
		新工艺高剂量组	−0.015714	0.026330	0.552	−0.06800	0.03657
		新工艺中剂量组	−0.022143	0.026780	0.410	−0.07532	0.03104
		新工艺低剂量组	−0.037253	0.027290	0.176	−0.09145	0.01694
	新工艺高剂量组	空白对照组	0.115714*	0.026330	0.000	0.06343	0.16800
		模型组	−0.065333*	0.025872	0.013	−0.11671	−0.01396
		桂枝茯苓胶囊组	−0.016667	0.025872	0.521	−0.06804	0.03471
		原工艺组	0.015714	0.026330	0.552	−0.03657	0.06800
		新工艺中剂量组	−0.006429	0.026330	0.808	−0.05871	0.04586
		新工艺低剂量组	−0.021538	0.026849	0.424	−0.07485	0.03178
	新工艺中剂量组	空白对照组	0.122143*	0.026780	0.000	0.06896	0.17532
		模型组	−0.058905*	0.026330	0.028	−0.11119	−0.00662
		桂枝茯苓胶囊组	−0.010238	0.026330	0.698	−0.06252	0.04205
		原工艺组	0.022143	0.026780	0.410	−0.03104	0.07532
		新工艺高剂量组	0.006429	0.026330	0.808	−0.04586	0.05871
		新工艺低剂量组	−0.015110	0.027290	0.581	−0.06930	0.03908
	新工艺低剂量组	空白对照组	0.137253*	0.027290	0.000	0.08306	0.19145
		模型组	−0.043795	0.026849	0.106	−0.09711	0.00952
		桂枝茯苓胶囊组	0.004872	0.026849	0.856	−0.04844	0.05819
		原工艺组	0.037253	0.027290	0.176	−0.01694	0.09145
		新工艺高剂量组	0.021538	0.026849	0.424	−0.03178	0.07485
		新工艺中剂量组	0.015110	0.027290	0.581	−0.03908	0.06930

续表

因变量	（I）组别	（J）组别	均值差（I-J）	标准误（S_x）	显著性（P）	95% 置信区间	
						下限	上限
右侧子宫角直径	空白对照组	模型组	−0.185476*	0.028556	0.000	−0.24218	−0.12877
		桂枝茯苓胶囊组	−0.136143*	0.028556	0.000	−0.19285	−0.07944
		原工艺组	−0.115000*	0.029044	0.000	−0.17268	−0.05732
		新工艺高剂量组	−0.142810*	0.028556	0.000	−0.19952	−0.08610
		新工艺中剂量组	−0.146429*	0.029044	0.000	−0.20410	−0.08875
		新工艺低剂量组	−0.161374*	0.029597	0.000	−0.22015	−0.10260
	模型组	空白对照组	0.185476*	0.028556	0.000	0.12877	0.24218
		桂枝茯苓胶囊组	0.049333	0.028059	0.082	−0.00639	0.10505
		原工艺组	0.070476*	0.028556	0.015	0.01377	0.12718
		新工艺高剂量组	0.042667	0.028059	0.132	−0.01305	0.09839
		新工艺中剂量组	0.039048	0.028556	0.175	−0.01766	0.09575
		新工艺低剂量组	0.024103	0.029118	0.410	−0.03372	0.08193
	桂枝茯苓胶囊组	空白对照组	0.136143*	0.028556	0.000	0.07944	0.19285
		模型组	−0.049333	0.028059	0.082	−0.10505	0.00639
		原工艺组	0.021143	0.028556	0.461	−0.03556	0.07785
		新工艺高剂量组	−0.006667	0.028059	0.813	−0.06239	0.04905
		新工艺中剂量组	−0.010286	0.028556	0.720	−0.06699	0.04642
		新工艺低剂量组	−0.025231	0.029118	0.388	−0.08305	0.03259
	原工艺组	空白对照组	0.115000*	0.029044	0.000	0.05732	0.17268
		模型组	−0.070476*	0.028556	0.015	−0.12718	−0.01377
		桂枝茯苓胶囊组	−0.021143	0.028556	0.461	−0.07785	0.03556
		新工艺高剂量组	−0.027810	0.028556	0.333	−0.08452	0.02890
		新工艺中剂量组	−0.031429	0.029044	0.282	−0.08910	0.02625
		新工艺低剂量组	−0.046374	0.029597	0.121	−0.10515	0.01240

续表

因变量	（I）组别	（J）组别	均值差（I-J）	标准误（S_x）	显著性（P）	95% 置信区间	
						下限	上限
右侧子宫角直径	新工艺高剂量组	空白对照组	0.142810*	0.028556	0.000	0.08610	0.19952
		模型组	−0.042667	0.028059	0.132	−0.09839	0.01305
		桂枝茯苓胶囊组	0.006667	0.028059	0.813	−0.04905	0.06239
		原工艺组	0.027810	0.028556	0.333	−0.02890	0.08452
		新工艺中剂量组	−0.003619	0.028556	0.899	−0.06032	0.05309
		新工艺低剂量组	−0.018564	0.029118	0.525	−0.07639	0.03926
	新工艺中剂量组	空白对照组	0.146429*	0.029044	0.000	0.08875	0.20410
		模型组	−0.039048	0.028556	0.175	−0.09575	0.01766
		桂枝茯苓胶囊组	0.010286	0.028556	0.720	−0.04642	0.06699
		原工艺组	0.031429	0.029044	0.282	−0.02625	0.08910
		新工艺高剂量组	0.003619	0.028556	0.899	−0.05309	0.06032
		新工艺低剂量组	−0.014945	0.029597	0.615	−0.07372	0.04383
	新工艺低剂量组	空白对照组	0.161374*	0.029597	0.000	0.10260	0.22015
		模型组	−0.024103	0.029118	0.410	−0.08193	0.03372
		桂枝茯苓胶囊组	0.025231	0.029118	0.388	−0.03259	0.08305
		原工艺组	0.046374	0.029597	0.121	−0.01240	0.10515
		新工艺高剂量组	0.018564	0.029118	0.525	−0.03926	0.07639
		新工艺中剂量组	0.014945	0.029597	0.615	−0.04383	0.07372
左侧子宫长度	空白对照组	模型组	0.927143*	0.169884	0.000	0.58979	1.26450
		桂枝茯苓胶囊组	0.873810*	0.169884	0.000	0.53645	1.21116
		原工艺组	0.942857*	0.172788	0.000	0.59973	1.28598
		新工艺高剂量组	0.700476*	0.169884	0.000	0.36312	1.03783
		新工艺中剂量组	0.821429*	0.172788	0.000	0.47831	1.16455
		新工艺低剂量组	0.768681*	0.176079	0.000	0.41902	1.11834

续表

因变量	（I）组别	（J）组别	均值差（I-J）	标准误（S_x）	显著性（P）	95% 置信区间	
						下限	上限
左侧子宫长度	模型组	空白对照组	−0.927143*	0.169884	0.000	−1.26450	−0.58979
		桂枝茯苓胶囊组	−0.053333	0.166929	0.750	−0.38482	0.27815
		原工艺组	0.015714	0.169884	0.926	−0.32164	0.35307
		新工艺高剂量组	−0.226667	0.166929	0.178	−0.55815	0.10482
		新工艺中剂量组	−0.105714	0.169884	0.535	−0.44307	0.23164
		新工艺低剂量组	−0.158462	0.173230	0.363	−0.50246	0.18554
	桂枝茯苓胶囊组	空白对照组	−0.873810*	0.169884	0.000	−1.21116	−0.53645
		模型组	0.053333	0.166929	0.750	−0.27815	0.38482
		原工艺组	0.069048	0.169884	0.685	−0.26831	0.40640
		新工艺高剂量组	−0.173333	0.166929	0.302	−0.50482	0.15815
		新工艺中剂量组	−0.052381	0.169884	0.759	−0.38974	0.28497
		新工艺低剂量组	−0.105128	0.173230	0.545	−0.44913	0.23887
	原工艺组	空白对照组	−0.942857*	0.172788	0.000	−1.28598	−0.59973
		模型组	−0.015714	0.169884	0.926	−0.35307	0.32164
		桂枝茯苓胶囊组	−0.069048	0.169884	0.685	−0.40640	0.26831
		新工艺高剂量组	−0.242381	0.169884	0.157	−0.57974	0.09497
		新工艺中剂量组	−0.121429	0.172788	0.484	−0.46455	0.22169
		新工艺低剂量组	−0.174176	0.176079	0.325	−0.52383	0.17548
	新工艺高剂量组	空白对照组	−0.700476*	0.169884	0.000	−1.03783	−0.36312
		模型组	0.226667	0.166929	0.178	−0.10482	0.55815
		桂枝茯苓胶囊组	0.173333	0.166929	0.302	−0.15815	0.50482
		原工艺组	0.242381	0.169884	0.157	−0.09497	0.57974
		新工艺中剂量组	0.120952	0.169884	0.478	−0.21640	0.45831
		新工艺低剂量组	0.068205	0.173230	0.695	−0.27580	0.41221

因变量	（Ⅰ）组别	（J）组别	均值差（I-J）	标准误（S_x）	显著性（P）	95% 置信区间 下限	上限
左侧子宫长度	新工艺中剂量组	空白对照组	−0.821429*	0.172788	0.000	−1.16455	−0.47831
		模型组	0.105714	0.169884	0.535	−0.23164	0.44307
		桂枝茯苓胶囊组	0.052381	0.169884	0.759	−0.28497	0.38974
		原工艺组	0.121429	0.172788	0.484	−0.22169	0.46455
		新工艺高剂量组	−0.120952	0.169884	0.478	−0.45831	0.21640
		新工艺低剂量组	−0.052747	0.176079	0.765	−0.40241	0.29691
	新工艺低剂量组	空白对照组	−0.768681*	0.176079	0.000	−1.11834	−0.41902
		模型组	0.158462	0.173230	0.363	−0.18554	0.50246
		桂枝茯苓胶囊组	0.105128	0.173230	0.545	−0.23887	0.44913
		原工艺组	0.174176	0.176079	0.325	−0.17548	0.52383
		新工艺高剂量组	−0.068205	0.173230	0.695	−0.41221	0.27580
		新工艺中剂量组	0.052747	0.176079	0.765	−0.29691	0.40241
右侧子宫长度	空白对照组	模型组	1.138571*	0.210698	0.000	0.72017	10.55698
		桂枝茯苓胶囊组	1.121905*	0.210698	0.000	0.70350	1.54031
		原工艺组	1.117857*	0.214300	0.000	0.69230	1.54342
		新工艺高剂量组	0.928571*	0.210698	0.000	0.51017	1.34698
		新工艺中剂量组	1.014286*	0.214300	0.000	0.58873	1.43984
		新工艺低剂量组	0.828571*	0.218383	0.000	0.39491	1.26224
	模型组	空白对照组	−1.138571*	0.210698	0.000	−1.55698	−0.72017
		桂枝茯苓胶囊组	−0.016667	0.207034	0.936	−0.42779	0.39446
		原工艺组	−0.020714	0.210698	0.922	−0.43912	0.39769
		新工艺高剂量组	−0.210000	0.207034	0.313	−0.62113	0.20113
		新工艺中剂量组	−0.124286	0.210698	0.557	−0.54269	0.29412
		新工艺低剂量组	−0.310000	0.214849	0.152	−0.73665	0.11665

续表

因变量	（I）组别	（J）组别	均值差（I-J）	标准误（S_x）	显著性（P）	95% 置信区间	
						下限	上限
右侧子宫长度	桂枝茯苓胶囊组	空白对照组	−1.121905*	0.210698	0.000	−1.54031	−0.70350
		模型组	0.016667	0.207034	0.936	−0.39446	0.42779
		原工艺组	−0.004048	0.210698	0.985	−0.42245	0.41436
		新工艺高剂量组	−0.193333	0.207034	0.353	−0.60446	0.21779
		新工艺中剂量组	−0.107619	0.210698	0.611	−0.52602	0.31079
		新工艺低剂量组	−0.293333	0.214849	0.175	−0.71998	0.13331
	原工艺组	空白对照组	−1.117857*	0.214300	0.000	−1.54342	−0.69230
		模型组	0.020714	0.210698	0.922	−0.39769	0.43912
		桂枝茯苓胶囊组	0.004048	0.210698	0.985	−0.41436	0.42245
		新工艺高剂量组	−0.189286	0.210698	0.371	−0.60769	0.22912
		新工艺中剂量组	−0.103571	0.214300	0.630	−0.52913	0.32199
		新工艺低剂量组	−0.289286	0.218383	0.189	−0.72295	0.14438
	新工艺高剂量组	空白对照组	−0.928571*	0.210698	0.000	−1.34698	−0.51017
		模型组	0.210000	0.207034	0.313	−0.20113	0.62113
		桂枝茯苓胶囊组	0.193333	0.207034	0.353	−0.21779	0.60446
		原工艺组	0.189286	0.210698	0.371	−0.22912	0.60769
		新工艺中剂量组	0.085714	0.210698	0.685	−0.33269	0.50412
		新工艺低剂量组	−0.100000	0.214849	0.643	−0.52665	0.32665
	新工艺中剂量组	空白对照组	−1.014286*	0.214300	0.000	−1.43984	−0.58873
		模型组	0.124286	0.210698	0.557	−0.29412	0.54269
		桂枝茯苓胶囊组	0.107619	0.210698	0.611	−0.31079	0.52602
		原工艺组	0.103571	0.214300	0.630	−0.32199	0.52913
		新工艺高剂量组	−0.085714	0.210698	0.685	−0.50412	0.33269
		新工艺低剂量组	−0.185714	0.218383	0.397	−0.61938	0.24795

续表

因变量	（I）组别	（J）组别	均值差（I-J）	标准误（S_x）	显著性（P）	95% 置信区间	
						下限	上限
右侧子宫长度	新工艺低剂量组	空白对照组	-0.828571*	0.218383	0.000	-1.26224	-0.39491
		模型组	0.310000	0.214849	0.152	-0.11665	0.73665
		桂枝茯苓胶囊组	0.293333	0.214849	0.175	-0.13331	0.71998
		原工艺组	0.289286	0.218383	0.189	-0.14438	0.72295
		新工艺高剂量组	0.100000	0.214849	0.643	-0.32665	0.52665
		新工艺中剂量组	0.185714	0.218383	0.397	-0.24795	0.61938

*均值差的显著性水平$P < 0.05$。

③ 对子宫肌瘤大鼠血流变学的影响

• 全血黏度低切值：止痛化癥胶囊新工艺高、中剂量组明显降低大鼠全血黏度低切值，与模型组比较有明显差异。各给药组与空白对照组比较均有显著差异。各给药组组间比较无明显差异。

• 全血黏度中切值：止痛化癥胶囊新工艺高剂量、中剂量组有降低子宫肌瘤大鼠全血黏度中切值趋势，与模型组比较无明显差异。止痛化癥胶囊新工艺高剂量、中剂量组与空白对照组比较均有显著差异。其他组与对照组比较无明显差异。止痛化癥胶囊新工艺高剂量、中剂量组与低剂量组比较均有显著差异，其他各给药组组间比较无明显差异。

• 全血黏度高切值：桂枝茯苓胶囊组、止痛化癥胶囊原工艺组和新工艺高剂量、中剂量、低剂量组对大鼠全血黏度高切值无明显影响，与模型组比较无明显差异。其他各组与空白对照组比较均有明显和显著差异。止痛化癥胶囊新工艺低剂量组与高剂量、中剂量组组间比较有明显差异。其他各给药组组间比较无明显差异。

• 血浆黏度：模型组大鼠血浆黏度显著增高，与空白对照组比较有显著差异。桂枝茯苓胶囊组、止痛化癥胶囊新工艺高剂量、中剂量组明显降低大鼠血浆黏度值，与模型组比较有明显和显著差异。各给药组组间比较无明显差异。桂枝茯苓胶囊组、止痛化癥胶囊原工艺组和新工艺低剂量与空白对照组比较，均有明显差异。其他组组间比较无明显差异。

结果见表3.45 ～ 表3.47。

表3.45　止痛化癥胶囊对子宫肌瘤大鼠血流变的影响

Tab.3.45　Effect of Zhitong Huazheng capsule on hemorheology of hysteromyoma rats

组别	动物数/只	剂量/（g生药/kg）	低切（10S⁻¹）		中切（60S⁻¹）		高切（150S⁻¹）		血浆黏度（120S⁻¹）	
			/mPa·s	P	/mPa·s	P	/mPa·s	P	/mPa·s	P
空白对照组	14	—	5.77±0.39	0.042	4.00±0.34	0.386	3.56±0.27	0.021	1.51±0.11	0.000
模型组	15	—	5.29±1.02	—	3.86±0.66	—	3.32±0.43	—	1.72±0.16	—
桂枝茯苓胶囊组	15	0.94	5.01±0.59	0.230	3.72±0.28	0.400	3.34±0.24	0.809	1.62±0.08	0.041
原工艺组	14	1.60	4.93±0.42	0.123	3.69±0.15	0.311	3.35±0.12	0.774	1.64±0.12	0.142
新工艺高剂量组	15	1.60	4.80±0.59	0.034	3.58±0.25	0.094	3.24±0.18	0.431	1.59±0.09	0.010
新工艺中剂量组	13	0.80	4.62±0.51*	0.006	3.55±0.24	0.075	3.26±0.17	0.561	1.60±0.11	0.021
新工艺低剂量组	13	0.40	5.07±0.62	0.351	4.02±0.82	0.350	3.47±0.36	0.145	1.63±0.19	0.074

注：中剂量组麻醉死亡一只。

表3.46　止痛化癥胶囊对子宫肌瘤大鼠血流变的影响

Tab.3.46　Effect of Zhitong Huazheng capsule on hemorheology of hysteromyoma rats

因变量	组别	n	均值（$\bar{x}$）	标准差（s）	标准误（S_x）	均值的95%置信区间		极小值	极大值
						下限	上限		
低切（10S⁻¹）	空白对照组	14	5.77050	0.391579	0.104654	5.54441	5.99659	5.054	6.616
	模型组	15	5.29033	1.017894	0.262819	4.72664	5.85402	4.038	7.353
	桂枝茯苓胶囊组	15	5.01380	0.591638	0.152760	4.68616	5.34144	4.357	6.625
	原工艺组	14	4.92743	0.415190	0.110964	4.68771	5.16715	4.315	5.482
	新工艺高剂量组	15	4.79727	0.586654	0.151474	4.47239	5.12215	3.914	5.824
	新工艺中剂量组	13	4.62592	0.506248	0.140408	4.32000	4.93185	3.779	5.412
	新工艺低剂量组	13	5.06754	0.620770	0.172171	4.69241	5.44267	3.677	5.776
	总数	99	5.07381	0.698149	0.070167	4.93456	5.21305	3.677	7.353

续表

因变量	组别	n	均值（x̄）	标准差（s）	标准误（Sₓ）	均值的 95% 置信区间 下限	均值的 95% 置信区间 上限	极小值	极大值
中切（60S⁻¹）	空白对照组	14	4.00500	0.340165	0.090913	3.80859	4.20141	3.060	4.421
	模型组	15	3.85927	0.665776	0.171903	3.49057	4.22796	3.255	6.012
	桂枝茯苓胶囊组	15	3.72020	0.278940	0.072022	3.56573	3.87467	3.358	4.332
	原工艺组	14	3.68886	0.151827	0.040578	3.60119	3.77652	3.409	3.941
	新工艺高剂量组	15	3.58067	0.247329	0.063860	3.44370	3.71763	3.107	4.058
	新工艺中剂量组	13	3.55146	0.240948	0.066827	3.40586	3.69707	3.117	3.962
	新工艺低剂量组	13	4.01962	0.817216	0.226655	3.52578	4.51345	3.189	6.487
	总数	99	3.77313	0.470081	0.047245	3.67938	3.86689	3.060	6.487
高切（150S⁻¹）	空白对照组	14	3.55579	0.270905	0.072403	3.39937	3.71220	2.825	3.972
	模型组	15	3.31733	0.429712	0.110951	3.07937	3.55530	3.003	4.741
	桂枝茯苓胶囊组	15	3.34153	0.238449	0.061567	3.20948	3.47358	3.078	4.013
	原工艺组	14	3.34650	0.115379	0.030836	3.27988	3.41312	3.119	3.470
	新工艺高剂量组	15	3.23847	0.175943	0.045428	3.14103	3.33590	2.907	3.527
	新工艺中剂量组	13	3.25708	0.171422	0.047544	3.15349	3.36067	2.881	3.560
	新工艺低剂量组	13	3.46938	0.359717	0.099767	3.25201	3.68676	2.961	4.359
	总数	99	3.35895	0.284522	0.028595	3.30220	3.41570	2.825	4.741
血浆黏度（120S⁻¹）	空白对照组	14	1.51321	0.110414	0.029509	1.44946	1.57697	1.399	1.716
	模型组	15	1.71580	0.159532	0.041191	1.62745	1.80415	1.504	1.987
	桂枝茯苓胶囊组	15	1.61920	0.081742	0.021106	1.57393	1.66447	1.509	1.738
	原工艺组	14	1.64571	0.116660	0.031179	1.57836	1.71307	1.522	1.982
	新工艺高剂量组	15	1.59407	0.088569	0.022868	1.54502	1.64311	1.459	1.789
	新工艺中剂量组	13	1.60277	0.110763	0.030720	1.53584	1.66970	1.486	1.899
	新工艺低剂量组	13	1.62854	0.194302	0.053890	1.51112	1.74595	1.076	1.862
	总数	99	1.61786	0.136141	0.013683	1.59071	1.64501	1.076	1.987

表3.47　子宫肌瘤大鼠血流变的多重比较

Tab.3.47　**Multiple comparisons of hemorheology of hysteromyoma rats**

因变量	（I）组别	（J）组别	均值差（I-J）	标准误（S_x）	显著性（P）	95% 置信区间	
						下限	上限
低切 （$10S^{-1}$）	空白对照组	模型组	0.480167*	0.232970	0.042	0.01747	0.94286
		桂枝茯苓胶囊组	0.756700*	0.232970	0.002	0.29400	1.21940
		原工艺组	0.843071*	0.236952	0.001	0.37246	1.31368
		新工艺高剂量组	0.973233*	0.232970	0.000	0.51054	1.43593
		新工艺中剂量组	1.144577*	0.241466	0.000	0.66500	1.62415
		新工艺低剂量组	0.702962*	0.241466	0.005	0.22339	1.18253
	模型组	空白对照组	−0.480167*	0.232970	0.042	−0.94286	−0.01747
		桂枝茯苓胶囊组	0.276533	0.228918	0.230	−0.17812	0.73118
		原工艺组	0.362905	0.232970	0.123	−0.09979	0.82560
		新工艺高剂量组	0.493067*	0.228918	0.034	0.03842	0.94772
		新工艺中剂量组	0.664410*	0.237559	0.006	0.19260	1.13622
		新工艺低剂量组	0.222795	0.237559	0.351	−0.24902	0.69461
	桂枝茯苓胶囊组	空白对照组	−0.756700*	0.232970	0.002	−1.21940	−0.29400
		模型组	−0.276533	0.228918	0.230	−0.73118	0.17812
		原工艺组	0.086371	0.232970	0.712	−0.37633	0.54907
		新工艺高剂量组	0.216533	0.228918	0.347	−0.23812	0.67118
		新工艺中剂量组	0.387877	0.237559	0.106	−0.08394	0.85969
		新工艺低剂量组	−0.053738	0.237559	0.822	−0.52555	0.41807

续表

因变量	(I)组别	(J)组别	均值差(I-J)	标准误（S_x）	显著性（P）	95% 置信区间	
						下限	上限
低切 （$10S^{-1}$）	原工艺组	空白对照组	-0.843071[*]	0.236952	0.001	-1.31368	-0.37246
		模型组	-0.362905	0.232970	0.123	-0.82560	0.09979
		桂枝茯苓胶囊组	-0.086371	0.232970	0.712	-0.54907	0.37633
		新工艺高剂量组	0.130162	0.232970	0.578	-0.33254	0.59286
		新工艺中剂量组	0.301505	0.241466	0.215	-0.17807	0.78108
		新工艺低剂量组	-0.140110	0.241466	0.563	-0.61968	0.33946
	新工艺高剂量组	空白对照组	-0.973233[*]	0.232970	0.000	-1.43593	-0.51054
		模型组	-0.493067[*]	0.228918	0.034	-0.94772	-0.03842
		桂枝茯苓胶囊组	-0.216533	0.228918	0.347	-0.67118	0.23812
		原工艺组	-0.130162	0.232970	0.578	-0.59286	0.33254
		新工艺中剂量组	0.171344	0.237559	0.473	-0.30047	0.64316
		新工艺低剂量组	-0.270272	0.237559	0.258	-0.74208	0.20154
	新工艺中剂量组	空白对照组	-1.144577[*]	0.241466	0.000	-1.62415	-0.66500
		模型组	-0.664410[*]	0.237559	0.006	-1.13622	-0.19260
		桂枝茯苓胶囊组	-0.387877	0.237559	0.106	-0.85969	0.08394
		原工艺组	-0.301505	0.241466	0.215	-0.78108	0.17807
		新工艺高剂量组	-0.171344	0.237559	0.473	-0.64316	0.30047
		新工艺低剂量组	-0.441615	0.245897	0.076	-0.92999	0.04676

续表

因变量	(I)组别	(J)组别	均值差(I-J)	标准误(S_x)	显著性(P)	95% 置信区间	
						下限	上限
低切 （10S^{-1}）	新工艺低剂量组	空白对照组	−0.702962*	0.241466	0.005	−1.18253	−0.22339
		模型组	−0.222795	0.237559	0.351	−0.69461	0.24902
		桂枝茯苓胶囊组	0.053738	0.237559	0.822	−0.41807	0.52555
		原工艺组	0.140110	0.241466	0.563	−0.33946	0.61968
		新工艺高剂量组	0.270272	0.237559	0.258	−0.20154	0.74208
		新工艺中剂量组	0.441615	0.245897	0.076	−0.04676	0.92999
中切 （60S^{-1}）	空白对照组	模型组	0.145733	0.167387	0.386	−0.18671	0.47818
		桂枝茯苓胶囊组	0.284800	0.167387	0.092	−0.04764	0.61724
		原工艺组	0.316143	0.170248	0.067	−0.02198	0.65427
		新工艺高剂量组	0.042433*	0.167387	0.013	0.09189	0.75678
		新工艺中剂量组	0.453538*	0.173491	0.010	0.10897	0.79811
		新工艺低剂量组	−0.014615	0.173491	0.933	−0.35918	0.32995
	模型组	空白对照组	−0.145733	0.167387	0.386	−0.47818	0.18671
		桂枝茯苓胶囊组	0.139067	0.164475	0.400	−0.18760	0.46573
		原工艺组	0.170410	0.167387	0.311	−0.16204	0.50285
		新工艺高剂量组	0.278600	0.164475	0.094	−0.04806	0.60526
		新工艺中剂量组	0.307805	0.170684	0.075	−0.03119	0.64680
		新工艺低剂量组	−0.160349	0.170684	0.350	−0.49934	0.17864

续表

因变量	（Ⅰ）组别	（J）组别	均值差（I-J）	标准误（S_x）	显著性（P）	95% 置信区间	
						下限	上限
中切 （60S^{-1}）	桂枝茯苓 胶囊组	空白对 照组	−0.284800	0.167387	0.092	−0.61724	0.04764
		模型组	−0.139067	0.164475	0.400	−0.46573	0.18760
		原工艺组	0.031343	0.167387	0.852	−0.30110	0.36379
		新工艺高 剂量组	0.139533	0.164475	0.398	−0.18713	0.46620
		新工艺中 剂量组	0.168738	0.170684	0.325	−0.17026	0.50773
		新工艺低 剂量组	−0.299415	0.170684	0.083	−0.63841	0.03958
	原工艺组	空白对 照组	−0.316143	0.170248	0.067	−0.65427	0.02198
		模型组	−0.170410	0.167387	0.311	−0.50285	0.16204
		桂枝茯苓 胶囊组	−0.031343	0.167387	0.852	−0.36379	0.30110
		新工艺高 剂量组	0.108190	0.167387	0.520	−0.22425	0.44064
		新工艺中 剂量组	0.137396	0.173491	0.430	−0.20717	0.48196
		新工艺低 剂量组	−0.330758	0.173491	0.060	−0.67533	0.01381
	新工艺高 剂量组	空白对 照组	−0.424333*	0.167387	0.013	−0.75678	−0.09189
		模型组	−0.278600	0.164475	0.094	−0.60526	0.04806
		桂枝茯苓 胶囊组	−0.139533	0.164475	0.398	−0.46620	0.18713
		原工艺组	−0.108190	0.167387	0.520	−0.44064	0.22425
		新工艺中 剂量组	0.029205	0.170684	0.865	−0.30979	0.36820
		新工艺低 剂量组	−0.438949*	0.170684	0.012	−0.77794	−0.09996

续表

因变量	（I）组别	（J）组别	均值差（I-J）	标准误（S_x）	显著性（P）	95% 置信区间	
						下限	上限
中切 （60S^{-1}）	新工艺中 剂量组	空白对照组	−0.453538*	0.173491	0.010	−0.79811	−0.10897
		模型组	−0.307805	0.170684	0.075	−0.64680	0.03119
		桂枝茯苓胶囊组	−0.168738	0.170684	0.325	−0.50773	0.17026
		原工艺组	−0.137396	0.173491	0.430	−0.48196	0.20717
		新工艺高剂量组	−0.029205	0.170684	0.865	−0.36820	0.30979
		新工艺低剂量组	−0.468154*	0.176675	0.009	−0.81905	−0.11726
	新工艺低剂量组	空白对照组	0.014615	0.173491	0.933	−0.32995	0.35918
		模型组	0.160349	0.170684	0.350	−0.17864	0.49934
		桂枝茯苓胶囊组	0.299415	0.170684	0.083	−0.03958	0.63841
		原工艺组	0.330758	0.173491	0.060	−0.01381	0.67533
		新工艺高剂量组	0.438949*	0.170684	0.012	0.09996	0.77794
		新工艺中剂量组	0.468154*	0.176675	0.009	0.11726	0.81905
高切 （150S^{-1}）	空白对照组	模型组	0.238452*	0.101379	0.021	0.03711	0.43980
		桂枝茯苓胶囊组	0.214252*	0.101379	0.037	0.01291	0.41560
		原工艺组	0.209286*	0.103112	0.045	0.00450	0.41407
		新工艺高剂量组	0.317319*	0.101379	0.002	0.11597	0.51867
		新工艺中剂量组	0.298709*	0.105076	0.006	0.09002	0.50740
		新工艺低剂量组	0.086401	0.105076	0.413	−0.12229	0.29509

续表

因变量	（I）组别	（J）组别	均值差（I-J）	标准误（S_x）	显著性（P）	95% 置信区间	
						下限	上限
高切（150S^{-1}）	模型组	空白对照组	−0.238452*	0.101379	0.021	−0.43980	−0.03711
		桂枝茯苓胶囊组	−0.024200	0.099615	0.809	−0.22204	0.17364
		原工艺组	−0.029167	0.101379	0.774	−0.23051	0.17218
		新工艺高剂量组	0.078867	0.099615	0.431	−0.11898	0.27671
		新工艺中剂量组	0.060256	0.103376	0.561	−0.14506	0.26557
		新工艺低剂量组	−0.152051	00.103376	0.145	−0.35736	0.05326
	桂枝茯苓胶囊组	空白对照组	−0.214252*	0.101379	0.037	−0.41560	−0.01291
		模型组	0.024200	0.099615	0.809	−0.17364	0.22204
		原工艺组	−0.004967	0.101379	0.961	−0.20631	0.19638
		新工艺高剂量组	0.103067	0.099615	0.304	−0.09478	0.30091
		新工艺中剂量组	0.084456	0.103376	0.416	−0.12086	0.28977
		新工艺低剂量组	−0.127851	0.103376	0.219	−0.33316	0.07746
	原工艺组	空白对照组	−0.209286*	0.103112	0.045	−0.41407	−0.00450
		模型组	0.029167	0.101379	0.774	−0.17218	0.23051
		桂枝茯苓胶囊组	0.004967	0.101379	0.961	−0.19638	0.20631
		新工艺高剂量组	0.108033	0.101379	0.289	−0.09331	0.30938
		新工艺中剂量组	0.089423	0.105076	0.397	−0.11927	0.29811
		新工艺低剂量组	−0.122885	0.105076	0.245	−0.33157	0.08581

因变量	（I）组别	（J）组别	均值差(I–J)	标准误（S_x）	显著性（P）	95% 置信区间	
						下限	上限
高切 （150S^{-1}）	新工艺高 剂量组	空白对照 组	−0.317319*	0.101379	0.002	−0.51867	−0.11597
		模型组	−0.078867	0.099615	0.431	−0.27671	0.11898
		桂枝茯苓 胶囊组	−0.103067	0.099615	0.304	−0.30091	0.09478
		原工艺组	−0.108033	0.101379	0.289	−0.30938	0.09331
		新工艺中 剂量组	−0.018610	0.103376	0.858	−0.22392	0.18670
		新工艺低 剂量组	−0.230918*	0.103376	0.028	−0.43623	−0.02560
	新工艺中 剂量组	空白对照 组	−0.298709*	0.105076	0.006	−0.50740	−0.09002
		模型组	−0.060256	0.103376	0.561	−0.26557	0.14506
		桂枝茯苓 胶囊组	−0.084456	0.103376	0.416	−0.28977	0.12086
		原工艺组	−0.089423	0.105076	0.397	−0.29811	0.11927
		新工艺高 剂量组	0.018610	0.103376	0.858	−0.18670	0.22392
		新工艺低 剂量组	−0.212308	0.107004	0.050	−0.42483	0.00021
	新工艺低 剂量组	空白对照 组	−0.086401	0.105076	0.413	−0.29509	0.12229
		模型组	0.152051	0.103376	0.145	−0.05326	0.35736
		桂枝茯苓 胶囊组	0.127851	0.103376	0.219	−0.07746	0.33316
		原工艺组	0.122885	0.105076	0.245	−0.08581	0.33157
		新工艺高 剂量组	0.230918*	0.103376	0.028	0.02560	0.43623
		新工艺中 剂量组	0.212308	0.107004	0.050	−0.00021	0.42483

续表

因变量	（I）组别	（J）组别	均值差（I-J）	标准误（S_x）	显著性（P）	95% 置信区间	
						下限	上限
血浆黏度（120S^{-1}）	空白对照组	模型组	−0.202586*	0.047377	0.000	−0.29668	−0.10849
		桂枝茯苓胶囊组	−0.105986*	0.047377	0.028	−0.20008	−0.01189
		原工艺组	−0.132500*	0.048187	0.007	−0.22820	−0.03680
		新工艺高剂量组	−0.080852	0.047377	0.091	−0.17495	0.01324
		新工艺中剂量组	−0.089555	0.049105	0.071	−0.18708	0.00797
		新工艺低剂量组	−0.115324*	0.049105	0.021	−0.21285	−0.01780
	模型组	空白对照组	0.202586*	0.047377	0.000	0.10849	0.29668
		桂枝茯苓胶囊组	0.096600*	0.046553	0.041	0.00414	0.18906
		原工艺组	0.070086	0.047377	0.142	−0.02401	0.16418
		新工艺高剂量组	0.121733*	0.046553	0.010	0.02928	0.21419
		新工艺中剂量组	0.113031*	0.048310	0.021	0.01708	0.20898
		新工艺低剂量组	0.087262	0.048310	0.074	−0.00869	0.18321
	桂枝茯苓胶囊组	空白对照组	0.105986*	0.047377	0.028	0.01189	0.20008
		模型组	−0.096600*	0.046553	0.041	−0.18906	−0.00414
		原工艺组	−0.026514	0.047377	0.577	−0.12061	0.06758
		新工艺高剂量组	0.025133	0.046553	0.591	−0.06732	0.11759
		新工艺中剂量组	0.016431	0.048310	0.735	−0.07952	0.11238
		新工艺低剂量组	−0.009338	0.048310	0.847	−0.10529	0.08661

因变量	（I）组别	（J）组别	均值差（I-J）	标准误（S_x）	显著性（P）	95% 置信区间	
						下限	上限
血浆黏度（120S^{-1}）	原工艺组	空白对照组	0.132500*	0.048187	0.007	0.03680	0.22820
		模型组	−0.070086	0.047377	0.142	−0.16418	0.02401
		桂枝茯苓胶囊组	0.026514	0.047377	0.577	−0.06758	0.12061
		新工艺高剂量组	0.051648	0.047377	0.278	−0.04245	0.14574
		新工艺中剂量组	0.042945	0.049105	0.384	−0.05458	0.14047
		新工艺低剂量组	0.017176	0.049105	0.727	−0.08035	0.11470
	新工艺高剂量组	空白对照组	0.080852	0.047377	0.091	−0.01324	0.17495
		模型组	−0.121733*	0.046553	0.010	−0.21419	−0.02928
		桂枝茯苓胶囊组	−0.025133	0.046553	0.591	−0.11759	0.06732
		原工艺组	−0.051648	0.047377	0.278	−0.14574	0.04245
		新工艺中剂量组	−0.008703	0.048310	0.857	−0.10465	0.08725
		新工艺低剂量组	−0.034472	0.048310	0.477	−0.13042	0.06148
	新工艺中剂量组	空白对照组	0.089555	0.049105	0.071	−0.00797	0.18708
		模型组	−0.113031*	0.048310	0.021	−0.20898	−0.01708
		桂枝茯苓胶囊组	−0.016431	0.048310	0.735	−0.11238	0.07952
		原工艺组	−0.042945	0.049105	0.384	−0.14047	0.05458
		新工艺高剂量组	0.008703	0.048310	0.857	−0.08725	0.10465
		新工艺低剂量组	−0.025769	0.050006	0.608	−0.12508	0.07355

续表

因变量	（I）组别	（J）组别	均值差（I-J）	标准误（S_x）	显著性（P）	95% 置信区间	
						下限	上限
血浆黏度 （120S^{-1}）	新工艺低 剂量组	空白对照 组	0.115324*	0.049105	0.021	0.01780	0.21285
		模型组	−0.087262	0.048310	0.074	−0.18321	0.00869
		桂枝茯苓 胶囊组	0.009338	0.048310	0.847	−0.08661	0.10529
		原工艺组	−0.017176	0.049105	0.727	−0.11470	0.08035
		新工艺高 剂量组	0.034472	0.048310	0.477	−0.06148	0.13042
		新工艺中 剂量组	0.025769	0.050006	0.608	−0.07355	0.12508

*均值差的显著性水平为 $P < 0.05$。

④ 对子宫肌瘤大鼠雌二醇、孕酮、血管内皮生长因子、转化生长因子-β、肿瘤坏死因子-α含量的影响

a. 雌二醇：模型组雌二醇含量高于空白对照组，但二者比较无明显差异。桂枝茯苓胶囊组、止痛化癥胶囊原工艺组、止痛化癥胶囊新工艺高剂量、中剂量、低剂量组雌二醇含量明显低于模型组，组间比较有显著差异。新工艺高剂量组与原工艺组比较有明显差异，其他各给药组组间比较无明显差异。桂枝茯苓胶囊组、新工艺高剂量、中剂量组与空白对照组比较有明显差异。

b. 孕酮：模型组孕酮含量低于空白对照组，但二者比较无明显差异。桂枝茯苓胶囊组、止痛化癥胶囊原工艺组、止痛化癥胶囊新工艺高剂量、中剂量组雌二醇含量低于模型组，但组间比较无明显差异。新工艺低剂量组孕酮含量低于模型组，二组比较有显著差异。桂枝茯苓胶囊组与止痛化癥胶囊原工艺组和新工艺高剂量、低剂量组比较有明显差异，其他各组间比较无明显差异。

c. 血管内皮生长因子：模型组血管内皮生长因子含量显著高于空白对照组，二组之间比较有显著差异。桂枝茯苓胶囊组、止痛化癥胶囊原工艺组、止痛化癥胶囊新工艺中剂量、低剂量组明显降低血管内皮生长因子含量，与模型组比较有显著差异。各给药组与空白对照组比较无明显差异。止痛化癥胶囊原工艺组与新工艺高剂量、中剂量组比较有明显差异。桂枝茯苓胶囊组与新工艺高剂量组比较有明显差异。其他各组组间比较无明显差异。

d. 肿瘤坏死因子-α：模型组肿瘤坏死因子-α含量明显高于空白对照组，

二组组间比较有显著差异。桂枝茯苓胶囊组、止痛化癥胶囊原工艺组、止痛化癥胶囊新工艺高剂量、中剂量、低剂量组均能明显降低肿瘤坏死因子$-\alpha$含量，与模型组比较有显著差异。止痛化癥胶囊中剂量、低剂量组与空白对照组和桂枝茯苓胶囊组组间比较有明显差异。止痛化癥胶囊低剂量组与原工艺组和新工艺高剂量组比较有明显差异。其他各组组间比较无明显差异。

　　e. 转化生长因子$-\beta$：模型组转化生长因子$-\beta$含量明显高于空白对照组，二组之间比较有显著差异。桂枝茯苓胶囊组、止痛化癥胶囊原工艺组、止痛化癥胶囊新工艺高剂量、低剂量组明显降低血管转化生长因子$-\beta$含量，与模型组比较有明显和显著差异。各给药组与空白对照组比较无明显差异。止痛化癥胶囊低剂量组与中剂量组比较有显著差异，其他各组组间比较无明显差异。

　　结果见表3.48～表3.50。

表3.48　止痛化癥胶囊对子宫肌瘤大鼠E_2、PROG、VEGF、TNF-α、TGF-β的影响

Tab.3.48　Effects of Zhitong Huazheng capsule on E_2, PROG, VEGF, TNF-α and TGF-β in hysteromyoma rats

组别	动物数/只	剂量/(g生药/kg)	E_2/(pmol/L)	P	PROG/(ng/mL)	P	VEGF/(pg/mL)	P	TNF-α/(pg/mL)	P	TGF-β/(ng/mL)	P
空白对照组	12	—	12.61±3.52	0.196	7.45±1.54	0.079	90.29±32.02	0.003	83.13±11.46	0.000	14.68±2.66	0.010
模型组	13	—	14.81±4.87	—	6.46±1.09	—	131.70±34.09	—	118.10±31.39	—	19.74±4.90	—
桂枝茯苓胶囊组	13	0.94	8.99±2.90	0.001	6.92±2.04	0.406	70.50±16.72	0.000	82.25±19.52	0.000	13.67±4.12	0.002
原工艺组	13	1.60	10.32±5.83	0.008	5.52±1.07	0.087	63.63±15.09	0.000	75.23±20.99	0.000	14.25±5.21	0.005
新工艺高剂量组	13	1.60	6.63±3.03	0.000	5.40±1.17	0.052	105.21±54.49	0.052	71.81±15.48	0.000	15.42±3.09	0.024
新工艺中剂量组	13	0.80	8.59±3.17	0.000	5.87±1.56	0.277	91.11±26.06	0.003	63.31±14.88	0.000	17.25±7.44	0.191
新工艺低剂量组	13	0.40	9.42±5.11	0.002	5.03±0.86	0.010	81.12±43.22	0.000	51.74±18.75	0.000	11.72±4.44	0.000

表 3.49 止痛化癥胶囊对子宫肌瘤大鼠 E$_2$、PROG、VEGF、TNF-α、TGF-β 的影响
Tab.3.49 Effects of Zhitong Huazheng capsule on E$_2$, PROG, VEGF, TNF-α and TGF-β in hysteromyoma rats

因变量	组别	n	均值（x）	标准差（s）	标准误（S$_x$）	均值的 95% 置信区间		极小值	极大值
						下限	上限		
E$_2$	空白对照组	12	12.61000	3.517540	1.015426	10.37506	14.84494	6.150	16.470
	模型组	13	14.80846	4.866008	1.349588	11.86796	17.74896	9.270	23.910
	桂枝茯苓胶囊组	13	8.99308	2.899676	0.804226	7.24082	10.74533	3.270	13.110
	原工艺组	13	10.32231	5.830023	1.616957	6.79926	13.84536	3.270	27.270
	新工艺高剂量组	13	6.63000	3.026285	0.839340	4.80123	8.45877	2.790	11.430
	新工艺中剂量组	13	8.58692	3.168615	0.878816	6.67215	10.50170	3.270	13.830
	新工艺低剂量组	13	9.41769	5.112374	1.417917	6.32832	12.50707	4.950	25.590
	总数	90	10.16867	4.793869	0.505318	9.16461	11.17272	2.790	27.270
PROG	空白对照组	12	7.44833	1.537382	0.443804	6.47153	8.42514	5.440	11.340
	模型组	13	6.46308	1.087929	0.301737	5.80565	7.12051	4.360	8.530
	桂枝茯苓胶囊组	13	6.91615	2.043361	0.566726	5.68136	8.15094	5.010	12.850
	原工艺组	13	5.52385	1.066752	0.295864	4.87921	6.16848	4.220	8.030
	新工艺高剂量组	13	5.39538	1.171015	0.324781	4.68775	6.10302	3.640	8.530
	新工艺中剂量组	13	5.86923	1.560964	0.432933	4.92595	6.81251	4.860	10.690
	新工艺低剂量组	13	5.02923	0.861108	0.238829	4.50887	5.54959	3.570	6.660
	总数	90	6.07711	1.561702	0.164618	5.75002	6.40420	3.570	12.850
VEGF	空白对照组	12	90.28750	32.024611	9.244709	69.94003	110.63497	48.460	176.050
	模型组	13	131.70462	34.087698	9.454226	111.10563	152.30360	85.580	180.690
	桂枝茯苓胶囊组	13	70.50000	16.723054	4.638141	60.39436	80.60564	28.740	86.740
	原工艺组	13	63.62923	15.090864	4.185453	54.50991	72.74855	43.820	93.700

续表

因变量	组别	n	均值（x）	标准差（s）	标准误（S_x）	均值的95%置信区间		极小值	极大值
						下限	上限		
VEGF	新工艺高剂量组	13	105.20615	54.490171	15.112854	72.27807	138.13423	61.220	251.440
	新工艺中剂量组	13	91.10769	26.064438	7.228974	75.35711	106.85827	35.700	138.930
	新工艺低剂量组	13	81.11538	43.217903	11.986490	54.99907	107.23170	4.380	154.010
	总数	90	90.50967	39.395647	4.152666	82.25841	98.76093	4.380	251.440
TNF-α	空白对照组	12	83.12750	11.462647	3.308981	75.84448	90.41052	62.520	97.850
	模型组	13	118.10000	31.393410	8.706965	99.12915	137.07085	68.220	179.900
	桂枝茯苓胶囊组	13	82.24615	19.515688	5.412678	70.45294	94.03937	52.260	118.360
	原工艺组	13	75.23077	20.987608	5.820915	62.54808	87.91345	53.400	124.060
	新工艺高剂量组	13	71.81308	15.478876	4.293068	62.45929	81.16687	51.130	97.850
	新工艺中剂量组	13	63.31000	14.877016	4.126142	54.31991	72.30009	26.050	85.310
	新工艺低剂量组	13	51.73846	18.747114	5.199514	40.40969	63.06723	22.630	95.570
	总数	90	77.88033	27.375365	2.885617	72.14667	83.61399	22.630	179.900
TGF-β	空白对照组	12	14.67750	2.665685	0.769517	12.98380	16.37120	9.170	17.710
	模型组	13	19.73692	4.896666	1.358091	16.77790	22.69595	12.880	29.490
	桂枝茯苓胶囊组	13	13.66923	4.116504	1.141713	11.18165	16.15681	5.940	20.620
	原工艺组	13	14.25154	5.208342	1.444534	11.10417	17.39891	6.580	25.780
	新工艺高剂量组	13	15.41923	3.091223	0.857351	13.55122	17.28724	8.520	19.650
	新工艺中剂量组	13	17.25462	7.439126	2.063242	12.75920	21.75003	8.680	33.680
	新工艺低剂量组	13	11.72154	4.438449	1.231004	9.03941	14.40367	4.170	20.290
	总数	90	15.25356	5.231148	0.551411	14.15791	16.34920	4.170	33.680

表 3.50　子宫肌瘤大鼠 E_2、PROG、VEGF、TNF-α、TGF-β 的多重比较

Tab.3.50　Multiple comparisons of E_2, PROG, VEGF, TNF-α and TGF-β in hysteromyoma rats

因变量	（I）组别	（J）组别	均值差（I-J）	标准误（S_x）	显著性（P）	95% 置信区间	
						下限	上限
E_2	空白对照组	模型组	−2.198462	1.686452	0.196	−5.55275	1.15582
		桂枝茯苓胶囊组	3.616923*	1.686452	0.035	0.26264	6.97121
		原工艺组	2.287692	1.686452	0.179	−1.06659	5.64198
		新工艺高剂量组	5.980000*	1.686452	0.001	2.62572	9.33428
		新工艺中剂量组	4.023077*	1.686452	0.019	0.66879	7.37736
		新工艺低剂量组	3.192308	1.686452	0.062	−0.16198	6.54659
	模型组	空白对照组	2.198462	1.686452	0.196	−1.15582	5.55275
		桂枝茯苓胶囊组	5.815385*	1.652379	0.001	2.52887	9.10190
		原工艺组	4.486154*	1.652379	0.008	1.19964	7.77267
		新工艺高剂量组	8.178462*	1.652379	0.000	4.89195	11.46498
		新工艺中剂量组	6.221538*	1.652379	0.000	2.93502	9.50805
		新工艺低剂量组	5.390769*	1.652379	0.002	2.10425	8.67728
	桂枝茯苓胶囊组	空白对照组	−3.616923*	1.686452	0.035	−6.97121	−0.26264
		模型组	−5.815385*	1.652379	0.001	−9.10190	−2.52887
		原工艺组	−1.329231	1.652379	0.423	−4.61575	1.95728
		新工艺高剂量组	2.363077	1.652379	0.156	−0.92344	5.64959
		新工艺中剂量组	0.406154	1.652379	0.806	−2.88036	3.69267
		新工艺低剂量组	−0.424615	1.652379	0.798	−3.71113	2.86190
	原工艺组	空白对照组	−2.287692	1.686452	0.179	−5.64198	1.06659
		模型组	−4.486154*	1.652379	0.008	−7.77267	−1.19964
		桂枝茯苓胶囊组	1.329231	1.652379	0.423	−1.95728	4.61575
		新工艺高剂量组	3.692308*	1.652379	0.028	0.40579	6.97882
		新工艺中剂量组	1.735385	1.652379	0.297	−1.55113	5.02190
		新工艺低剂量组	0.904615	1.652379	0.586	−2.38190	4.19113

续表

因变量	（I）组别	（J）组别	均值差（I-J）	标准误（S_x）	显著性（P）	95% 置信区间	
						下限	上限
E_2	新工艺高剂量组	空白对照组	−5.980000*	1.686452	0.001	−9.33428	−2.62572
		模型组	−8.178462*	1.652379	0.000	−11.46498	−4.89195
		桂枝茯苓胶囊组	−2.363077	1.652379	0.156	−5.64959	0.92344
		原工艺组	−3.692308*	1.652379	0.028	−6.97882	−0.40579
		新工艺中剂量组	−1.956923	1.652379	0.240	−5.24344	1.32959
		新工艺低剂量组	−2.787692	1.652379	0.095	−6.07421	0.49882
	新工艺中剂量组	空白对照组	−4.023077*	1.686452	0.019	−7.37736	−0.66879
		模型组	−6.221538*	1.652379	0.000	−9.50805	−2.93502
		桂枝茯苓胶囊组	−0.406154	1.652379	0.806	−3.69267	2.88036
		原工艺组	−1.735385	1.652379	0.297	−5.02190	1.55113
		新工艺高剂量组	1.956923	1.652379	0.240	−1.32959	5.24344
		新工艺低剂量组	−1.830769	1.652379	0.616	−4.11728	2.45575
	新工艺低剂量组	空白对照组	−3.192308	1.686452	0.062	−6.54659	1.16198
		模型组	−5.390769*	1.652379	0.002	−8.67728	−2.10425
		桂枝茯苓胶囊组	1.424615	1.652379	0.798	−2.86190	3.71113
		原工艺组	−1.904615	1.652379	0.586	−4.19113	2.38190
		新工艺高剂量组	2.787692	1.652379	0.095	−1.49882	6.07421
		新工艺中剂量组	1.830769	1.652379	0.616	−2.45575	4.11728
PROG	空白对照组	模型组	0.985256	0.553296	0.079	−1.11523	2.08574
		桂枝茯苓胶囊组	0.532179	0.553296	0.339	−1.56830	1.63266
		原工艺组	1.924487*	0.553296	0.001	1.82400	3.02497
		新工艺高剂量组	2.052949*	0.553296	0.000	1.95247	3.15343
		新工艺中剂量组	1.579103*	0.553296	0.005	1.47862	2.67959
		新工艺低剂量组	2.419103*	0.553296	0.000	1.31862	3.51959

续表

因变量	（I）组别	（J）组别	均值差（I-J）	标准误（S_x）	显著性（P）	95% 置信区间 下限	上限
PROG	模型组	空白对照组	-0.985256	0.553296	0.079	-2.08574	0.11523
		桂枝茯苓胶囊组	-0.453077	0.542117	0.406	-1.53133	0.62517
		原工艺组	0.939231	0.542117	0.087	-0.13902	2.01748
		新工艺高剂量组	1.067692	0.542117	0.052	-0.01056	2.14594
		新工艺中剂量组	0.593846	0.542117	0.277	-0.48440	1.67210
		新工艺低剂量组	1.433846*	0.542117	0.010	0.35560	2.51210
	桂枝茯苓胶囊组	空白对照组	-0.532179	0.553296	0.339	-1.63266	0.56830
		模型组	0.453077	0.542117	0.406	-0.62517	1.53133
		原工艺组	1.392308*	0.542117	0.012	0.31406	2.47056
		新工艺高剂量组	1.520769*	0.542117	0.006	0.44252	2.59902
		新工艺中剂量组	1.046923	0.542117	0.057	-0.03133	2.12517
		新工艺低剂量组	1.886923*	0.542117	0.001	0.80867	2.96517
	原工艺组	空白对照组	-1.924487*	0.553296	0.001	-3.02497	-0.82400
		模型组	-0.939231	0.542117	0.087	-2.01748	0.13902
		桂枝茯苓胶囊组	-1.392308*	0.542117	0.012	-2.47056	-0.31406
		新工艺高剂量组	0.128462	0.542117	0.813	-0.94979	1.20671
		新工艺中剂量组	-0.345385	0.542117	0.526	-1.42363	0.73286
		新工艺低剂量组	0.494615	0.542117	0.364	-0.58363	1.57286

续表

因变量	（I）组别	（J）组别	均值差（I-J）	标准误（S_x）	显著性（P）	95% 置信区间	
						下限	上限
PROG	新工艺高剂量组	空白对照组	−2.052949*	0.553296	0.000	−3.15343	−0.95247
		模型组	−1.067692	0.542117	0.052	−2.14594	0.01056
		桂枝茯苓胶囊组	−1.520769*	0.542117	0.006	−2.59902	−0.44252
		原工艺组	−0.128462	0.542117	0.813	−1.20671	0.94979
		新工艺中剂量组	−0.473846	0.542117	0.385	−1.55210	0.60440
		新工艺低剂量组	0.366154	0.542117	0.501	−0.71210	1.44440
	新工艺中剂量组	空白对照组	−1.579103*	0.553296	0.005	−2.67959	−0.47862
		模型组	−0.593846	0.542117	0.277	−1.67210	0.48440
		桂枝茯苓胶囊组	−1.046923	0.542117	0.057	−2.12517	0.03133
		原工艺组	0.345385	0.542117	0.526	−0.73286	1.42363
		新工艺高剂量组	0.473846	0.542117	0.385	−0.60440	1.55210
		新工艺低剂量组	0.840000	0.542117	0.125	−0.23825	1.91825
	新工艺低剂量组	空白对照组	−2.419103*	0.553296	0.000	−3.51959	−1.31862
		模型组	−1.433846*	0.542117	0.010	−2.51210	−0.35560
		桂枝茯苓胶囊组	−1.886923*	0.542117	0.001	−2.96517	−0.80867
		原工艺组	−0.494615	0.542117	0.364	−1.57286	0.58363
		新工艺高剂量组	−0.366154	0.542117	0.501	−1.44440	0.71210
		新工艺中剂量组	−0.840000	0.542117	0.125	−1.91825	0.23825

续表

因变量	（I）组别	（J）组别	均值差（I-J）	标准误（S_x）	显著性（P）	95% 置信区间	
						下限	上限
VEGF	空白对照组	模型组	−41.417115*	13.721206	0.003	−68.70804	−14.12619
		桂枝茯苓胶囊组	19.787500	13.721206	0.153	−7.50343	47.07843
		原工艺组	26.658269	13.721206	0.055	−0.63266	53.94920
		新工艺高剂量组	−14.918654	13.721206	0.280	−42.20958	12.37227
		新工艺中剂量组	−0.820192	13.721206	0.952	−28.11112	26.47073
		新工艺低剂量组	9.172115	13.721206	0.506	−18.11881	36.46304
	模型组	空白对照组	41.417115*	13.721206	0.003	14.12619	68.70804
		桂枝茯苓胶囊组	61.204615*	13.443981	0.000	34.46508	87.94415
		原工艺组	68.075385*	13.443981	0.000	41.33585	94.81492
		新工艺高剂量组	26.498462	13.443981	0.052	−0.24108	53.23800
		新工艺中剂量组	40.596923*	13.443981	0.003	13.85738	67.33646
		新工艺低剂量组	50.589231*	13.443981	0.000	23.84969	77.32877
	桂枝茯苓胶囊组	空白对照组	−19.787500	13.721206	0.153	−47.07843	7.50343
		模型组	−61.204615*	13.443981	0.000	−87.94415	−34.46508
		原工艺组	6.870769	13.443981	0.611	−19.86877	33.61031
		新工艺高剂量组	−34.706154*	13.443981	0.012	−61.44569	−7.96662
		新工艺中剂量组	−20.607692	13.443981	0.129	−47.34723	6.13185
		新工艺低剂量组	−10.615385	13.443981	0.432	−37.35492	16.12415

续表

因变量	（I）组别	（J）组别	均值差（I-J）	标准误（S_x）	显著性（P）	95% 置信区间	
						下限	上限
VEGF	原工艺组	空白对照组	−26.658269	13.721206	0.055	−53.94920	0.63266
		模型组	−68.075385*	13.443981	0.000	−94.81492	−41.33585
		桂枝茯苓胶囊组	−6.870769	13.443981	0.611	−33.61031	19.86877
		新工艺高剂量组	−41.576923*	13.443981	0.003	−68.31646	−14.83738
		新工艺中剂量组	−27.478462*	13.443981	0.044	−54.21800	−0.73892
		新工艺低剂量组	−17.486154	13.443981	0.197	−44.22569	9.25338
	新工艺高剂量组	空白对照组	14.918654	13.721206	0.280	−12.37227	42.20958
		模型组	−26.498462	13.443981	0.052	−53.23800	0.24108
		桂枝茯苓胶囊组	34.706154*	13.443981	0.012	7.96662	61.44569
		原工艺组	41.576923*	13.443981	0.003	14.83738	68.31646
		新工艺中剂量组	14.098462	13.443981	0.297	−12.64108	40.83800
		新工艺低剂量组	24.090769	13.443981	0.077	−2.64877	50.83031
	新工艺中剂量组	空白对照组	0.820192	13.721206	0.952	−26.47073	28.11112
		模型组	−40.596923*	13.443981	0.003	−67.33646	−13.85738
		桂枝茯苓胶囊组	20.607692	13.443981	0.129	−6.13185	47.34723
		原工艺组	27.478462*	13.443981	0.044	0.73892	54.21800
		新工艺高剂量组	−14.098462	13.443981	0.297	−40.83800	12.64108
		新工艺低剂量组	9.992308	13.443981	0.459	−16.74723	36.73185

续表

因变量	（I）组别	（J）组别	均值差（I-J）	标准误（S_x）	显著性（P）	95% 置信区间	
						下限	上限
VEGF	新工艺低剂量组	空白对照组	−9.172115	13.721206	0.506	−36.46304	18.11881
		模型组	−50.589231*	13.443981	0.000	−77.32877	−23.84969
		桂枝茯苓胶囊组	10.615385	13.443981	0.432	−16.12415	37.35492
		原工艺组	17.486154	13.443981	0.197	−9.25338	44.22569
		新工艺高剂量组	−24.090769	13.443981	0.077	−50.83031	2.64877
		新工艺中剂量组	−9.992308	13.443981	0.459	−36.73185	16.74723
TNF-α	空白对照组	模型组	−34.972500*	7.967302	0.000	−50.81914	−19.12586
		桂枝茯苓胶囊组	.881346	7.967302	0.912	−14.96530	16.72799
		原工艺组	7.896731	7.967302	0.324	−7.94991	23.74337
		新工艺高剂量组	11.314423	7.967302	0.159	−4.53222	27.16107
		新工艺中剂量组	19.817500*	7.967302	0.015	3.97086	35.66414
		新工艺低剂量组	31.389038*	7.967302	0.000	15.54239	47.23568
	模型组	空白对照组	34.972500*	7.967302	0.000	19.12586	50.81914
		桂枝茯苓胶囊组	35.853846*	7.806330	0.000	20.32737	51.38032
		原工艺组	42.869231*	7.806330	0.000	27.34275	58.39571
		新工艺高剂量组	46.286923*	7.806330	0.000	30.76045	61.81340
		新工艺中剂量组	54.790000*	7.806330	0.000	39.26352	70.31648
		新工艺低剂量组	66.361538*	7.806330	0.000	50.83506	81.88801

续表

因变量	（I）组别	（J）组别	均值差（I-J）	标准误（S_x）	显著性（P）	95% 置信区间	
						下限	上限
TNF-α	桂枝茯苓胶囊组	空白对照组	−0.881346	7.967302	0.912	−16.72799	14.96530
		模型组	−35.853846*	7.806330	0.000	−51.38032	−20.32737
		原工艺组	7.015385	7.806330	0.371	−8.51109	22.54186
		新工艺高剂量组	10.433077	7.806330	0.185	−5.09340	25.95955
		新工艺中剂量组	18.936154*	7.806330	0.017	3.40968	34.46263
		新工艺低剂量组	30.507692*	7.806330	0.000	14.98122	46.03417
	原工艺组	空白对照组	−7.896731	7.967302	0.324	−23.74337	7.94991
		模型组	−42.869231*	7.806330	0.000	−58.39571	−27.34275
		桂枝茯苓胶囊组	−7.015385	7.806330	0.371	−22.54186	8.51109
		新工艺高剂量组	3.417692	7.806330	0.663	−12.10878	18.94417
		新工艺中剂量组	11.920769	7.806330	0.131	−3.60571	27.44725
		新工艺低剂量组	23.492308*	7.806330	0.003	7.96583	39.01878
	新工艺高剂量组	空白对照组	−11.314423	7.967302	0.159	−27.16107	4.53222
		模型组	−46.286923*	7.806330	0.000	−61.81340	−30.76045
		桂枝茯苓胶囊组	−10.433077	7.806330	0.185	−25.95955	5.09340
		原工艺组	−3.417692	7.806330	0.663	−18.94417	12.10878
		新工艺中剂量组	8.503077	7.806330	0.279	−7.02340	24.02955
		新工艺低剂量组	20.074615*	7.806330	0.012	4.54814	35.60109

续表

因变量	（I）组别	（J）组别	均值差(I-J)	标准误（S_x）	显著性（P）	95% 置信区间	
						下限	上限
TNF-α	新工艺中剂量组	空白对照组	-19.817500*	7.967302	0.015	-35.66414	-3.97086
		模型组	-54.790000*	7.806330	0.000	-70.31648	-39.26352
		桂枝茯苓胶囊组	-18.936154*	7.806330	0.017	-34.46263	-3.40968
		原工艺组	-11.920769	7.806330	0.131	-27.44725	3.60571
		新工艺高剂量组	-8.503077	7.806330	0.279	-24.02955	7.02340
		新工艺低剂量组	11.571538	7.806330	0.142	-3.95494	27.09801
	新工艺低剂量组	空白对照组	-31.389038*	7.967302	0.000	-47.23568	-15.54239
		模型组	-66.361538*	7.806330	0.000	-81.88801	-50.83506
		桂枝茯苓胶囊组	-30.507692*	7.806330	0.000	-46.03417	-14.98122
		原工艺组	-23.492308*	7.806330	0.003	-39.01878	-7.96583
		新工艺高剂量组	-20.074615*	7.806330	0.012	-35.60109	-4.54814
		新工艺中剂量组	-11.571538	7.806330	0.142	-27.09801	3.95494
TGF-β	空白对照组	模型组	-5.059423*	1.920329	0.010	-8.87888	-1.23997
		桂枝茯苓胶囊组	1.008269	1.920329	0.601	-2.81119	4.82773
		原工艺组	0.425962	1.920329	0.825	-3.39350	4.24542
		新工艺高剂量组	-0.741731	1.920329	0.700	-4.56119	3.07773
		新工艺中剂量组	-2.577115	1.920329	0.183	-6.39657	1.24234
		新工艺低剂量组	2.955962	1.920329	0.128	-0.86350	6.77542

续表

因变量	（I）组别	（J）组别	均值差（I-J）	标准误（S_x）	显著性（P）	95% 置信区间	
						下限	上限
TGF-β	模型组	空白对照组	5.059423*	1.920329	0.010	1.23997	8.87888
		桂枝茯苓胶囊组	6.067692*	1.881531	0.002	2.32540	9.80998
		原工艺组	5.485385*	1.881531	0.005	1.74310	9.22767
		新工艺高剂量组	4.317692*	1.881531	0.024	0.57540	8.05998
		新工艺中剂量组	2.482308	1.881531	0.191	-1.25998	6.22460
		新工艺低剂量组	8.015385*	1.881531	0.000	4.27310	11.75767
	桂枝茯苓胶囊组	空白对照组	-1.008269	1.920329	0.601	-4.82773	2.81119
		模型组	-6.067692*	1.881531	0.002	-9.80998	-2.32540
		原工艺组	-0.582308	1.881531	0.758	-4.32460	3.15998
		新工艺高剂量组	-1.750000	1.881531	0.355	-5.49229	1.99229
		新工艺中剂量组	-3.585385	1.881531	0.060	-7.32767	0.15690
		新工艺低剂量组	1.947692	1.881531	0.304	-1.79460	5.68998
	原工艺组	空白对照组	-0.425962	1.920329	0.825	-4.24542	3.39350
		模型组	-5.485385*	1.881531	0.005	-9.22767	-1.74310
		桂枝茯苓胶囊组	0.582308	1.881531	0.758	-3.15998	4.32460
		新工艺高剂量组	-1.167692	1.881531	0.537	-4.90998	2.57460
		新工艺中剂量组	-3.003077	1.881531	0.114	-6.74537	0.73921
		新工艺低剂量组	2.530000	1.881531	0.182	-1.21229	6.27229

续表

因变量	（I）组别	（J）组别	均值差（I-J）	标准误（S_x）	显著性（P）	95% 置信区间	
						下限	上限
TGF-β	新工艺高剂量组	空白对照组	0.741731	1.920329	0.700	-3.07773	4.56119
		模型组	-4.317692*	1.881531	0.024	-8.05998	-0.57540
		桂枝茯苓胶囊组	1.750000	1.881531	0.355	-1.99229	5.49229
		原工艺组	1.167692	1.881531	0.537	-2.57460	4.90998
		新工艺中剂量组	-1.835385	1.881531	0.332	-5.57767	1.90690
		新工艺低剂量组	3.697692	1.881531	0.053	-0.04460	7.43998
	新工艺中剂量组	空白对照组	2.577115	1.920329	0.183	-1.24234	6.39657
		模型组	-2.482308	1.881531	0.191	-6.22460	1.25998
		桂枝茯苓胶囊组	3.585385	1.881531	0.060	-0.15690	7.32767
		原工艺组	3.003077	1.881531	0.114	-0.73921	6.74537
		新工艺高剂量组	1.835385	1.881531	0.332	-1.90690	5.57767
		新工艺低剂量组	5.533077*	1.881531	0.004	1.79079	9.27537
	新工艺低剂量组	空白对照组	-2.955962	1.920329	0.128	-6.77542	0.86350
		模型组	-8.015385*	1.881531	0.000	-11.75767	-4.27310
		桂枝茯苓胶囊组	-1.947692	1.881531	0.304	-5.68998	1.79460
		原工艺组	-2.530000	1.881531	0.182	-6.27229	1.21229
		新工艺高剂量组	-3.697692	1.881531	0.053	-7.43998	0.04460
		新工艺中剂量组	-5.533077*	1.881531	0.004	-9.27537	-1.79079

*均值差的显著性水平 $P < 0.05$。

⑤ 子宫雌激素和孕激素受体蛋白的表达

子宫肌瘤模型组大鼠子宫组织中雌二醇受体和孕激素受体蛋白表达明显增

加，与空白对照组比较有显著差异。桂枝茯苓胶囊组、止痛化癥胶囊原工艺组、止痛化癥胶囊新工艺高剂量、中剂量、低剂量组均能显著抑制子宫肌瘤大鼠子宫组织雌二醇受体和孕激素受体蛋白的表达，与模型组比较有显著差异。各给药组组间比较无明显差异。各给药组与空白对照组比较均有明显差异。结果见表3.51～表3.53。

表3.51　止痛化癥胶囊对子宫肌瘤大鼠E_2、PROG受体蛋白表达的影响

Tab.3.51　Effect of Zhitong Huazheng capsule on the expression of E_2 and PROG receptor protein in hysteromyoma rats

组别	动物数/只	剂量/（g生药/kg）	E_2受体		PROG受体	
			/（pmol/L）	P	/（ngmol/L）	P
空白对照组	12	—	0.41±0.04	0.000	0.44±0.05	0.000
模型组	13	—	0.59±0.04		0.60±0.04	
桂枝茯苓胶囊组	13	0.94	0.51±0.04	0.000	0.52±0.05	0.000
原工艺组	13	1.60	0.52±0.04	0.000	0.53±0.04	0.000
新工艺高剂量组	13	1.60	0.51±0.04	0.000	0.52±0.04	0.000
新工艺中剂量组	13	0.80	0.52±0.05	0.000	0.53±0.06	0.000
新工艺低剂量组	13	0.40	0.54±0.06	0.003	0.55±0.04	0.005

表3.52　止痛化症胶囊对子宫肌瘤子宫组织雌二醇和孕酮受体表达的影响

Tab.3.52　Effect of Zhitong Huazheng capsule on the expression of estradiol and progesterone receptors in uterine fibroids

因变量	组别	n	均值（x）	标准差（s）	标准误（S_x）	均值的95%置信区间		极小值	极大值
						下限	上限		
E_2受体表达	空白对照组	14	0.4064	0.04031	0.01077	0.3832	0.4297	0.35	0.47
	模型组	15	0.5907	0.03826	0.00988	0.5695	0.6119	0.53	0.65
	桂枝茯苓胶囊组	15	0.5140	0.04356	0.01125	0.4899	0.5381	0.44	0.59
	原工艺组	14	0.5171	0.04480	0.01197	0.4913	0.5430	0.42	0.57
	新工艺高剂量组	15	0.5120	0.03895	0.01006	0.4904	0.5336	0.45	0.59
	新工艺中剂量组	14	0.5243	0.04799	0.01283	0.4966	0.5520	0.43	0.58

续表

因变量	组别	n	均值（x）	标准差（s）	标准误（S_x）	均值的 95% 置信区间		极小值	极大值
						下限	上限		
E_2受体表达	新工艺低剂量组	13	0.5400	0.05657	0.01569	0.5058	0.5742	0.42	0.59
	总数	100	0.5154	0.06699	0.00670	0.5021	0.5287	0.35	0.65
PROG受体表达	空白对照组	14	0.4379	0.04839	0.01293	0.4099	0.4658	0.35	0.53
	模型组	15	0.5987	0.04340	0.01121	0.5746	0.6227	0.54	0.67
	桂枝茯苓胶囊组	15	0.5180	0.04724	0.01220	0.4918	0.5442	0.44	0.59
	原工艺组	14	0.5271	0.04565	0.01220	0.5008	0.5535	0.45	0.59
	新工艺高剂量组	15	0.5227	0.04590	0.01185	0.4972	0.5481	0.45	0.59
	新工艺中剂量组	14	0.5286	0.05921	0.01582	0.4944	0.5628	0.41	0.62
	新工艺低剂量组	13	0.5462	0.04501	0.01248	0.5190	0.5734	0.42	0.59
	总数	100	0.5260	0.06428	0.00643	0.5132	0.5388	0.35	0.67

表 3.53　子宫肌瘤子宫组织雌二醇和孕酮受体表达的多重比较

Tab.3.53　Multiple comparisons of the expression of estradiol and progesterone receptors in uterine fibroids

因变量	（I）组别	（J）组别	均值差(I-J)	标准误（S_x）	显著性（P）	95% 置信区间	
						下限	上限
E_2受体表达	空白对照组	模型组	−0.18424*	0.01652	0.000	−0.2170	−0.1514
		桂枝茯苓胶囊组	−0.10757*	0.01652	0.000	−0.1404	−0.0748
		原工艺组	−0.11071*	0.01680	0.000	−0.1441	−0.0773
		新工艺高剂量组	−0.10557*	0.01652	0.000	−0.1384	−0.0728
		新工艺中剂量组	−0.11786*	0.01680	0.000	−0.1512	−0.0845
		新工艺低剂量组	−0.13357*	0.01712	0.000	−0.1676	−0.0996

续表

因变量	（I）组别	（J）组别	均值差（I-J）	标准误（S_x）	显著性（P）	95% 置信区间	
						下限	上限
E_2受体表达	模型组	空白对照组	0.18424*	0.01652	0.000	0.1514	0.2170
		桂枝茯苓胶囊组	0.07667*	0.01623	0.000	0.0444	0.1089
		原工艺组	0.07352*	0.01652	0.000	0.0407	0.1063
		新工艺高剂量组	0.07867*	0.01623	0.000	0.0464	0.1109
		新工艺中剂量组	0.06638*	0.01652	0.000	0.0336	0.0992
		新工艺低剂量组	0.05067*	0.01685	0.003	0.0172	0.0841
	桂枝茯苓胶囊组	空白对照组	0.10757*	0.01652	0.000	0.0748	0.1404
		模型组	−0.07667*	0.01623	0.000	−0.1089	−0.0444
		原工艺组	−0.00314	0.01652	0.850	−0.0360	0.0297
		新工艺高剂量组	0.00200	0.01623	0.902	−0.0302	0.0342
		新工艺中剂量组	−0.01029	0.01652	0.535	−0.0431	0.0225
		新工艺低剂量组	−0.02600	0.01685	0.126	−0.0595	0.0075
	原工艺组	空白对照组	0.11071*	0.01680	0.000	0.0773	0.1441
		模型组	−0.07352*	0.01652	0.000	−0.1063	−0.0407
		桂枝茯苓胶囊组	0.00314	0.01652	0.850	−0.0297	0.0360
		新工艺高剂量组	0.00514	0.01652	0.756	−0.0277	0.0380
		新工艺中剂量组	−0.00714	0.01680	0.672	−0.0405	0.0262
		新工艺低剂量组	−0.02286	0.01712	0.185	−0.0569	0.0111

因变量	(I)组别	(J)组别	均值差(I−J)	标准误(S_x)	显著性(P)	95% 置信区间	
						下限	上限
E_2受体表达	新工艺高剂量组	空白对照组	0.10557*	0.01652	0.000	0.0728	0.1384
		模型组	−0.07867*	0.01623	0.000	−0.1109	−0.0464
		桂枝茯苓胶囊组	−0.00200	0.01623	0.902	−0.0342	0.0302
		原工艺组	−0.00514	0.01652	0.756	−0.0380	0.0277
		新工艺中剂量组	−0.01229	0.01652	0.459	−0.0451	0.0205
		新工艺低剂量组	−0.02800	0.01685	0.100	−0.0615	0.0055
	新工艺中剂量组	空白对照组	0.11786*	0.01680	0.000	0.0845	0.1512
		模型组	−0.06638*	0.01652	0.000	−0.0992	−0.0336
		桂枝茯苓胶囊组	0.01029	0.01652	0.535	−0.0225	0.0431
		原工艺组	0.00714	0.01680	0.672	−0.0262	0.0405
		新工艺高剂量组	0.01229	0.01652	0.459	−0.0205	0.0451
		新工艺低剂量组	−0.01571	0.01712	0.361	−0.0497	0.0183
	新工艺低剂量组	空白对照组	0.13357*	0.01712	0.000	0.0996	0.1676
		模型组	−0.05067*	0.01685	0.003	−0.0841	−0.0172
		桂枝茯苓胶囊组	0.02600	0.01685	0.126	−0.0075	0.0595
		原工艺组	0.02286	0.01712	0.185	−0.0111	0.0569
		新工艺高剂量组	0.02800	0.01685	0.100	−0.0055	0.0615
		新工艺中剂量组	0.01571	0.01712	0.361	−0.0183	0.0497

续表

因变量	（I）组别	（J）组别	均值差（I-J）	标准误（S_x）	显著性（P）	95% 置信区间	
						下限	上限
PROG受体表达	空白对照组	模型组	-0.16081*	0.01785	0.000	-0.1963	-0.1254
		桂枝茯苓胶囊组	-0.08014*	0.01785	0.000	-0.1156	-0.0447
		原工艺组	-0.08929*	0.01815	0.000	-0.1253	-0.0532
		新工艺高剂量组	-0.08481*	0.01785	0.000	-0.1203	-0.0494
		新工艺中剂量组	-0.09071*	0.01815	0.000	-0.1268	-0.0547
		新工艺低剂量组	-0.10830*	0.01850	0.000	-0.1450	-0.0716
	模型组	空白对照组	0.16081*	0.01785	0.000	0.1254	0.1963
		桂枝茯苓胶囊组	0.08067*	0.01754	0.000	0.0458	0.1155
		原工艺组	0.07152*	0.01785	0.000	0.0361	0.1070
		新工艺高剂量组	0.07600*	0.01754	0.000	0.0412	0.1108
		新工艺中剂量组	0.07010*	0.01785	0.000	0.0347	0.1055
		新工艺低剂量组	0.05251*	0.01820	0.005	0.0164	0.0887
	桂枝茯苓胶囊组	空白对照组	0.08014*	0.01785	0.000	0.0447	0.1156
		模型组	-0.08067*	0.01754	0.000	-0.1155	-0.0458
		原工艺组	-0.00914	0.01785	0.610	-0.0446	0.0263
		新工艺高剂量组	-0.00467	0.01754	0.791	-0.0395	0.0302
		新工艺中剂量组	-0.01057	0.01785	0.555	-0.0460	0.0249
		新工艺低剂量组	-0.02815	0.01820	0.125	-0.0643	0.0080

续表

因变量	（I）组别	（J）组别	均值差（I-J）	标准误（S_x）	显著性（P）	95% 置信区间	
						下限	上限
PROG 受体表达	原工艺组	空白对照组	0.08929*	0.01815	0.000	0.0532	0.1253
		模型组	−0.07152*	0.01785	0.000	−0.1070	−0.0361
		桂枝茯苓胶囊组	0.00914	0.01785	0.610	−0.0263	0.0446
		新工艺高剂量组	0.00448	0.01785	0.803	−0.0310	0.0399
		新工艺中剂量组	−0.00143	0.01815	0.937	−0.0375	0.0346
		新工艺低剂量组	−0.01901	0.01850	0.307	−0.0557	0.0177
	新工艺高剂量组	空白对照组	0.08481*	0.01785	0.000	0.0494	0.1203
		模型组	−0.07600*	0.01754	0.000	−0.1108	−0.0412
		桂枝茯苓胶囊组	0.00467	0.01754	0.791	−0.0302	0.0395
		原工艺组	−0.00448	0.01785	0.803	−0.0399	0.0310
		新工艺中剂量组	−0.00590	0.01785	0.742	−0.0413	0.0295
		新工艺低剂量组	−0.02349	0.01820	0.200	−0.0596	0.0127
	新工艺中剂量组	空白对照组	0.09071*	0.01815	0.000	0.0547	0.1268
		模型组	−0.07010*	0.01785	0.000	−0.1055	−0.0347
		桂枝茯苓胶囊组	0.01057	0.01785	0.555	−0.0249	0.0460
		原工艺组	0.00143	0.01815	0.937	−0.0346	0.0375
		新工艺高剂量组	0.00590	0.01785	0.742	−0.0295	0.0413
		新工艺低剂量组	−0.01758	0.01850	0.344	−0.0543	0.0192

续表

因变量	（I）组别	（J）组别	均值差（I-J）	标准误（S_x）	显著性（P）	95% 置信区间	
						下限	上限
PROG受体表达	新工艺低剂量组	空白对照组	0.10830*	0.01850	0.000	0.0716	0.1450
		模型组	−0.05251*	0.01820	0.005	−0.0887	−0.0164
		桂枝茯苓胶囊组	0.02815	0.01820	0.125	−0.0080	0.0643
		原工艺组	0.01901	0.01850	0.307	−0.0177	0.0557
		新工艺高剂量组	0.02349	0.01820	0.200	−0.0127	0.0596
		新工艺中剂量组	0.01758	0.01850	0.344	−0.0192	0.0543

*均值差的显著性水平为$P < 0.05$。

⑥ 病理检查结果

【动物名称】 大鼠。

【动物处理方案】 采用雌激素注射建立大鼠子宫肌瘤动物模型。大鼠分7组。

- 空白对照组：14只。
- 模型组：15只。
- 桂枝茯苓胶囊组：15只。
- 原工艺组：14只。
- 新工艺高剂量组：15只。
- 新工艺中剂量组：14只。
- 新工艺低剂量组：13只。

【送检动物送检组织】 子宫，10%福尔马林固定。

【样本处理】 采用常规石蜡包埋、切片，HE染色，光镜观察。

【病理形态观察结果判定】

按照平滑肌细胞增生程度进行分级：

（−）：子宫肌层未见增厚，未见有炎性浸润，结构正常。

（＋）：子宫肌层增厚较轻，轻微炎性浸润。

（＋＋）：子宫肌层增厚较明显，可见轻度炎细胞浸润。

（＋＋＋）：子宫肌层明显增厚，可见较多炎细胞浸润。

【病理形态观察结果】

* 空白对照组（14例）：动物组织内未见炎症改变，未见子宫平滑肌增厚。
* 模型组（15例）：大鼠子宫内膜腺体大量增生，子宫肌层增厚，肌纤维纵横交错，界限不清，细胞增大，核密集，呈活跃增生的现象，子宫腺体内充满分泌液，子宫体显著增大。3例子宫肌层增厚较明显，12例子宫肌层增厚明显。证明大鼠子宫肌瘤模型复制成功。
* 桂枝茯苓胶囊组（15例）：3例子宫肌层增厚较轻，6例子宫肌层增厚较明显，6例子宫肌层增厚明显。子宫腔内可见内膜向子宫腔内突出，腺体体积较大。
* 原工艺组（14例）：2例子宫肌层增厚较轻，7例子宫肌层增厚较明显，5例子宫肌层明显增厚。子宫腔内可见内膜向子宫腔内突出程度减轻，子宫肌层的毛细血管较为丰富。
* 新工艺高剂量组（15例）：1例子宫肌层未见明显增厚，2例子宫肌层增厚较轻，8例子宫肌层增厚较明显，4例子宫肌层增厚明显。平滑肌细胞核浓染，子宫腔内可见内膜向子宫腔内突出程度减轻，子宫肌层的毛细血管较为丰富。
* 新工艺中剂量组（14例）：1例子宫肌层未见明显增厚，1例子宫肌层增厚较轻，7例子宫肌层增厚较明显，5例子宫肌层增厚明显。子宫内膜腺体体积较大，细胞浆丰富，间质内毛细血管较多。
* 新工艺低剂量组（13例）：1例子宫肌层增厚较轻，6例子宫肌层增厚较明显，6例子宫肌层增厚明显。平滑肌细胞核浓染，子宫腔内可见内膜向子宫腔内突出程度减轻，子宫肌层的毛细血管较为丰富。间质可见轻微炎性细胞浸润。结果统计见表3.54。

表 3.54　各组大鼠组织评分结果

Tab 3.54　**Results of tissue score of rats in each group**

组别	动物数 / 只	平滑肌细胞增生程度分级				P
		−	+	++	+++	
空白对照组	14	14	0	0	0	0.000
模型组	15	0	0	3	12	
桂枝茯苓胶囊组	15	0	3	6	6	0.041
原工艺组	14	0	2	7	5	0.029
新工艺高剂量组	15	1	2	8	4	0.007
新工艺中剂量组	14	1	1	7	5	0.029
新工艺低剂量组	13	0	1	6	6	0.118

结论：新工艺高剂量组、中剂量组和原工艺组效果较好。

病理照片见图3.15 ～ 图3.21。

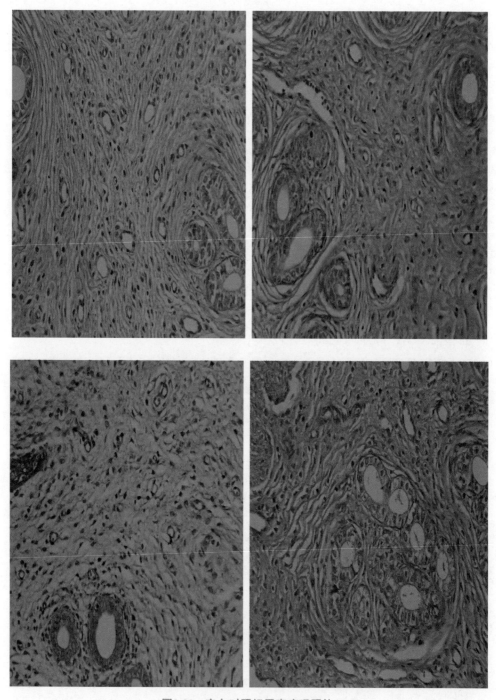

图3.15　空白对照组子宫病理照片

Fig 3.15　Pathological photo of uterus in normal control group

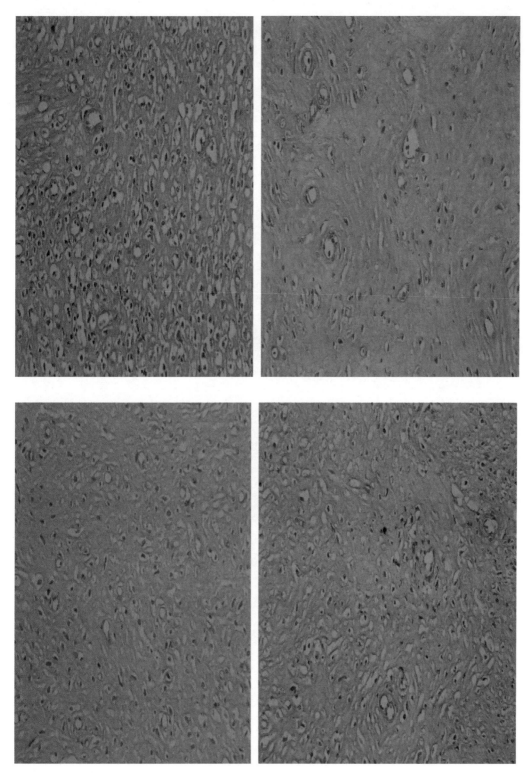

图 3.16　模型组子宫病理照片

Fig 3.16　Pathological photo of uterus in model group

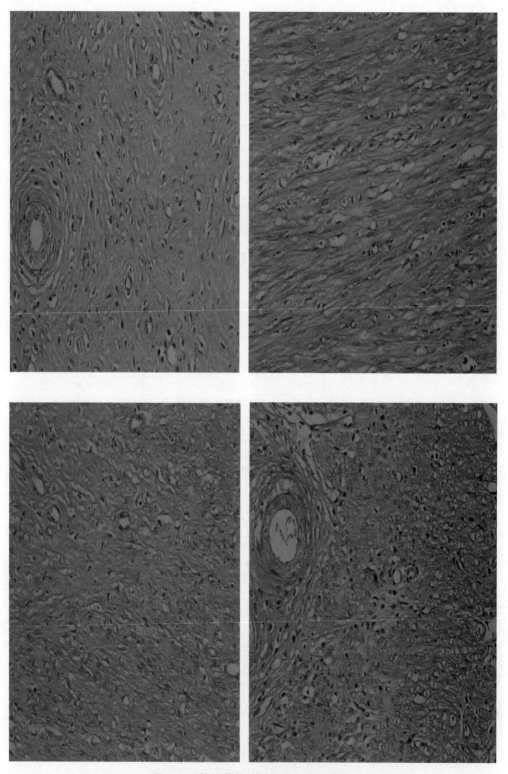

图 3.17 桂枝茯苓胶囊组子宫病理照片

Fig 3.17 Pathological photo of uterus in positive drug group

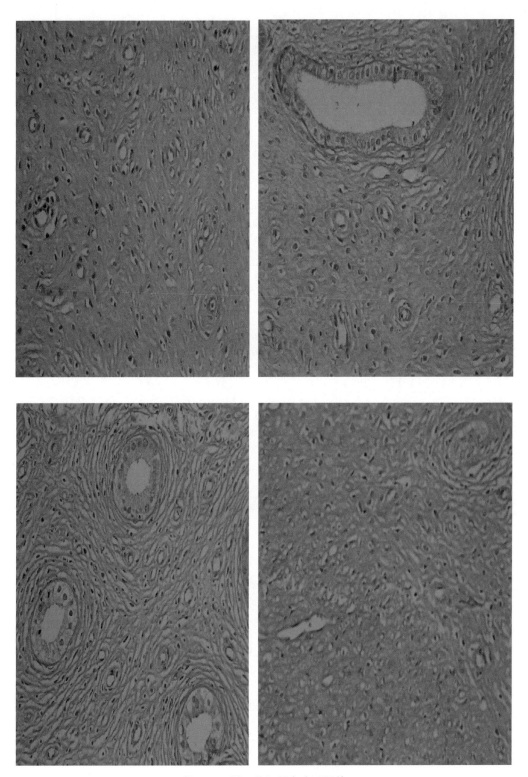

图 3.18　原工艺组子宫病理照片

Fig 3.18　Pathological photo of uterus in original process group

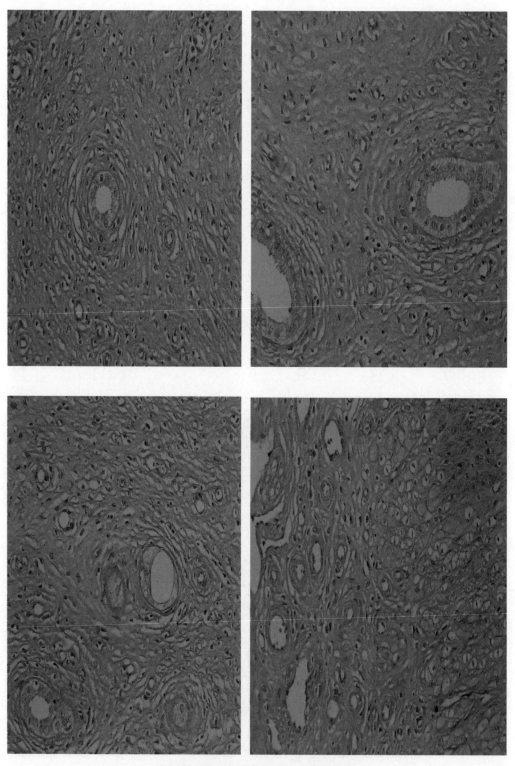

图 3.19　新工艺高剂量组子宫病理照片

Fig 3.19　Pathological photo of uterus in high-dose drug group

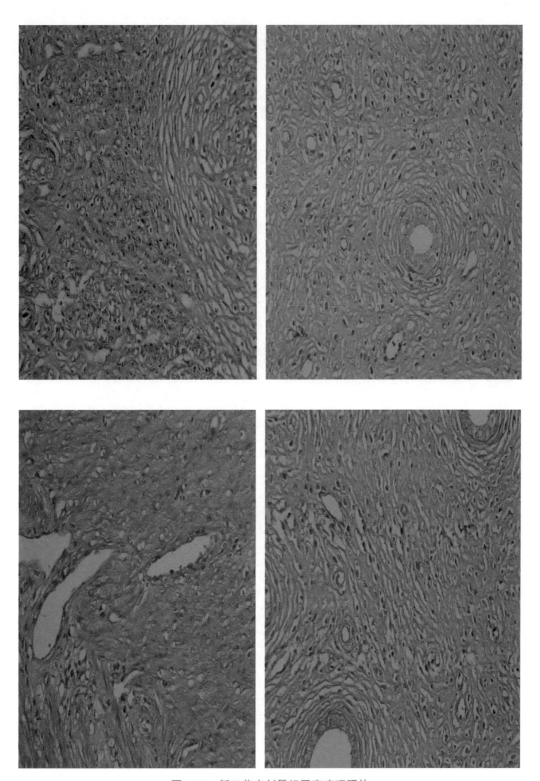

图 3.20　新工艺中剂量组子宫病理照片

Fig 3.20　Pathological photo of uterus in middle-dose drug group

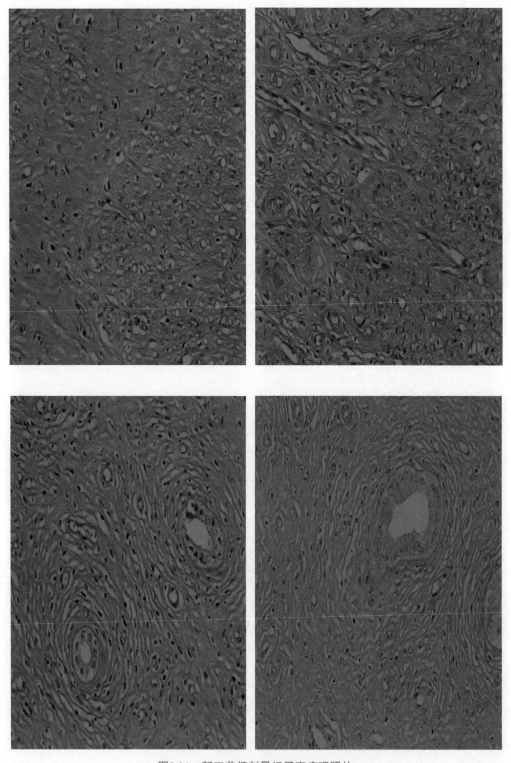

图3.21　新工艺低剂量组子宫病理照片

Fig 3.21　Pathological photo of uterus in low-dose drug group

3.1.2.8　作用机制分析和总结

① 抑制炎性细胞浸润，减轻对子宫内膜损伤。

② 抑制炎症介质释放。降低盆腔炎大鼠血清中细胞间黏附分子-1和肿瘤坏死因子-α含量。

③ 对急性（二甲苯耳肿胀）炎症有抑制作用。

④ 抑制脂质过氧化，减少丙二醛含量，提高超氧化物歧化酶和谷胱甘肽过氧化物酶活性，减少自由基对机体的损害。

⑤ 对血液流变学和微循环的影响，降低盆腔炎大鼠和寒凝血瘀大鼠全血黏度、血浆黏度；抑制微血管收缩，促进血流，改善微循环障碍，起到"通则不痛"作用。

⑥ 对缩宫素所致大、小鼠痛经有明显抑制作用。

⑦ 调节激素水平，抑制痛经大鼠和子宫肌瘤大鼠雌二醇与孕酮含量，减少子宫组织雌二醇和孕酮受体蛋白的表达。

⑧ 减少痛经大鼠血浆中前列腺素E_2、前列腺素$F_{2\alpha}$含量。

⑨ 抑制大、小鼠子宫平滑肌增生，降低血管内皮生长因子、转化生长因子-β、肿瘤坏死因子-α含量。

总之，通过上述实验证明止痛化癥胶囊新工艺和原工艺对盆腔炎、痛经、子宫肌瘤均具有治疗作用。新工艺可以降低止痛化癥胶囊服用量，建议可以从一日三次，每次2粒开始，进行临床试验。

3.2　新工艺剂量筛选研究

3.2.1　实验目的

通过小鼠缩宫素所致痛经试验和二甲苯所致耳肿胀试验探讨止痛化癥胶囊新工艺药效剂量，为下一步研究提供参考。

3.2.2　实验材料

3.2.2.1　动物

昆明种小鼠，雌性，体重18～22g，购自长春生物制品研究所有限责任公司。SPF级。生产单位许可证编号为SCXK-（吉）2011-0003。

3.2.2.2　饲料

大小鼠维持料，产品批号为1423221，北京科奥协力饲料有限公司生产。生产许可证号为京饲证（2014）06054，实验动物生产许可证号为SCXK（京）2014-0010，执行标准为GB 14924.3—2010。

3.2.2.3　实验环境

小鼠在吉林省中医药科学院实验动物室屏障环境内饲养，实验动物使用许可证号SYXK（吉）2010—0006。动物室温度20 ~ 23 ℃；相对湿度40% ~ 65%；光照12h明，12h暗。

3.2.2.4　饮用水

使用凯弗隆科技有限公司生产的KFL-400纯水机制备的纯净水。

3.2.2.5　受试物

止痛化癥胶囊新工艺：棕色粉末，4.98g生药/g粉，由吉林金宝药业股份有限公司提供。

3.2.2.6　阳性药

（1）调经止痛片　成分当归、党参、川芎、香附（炒）、益母草、泽兰、大红袍。功能主治：益气活血，调经止痛。用于气虚血瘀所致的月经不调、痛经、产后恶露不绝，症见经行后错、经水量少、有血块、行经小腹疼痛、产后恶露不净3.0g生药/g片芯重。

（2）桂枝茯苓丸　成分：桂枝、茯苓、牡丹皮、赤芍、桃仁。功能主治：活血，化瘀，消癥。用于妇人宿有癥块，或血瘀经闭，行经腹痛，产后恶露不尽。规格：素丸每10丸重2.2g。用法用量：口服，一次6丸，一日1 ~ 2次。

3.2.2.7　制作模型药品

补佳乐（戊酸雌二醇片），拜耳医药保健有限公司广州分公司，规格每片1mg。批号105A。缩宫素注射液，规格1mL：10单位，马鞍山丰原制药有限公司，批号140109-1。二甲苯，分析纯，天津市光复科技发展有限责任公司产品，批号20130314。

3.2.2.8　数据处理

所有数据均采用SPSS19.0软件进行统计。计量资料统计结果用平均数 ± 标准差表示，样本均数比较采用单因素方差分析，组间两两比较，采用LSD检测。$P < 0.05$差异具有统计学意义。

3.2.3　实验方法和结果

3.2.3.1　对缩宫素所致小鼠扭体反应次数的影响

94只雌性小鼠，随机分8组。第一组为空白对照组，第二组为调经止痛片组，灌胃给予调经止痛片11.2g生药/kg（4倍临床等效剂量，接近止痛化癥胶囊最高剂量组剂量）。第三组至第八组为止痛化癥胶囊新工艺组，分别灌胃给予10.0g生药/kg、6.0g生药/kg、3.6g生药/kg、2.16g生药/kg、1.3g生药/kg、0.78g生药/kg。同时，所有小鼠连续灌胃戊酸雌二醇片12天，每日灌胃戊酸雌二醇片0.5mg/kg。最后一次灌胃60min后，各组小鼠分别腹腔注射缩宫素2U/只，观察20min内小鼠扭体次数，并计算抑制率。抑制率＝（对照组扭体次数－给药组扭体次数）/对照组扭体次数 ×100。

结果：止痛化癥胶囊新工艺100g生药/kg、6.0g生药/kg、3.6g生药/kg、2.16g生药/kg、1.3g生药/kg、0.78g生药/kg灌胃给药，均能够显著或明显抑制缩宫素所致小鼠扭体次数。100g生药/kg、6.0g生药/kg、3.6g生药/kg、2.16g生药/kg剂量组，作用效果接近。止痛化癥胶囊新工艺各剂量组与调经止痛片组比较无明显差异；止痛化癥胶囊新工艺0.78g生药/kg剂量组对缩宫素所致小鼠扭体次数抑制程度明显低于止痛化癥胶囊新工艺6.0g生药/kg、3.6g生药/kg剂量组，组间比较有明显差异。其他各剂量组间比较无明显差异。结果见表3.55～表3.57。

表3.55　不同剂量新工艺对缩宫素所致小鼠扭体次数的影响

Tab.3.55　Effects of different doses of new technology on mouse writhing times caused by oxytocin

组别	动物数/只	剂量/（g生药/kg）	扭体次数/（20min内）/次	抑制率	
				/%	P
空白对照组	12	—	13.8±4.95	—	—
调经止痛片组	12	11.2	7.9±5.23	42.77	0.002
新工艺1号剂量组	11	10.0	5.5±4.41	59.91	0.000
新工艺2号剂量组	12	6.00	4.9±4.32	64.46	0.000
新工艺3号剂量组	11	3.60	4.4±5.10	68.45	0.000
新工艺4号剂量组	12	2.16	6.8±3.43	50.60	0.000
新工艺5号剂量组	12	1.30	7.9±4.12	42.77	0.002
新工艺6号剂量组	12	0.78	9.2±5.03	33.13	0.017

注：各组数据均与对照组比较。

表3.56   不同剂量新工艺对缩宫素所致小鼠扭体次数的影响

Tab.3.56   **Effects of different doses of new technology on mouse writhing times caused by oxytocin**

因变量	组别	n	均值（x）	标准差（s）	标准误（S_x）	均值的 95% 置信区间		极小值	极大值
						下限	上限		
20min 内扭体 次数	空白对 照组	12	13.8333	4.95128	1.42931	10.6874	16.9792	6.00	22.00
	调经止 痛片组	12	7.9167	5.23030	1.50986	4.5935	11.2398	2.00	20.00
	新工艺 1号剂 量组	11	5.5455	4.41279	1.33051	2.5809	8.5100	0.00	15.00
	新工艺 2号剂 量组	12	4.9167	4.31611	1.24595	2.1743	7.6590	0.00	11.00
	新工艺 3号剂 量组	11	4.3636	5.10437	1.53902	0.9345	7.7928	1.00	19.00
	新工艺 4号剂 量组	12	6.8333	3.43335	0.99112	4.6519	9.0148	2.00	13.00
	新工艺 5号剂 量组	12	7.9167	4.12219	1.18997	5.2976	10.5358	0.00	14.00
	新工艺 6号剂 量组	12	9.2500	5.02946	1.45188	6.0544	12.4456	1.00	16.00
	总数	94	7.6277	5.26907	0.54346	6.5484	8.7069	0.00	22.00
潜伏期	空白对 照组	12	231.3333	275.08126	79.40912	56.5550	406.1116	24.00	954.00
	调经止 痛片组	12	444.2500	175.64175	50.70340	332.6526	555.8474	44.00	663.00
	新工艺 1号剂 量组	11	428.4545	292.80484	88.28398	231.7456	625.1635	108.00	1200.00
	新工艺 2号剂 量组	12	643.5833	434.07026	125.30529	367.7882	919.3784	45.00	1200.00
	新工艺 3号剂 量组	11	399.0909	264.81445	79.84456	221.1861	576.9957	50.00	907.00
	新工艺 4号剂 量组	12	235.5000	190.37212	54.95570	114.5433	356.4567	28.00	594.00

续表

因变量	组别	n	均值(x)	标准差(s)	标准误(S_x)	均值的95%置信区间 下限	均值的95%置信区间 上限	极小值	极大值
潜伏期	新工艺5号剂量组	12	281.8333	366.73915	105.86847	48.8184	514.8483	15.00	1200.00
	新工艺6号剂量组	12	281.8333	149.09047	43.03871	187.1058	376.5609	36.00	540.00
	总数	94	367.2660	303.57129	31.31099	305.0885	429.4434	15.00	1200.00

表3.57 小鼠扭体次数的多重比较

Tab.3.57 **Multiple comparisons of mouse writhing times**

因变量	（I）组别	（J）组别	均值差(I-J)	标准误(S_x)	显著性(P)	95%置信区间 下限	95%置信区间 上限
20min内扭体次数	空白对照组	调经止痛片组	5.91667*	1.88096	0.002	2.1774	9.6559
		新工艺1号剂量组	8.28788*	1.92323	0.000	4.4646	12.1111
		新工艺2号剂量组	8.91667*	1.88096	0.000	5.1774	12.6559
		新工艺3号剂量组	9.46970*	1.92323	0.000	5.6464	13.2930
		新工艺4号剂量组	7.00000*	1.88096	0.000	3.2608	10.7392
		新工艺5号剂量组	5.91667*	1.88096	0.002	2.1774	9.6559
		新工艺6号剂量组	4.58333*	1.88096	0.017	0.8441	8.3226
	调经止痛片组	空白对照组	−5.91667*	1.88096	0.002	−9.6559	−2.1774
		新工艺1号剂量组	2.37121	1.92323	0.221	−1.4520	6.1945
		新工艺2号剂量组	3.00000	1.88096	0.114	−0.7392	6.7392
		新工艺3号剂量组	3.55303	1.92323	0.068	−0.2702	7.3763
		新工艺4号剂量组	1.08333	1.88096	0.566	−2.6559	4.8226
		新工艺5号剂量组	0.00000	1.88096	1.000	−3.7392	3.7392
		新工艺6号剂量组	−1.33333	1.88096	0.480	−5.0726	2.4059

续表

因变量	（I）组别	（J）组别	均值差（I-J）	标准误（S_x）	显著性（P）	95% 置信区间	
						下限	上限
20min内扭体次数	新工艺1号剂量组	空白对照组	-8.28788*	1.92323	0.000	-12.1111	-4.4646
		调经止痛片组	-2.37121	1.92323	0.221	-6.1945	1.4520
		新工艺2号剂量组	0.62879	1.92323	0.745	-3.1945	4.4520
		新工艺3号剂量组	1.18182	1.96459	0.549	-2.7237	5.0873
		新工艺4号剂量组	-1.28788	1.92323	0.505	-5.1111	2.5354
		新工艺5号剂量组	-2.37121	1.92323	0.221	-6.1945	1.4520
		新工艺6号剂量组	-3.70455	1.92323	0.057	-7.5278	0.1187
	新工艺2号剂量组	空白对照组	-8.91667*	1.88096	0.000	-12.6559	-5.1774
		调经止痛片组	-3.00000	1.88096	0.114	-6.7392	0.7392
		新工艺1号剂量组	-0.62879	1.92323	0.745	-4.4520	3.1945
		新工艺3号剂量组	0.55303	1.92323	0.774	-3.2702	4.3763
		新工艺4号剂量组	-1.91667	1.88096	0.311	-5.6559	1.8226
		新工艺5号剂量组	-3.00000	1.88096	0.114	-6.7392	0.7392
		新工艺6号剂量组	-4.33333*	1.88096	0.024	-8.0726	-0.5941
	新工艺3号剂量组	空白对照组	-9.46970*	1.92323	0.000	-13.2930	-5.6464
		调经止痛片组	-3.55303	1.92323	0.068	-7.3763	0.2702
		新工艺1号剂量组	-1.18182	1.96459	0.549	-5.0873	2.7237
		新工艺2号剂量组	-0.55303	1.92323	0.774	-4.3763	3.2702
		新工艺4号剂量组	-2.46970	1.92323	0.203	-6.2930	1.3536
		新工艺5号剂量组	-3.55303	1.92323	0.068	-7.3763	0.2702
		新工艺6号剂量组	-4.88636*	1.92323	0.013	-8.7096	-1.0631

续表

因变量	（I）组别	（J）组别	均值差（I-J）	标准误（S_x）	显著性（P）	95% 置信区间	
						下限	上限
20min 内扭体次数	新工艺 4 号剂量组	空白对照组	−7.00000*	1.88096	0.000	−10.7392	−3.2608
		调经止痛片组	−1.08333	1.88096	0.566	−4.8226	2.6559
		新工艺 1 号剂量组	1.28788	1.92323	0.505	−2.5354	5.1111
		新工艺 2 号剂量组	1.91667	1.88096	0.311	−1.8226	5.6559
		新工艺 3 号剂量组	2.46970	1.92323	0.203	−1.3536	6.2930
		新工艺 5 号剂量组	−1.08333	1.88096	0.566	−4.8226	2.6559
		新工艺 6 号剂量组	−2.41667	1.88096	0.202	−6.1559	1.3226
	新工艺 5 号剂量组	空白对照组	−5.91667*	1.88096	0.002	−9.6559	−2.1774
		调经止痛片组	0.00000	1.88096	1.000	−3.7392	3.7392
		新工艺 1 号剂量组	2.37121	1.92323	0.221	−1.4520	6.1945
		新工艺 2 号剂量组	3.00000	1.88096	0.114	−0.7392	6.7392
		新工艺 3 号剂量组	3.55303	1.92323	0.068	−0.2702	7.3763
		新工艺 4 号剂量组	1.08333	1.88096	0.566	−2.6559	4.8226
		新工艺 6 号剂量组	−1.33333	1.88096	0.480	−5.0726	2.4059
	新工艺 6 号剂量组	空白对照组	−4.58333*	1.88096	0.017	−8.3226	−0.8441
		调经止痛片组	1.33333	1.88096	0.480	−2.4059	5.0726
		新工艺 1 号剂量组	3.70455	1.92323	0.057	−0.1187	7.5278
		新工艺 2 号剂量组	4.33333*	1.88096	0.024	0.5941	8.0726
		新工艺 3 号剂量组	4.88636*	1.92323	0.013	1.0631	8.7096
		新工艺 4 号剂量组	2.41667	1.88096	0.202	−1.3226	6.1559
		新工艺 5 号剂量组	1.33333	1.88096	0.480	−2.4059	5.0726

续表

因变量	（I）组别	（J）组别	均值差(I-J)	标准误（S_x）	显著性（P）	95% 置信区间	
						下限	上限
潜伏期	空白对照组	调经止痛片组	−212.91667	115.85171	0.070	−443.2223	17.3889
		新工艺1号剂量组	−197.12121	118.45545	0.100	−432.6029	38.3604
		新工艺2号剂量组	−412.25000*	115.85171	0.001	−642.5556	−181.9444
		新工艺3号剂量组	−167.75758	118.45545	0.160	−403.2392	67.7241
		新工艺4号剂量组	−4.16667	115.85171	0.971	−234.4723	226.1389
		新工艺5号剂量组	−50.50000	115.85171	0.664	−280.8056	179.8056
		新工艺6号剂量组	−50.50000	115.85171	0.664	−280.8056	179.8056
	调经止痛片组	空白对照组	212.91667	115.85171	0.070	−17.3889	443.2223
		新工艺1号剂量组	15.79545	118.45545	0.894	−219.6862	251.2771
		新工艺2号剂量组	−199.33333	115.85171	0.089	−429.6389	30.9723
		新工艺3号剂量组	45.15909	118.45545	0.704	−190.3225	280.6407
		新工艺4号剂量组	208.75000	115.85171	0.075	−21.5556	439.0556
		新工艺5号剂量组	162.41667	115.85171	0.165	−67.8889	392.7223
		新工艺6号剂量组	162.41667	115.85171	0.165	−67.8889	392.7223
	新工艺1号剂量组	空白对照组	197.12121	118.45545	0.100	−38.3604	432.6029
		调经止痛片组	−15.79545	118.45545	0.894	−251.2771	219.6862
		新工艺2号剂量组	−215.12879	118.45545	0.073	−450.6104	20.3529
		新工艺3号剂量组	29.36364	121.00317	0.809	−211.1827	269.9100
		新工艺4号剂量组	192.95455	118.45545	0.107	−42.5271	428.4362
		新工艺5号剂量组	146.62121	118.45545	0.219	−88.8604	382.1029
		新工艺6号剂量组	146.62121	118.45545	0.219	−88.8604	382.1029

续表

因变量	（Ⅰ）组别	（J）组别	均值差（I-J）	标准误（S_x）	显著性（P）	95% 置信区间 下限	上限
潜伏期	新工艺2号剂量组	空白对照组	412.25000*	115.85171	0.001	181.9444	642.5556
		调经止痛片组	199.33333	115.85171	0.089	−30.9723	429.6389
		新工艺1号剂量组	215.12879	118.45545	0.073	−20.3529	450.6104
		新工艺3号剂量组	244.49242*	118.45545	0.042	9.0108	479.9741
		新工艺4号剂量组	408.08333*	115.85171	0.001	177.7777	638.3889
		新工艺5号剂量组	361.75000*	115.85171	0.002	131.4444	592.0556
		新工艺6号剂量组	361.75000*	115.85171	0.002	131.4444	592.0556
	新工艺3号剂量组	空白对照组	167.75758	118.45545	0.160	−67.7241	403.2392
		调经止痛片组	−45.15909	118.45545	0.704	−280.6407	190.3225
		新工艺1号剂量组	−29.36364	121.00317	0.809	−269.9100	211.1827
		新工艺2号剂量组	−244.49242*	118.45545	0.042	−479.9741	−9.0108
		新工艺4号剂量组	163.59091	118.45545	0.171	−71.8907	399.0725
		新工艺5号剂量组	117.25758	118.45545	0.325	−118.2241	352.7392
		新工艺6号剂量组	117.25758	118.45545	0.325	−118.2241	352.7392
	新工艺4号剂量组	空白对照组	4.16667	115.85171	0.971	−226.1389	234.4723
		调经止痛片组	−208.75000	115.85171	0.075	−439.0556	21.5556
		新工艺1号剂量组	−192.95455	118.45545	0.107	−428.4362	42.5271
		新工艺2号剂量组	−408.08333*	115.85171	0.001	−638.3889	−177.7777
		新工艺3号剂量组	−163.59091	118.45545	0.171	−399.0725	71.8907
		新工艺5号剂量组	−46.33333	115.85171	0.690	−276.6389	183.9723
		新工艺6号剂量组	−46.33333	115.85171	0.690	−276.6389	183.9723

续表

因变量	(I)组别	(J)组别	均值差(I-J)	标准误(S_x)	显著性(P)	95% 置信区间	
						下限	上限
潜伏期	新工艺5号剂量组	空白对照组	50.50000	115.85171	0.664	−179.8056	280.8056
		调经止痛片组	−162.41667	115.85171	0.165	−392.7223	67.8889
		新工艺1号剂量组	−146.62121	118.45545	0.219	−382.1029	88.8604
		新工艺2号剂量组	−361.75000*	115.85171	0.002	−592.0556	−131.4444
		新工艺3号剂量组	−117.25758	118.45545	0.325	−352.7392	118.2241
		新工艺4号剂量组	46.33333	115.85171	0.690	−183.9723	276.6389
		新工艺6号剂量组	0.00000	115.85171	1.000	−230.3056	230.3056
	新工艺6号剂量组	空白对照组	50.50000	115.85171	0.664	−179.8056	280.8056
		调经止痛片组	−162.41667	115.85171	0.165	−392.7223	67.8889
		新工艺1号剂量组	−146.62121	118.45545	0.219	−382.1029	88.8604
		新工艺2号剂量组	−361.75000*	115.85171	0.002	−592.0556	−131.4444
		新工艺3号剂量组	−117.25758	118.45545	0.325	−352.7392	118.2241
		新工艺4号剂量组	46.33333	115.85171	0.690	−183.9723	276.6389
		新工艺5号剂量组	0.00000	115.85171	1.000	−230.3056	230.3056

*均值差的显著性水平为 $P < 0.05$。

3.2.3.2　对小鼠二甲苯所致耳肿胀的影响

84只雌性小鼠，随机分8组。第一组为空白对照组，第二组桂枝茯苓丸组，灌胃0.69g/kg桂枝茯苓丸（2倍临床等效剂量，生药含量不详）。第三组至第八组为止痛化癥胶囊新工艺组，分别灌胃给予10.0g生药/kg、6.0g生药/kg、3.6g药/kg、2.16g药/kg、1.3g生药/kg、0.78g生药/kg。每日一次，连续7日。末次给药后1 h，给小鼠右耳涂二甲苯0.03mL/只，左耳作对照，20min后拉颈处死小鼠，用直径9mm打孔器将双耳同部位相同面积的耳片切下，用千分之一分析天平称重，以左右耳片重量之差代表耳肿胀程度。

结果：止痛化癥胶囊新工艺10g生药/kg、6.0g生药/kg、3.6g生药/kg、2.16g

生药/kg、1.3g生药/kg灌胃给药，均能够显著或明显抑制二甲苯所致的小鼠耳肿胀，与空白对照组比较有显著差异。止痛化癥胶囊新工艺6.0g生药/kg、3.6g生药/kg、2.16g生药/kg剂量组，作用效果接近。止痛化癥胶囊新工艺0.78g生药/kg剂量组对二甲苯所致的小鼠耳肿胀抑制作用明显低于阳性药组、止痛化癥胶囊新工艺6.0g生药/kg、3.6g生药/kg、2.16g生药/kg剂量组，组间比较有明显差异；止痛化癥胶囊新工艺3.6g生药/kg剂量组对二甲苯所致的小鼠耳肿胀抑制作用明显高于10.0g生药/kg剂量组，二组间比较有明显差异。其他各剂量组间比较无明显差异。结果见表3.58～表3.60。

表3.58　不同剂量的新工艺对二甲苯所致小鼠耳肿胀的影响
Tab.3.58　Effects of different doses of new technology on xylene-induced ear swelling in mice

组别	动物数/只	剂量/（g/生药kg）	耳肿胀/mg	抑制率 /%	P
空白对照组	11	—	11.18±1.72		
桂枝茯苓丸组	11	0.69	6.27±2.94	43.90	0.000
新工艺1号剂量组	10	10.0	7.60±3.17	32.03	0.006
新工艺2号剂量组	11	6.00	6.36±2.73	43.09	0.000
新工艺3号剂量组	11	3.60	4.91±3.48	56.10	0.000
新工艺4号剂量组	10	2.16	6.20±2.30	44.55	0.000
新工艺5号剂量组	10	1.30	7.40±3.40	33.82	0.004
新工艺6号剂量组	10	0.78	8.90±3.11	20.41	0.076

注：桂枝茯苓丸为丸重量；各组数据均与对照组比较。

表3.59　止痛化癥胶囊新工艺剂量筛选 耳肿胀试验
Tab.3.59　Dose screening of new technology for Zhitonghuazheng Capsule Ear swelling experiment

组别	n	均值（x）	标准差（s）	标准误（S_x）	均值的95%置信区间 下限	上限	极小值	极大值
空白对照组	11	11.1818	1.72152	0.51906	10.0253	12.3384	7.00	13.00
桂枝茯苓丸组	11	6.2727	2.93567	0.88514	4.3005	8.2449	2.00	11.00
新工艺1号剂量组	10	7.6000	3.16930	1.00222	5.3328	9.8672	4.00	13.00
新工艺2号剂量组	11	6.3636	2.73030	0.82322	4.5294	8.1979	3.00	10.00
新工艺3号剂量组	11	4.9091	3.47720	1.04841	2.5731	7.2451	0.00	12.00
新工艺4号剂量组	10	6.2000	2.29976	0.72725	4.5549	7.8451	2.00	9.00
新工艺5号剂量组	10	7.4000	3.40588	1.07703	4.9636	9.8364	3.00	14.00
新工艺6号剂量组	10	8.9000	3.10734	0.98263	6.6771	11.1229	4.00	15.00
总数	84	7.3452	3.34554	0.36503	6.6192	8.0713	0.00	15.00

表 3.60　耳肿胀试验的多重比较

Tab.3.60　Multiple comparisons of Ear swelling experiment

（I）组别	（J）组别	均值差（I-J）	标准误（S_x）	显著性（P）	95% 置信区间	
					下限	上限
空白对照组	桂枝茯苓丸组	4.90909*	1.23793	0.000	2.4435	7.3746
	新工艺1号剂量组	3.58182*	1.26850	0.006	1.0554	6.1083
	新工艺2号剂量组	4.81818*	1.23793	0.000	2.3526	7.2837
	新工艺3号剂量组	6.27273*	1.23793	0.000	3.8072	8.7383
	新工艺4号剂量组	4.98182*	1.26850	0.000	2.4554	7.5083
	新工艺5号剂量组	3.78182*	1.26850	0.004	1.2554	6.3083
	新工艺6号剂量组	2.28182	1.26850	0.076	−0.2446	4.8083
桂枝茯苓丸组	空白对照组	−4.90909*	1.23793	0.000	−7.3746	−2.4435
	新工艺1号剂量组	−1.32727	1.26850	0.299	−3.8537	1.1992
	新工艺2号剂量组	−0.09091	1.23793	0.942	−2.5565	2.3746
	新工艺3号剂量组	1.36364	1.23793	0.274	−1.1019	3.8292
	新工艺4号剂量组	0.07273	1.26850	0.954	−2.4537	2.5992
	新工艺5号剂量组	−1.12727	1.26850	0.377	−3.6537	1.3992
	新工艺6号剂量组	−2.62727*	1.26850	0.042	−5.1537	−0.1008
新工艺1号剂量组	空白对照组	−3.58182*	1.26850	0.006	−6.1083	−1.0554
	桂枝茯苓丸组	1.32727	1.26850	0.299	−1.1992	3.8537
	新工艺2号剂量组	1.23636	1.26850	0.333	−1.2901	3.7628
	新工艺3号剂量组	2.69091*	1.26850	0.037	0.1645	5.2173
	新工艺4号剂量组	1.40000	1.29835	0.284	−1.1859	3.9859
	新工艺5号剂量组	0.20000	1.29835	0.878	−2.3859	2.7859
	新工艺6号剂量组	−1.30000	1.29835	0.320	−3.8859	1.2859
新工艺2号剂量组	空折对照组	−4.81818*	1.23793	0.000	−7.2837	−2.3526
	桂枝茯苓丸组	0.09091	1.23793	0.942	−2.3746	2.5565
	新工艺1号剂量组	−1.23636	1.26850	0.333	−3.7628	1.2901

续表

（I）组别	（J）组别	均值差（I-J）	标准误（S_x）	显著性（P）	95% 置信区间	
					下限	上限
新工艺2号剂量组	新工艺3号剂量组	1.45455	1.23793	0.244	−1.0110	3.9201
	新工艺4号剂量组	0.16364	1.26850	0.898	−2.3628	2.6901
	新工艺5号剂量组	−1.03636	1.26850	0.416	−3.5628	1.4901
	新工艺6号剂量组	−2.53636*	1.26850	0.049	−5.0628	−0.0099
新工艺3号剂量组	空白对照组	−6.27273*	1.23793	0.000	−8.7383	−3.8072
	桂枝茯苓丸组	−1.36364	1.23793	0.274	−3.8292	1.1019
	新工艺1号剂量组	−2.69091*	1.26850	0.037	−5.2173	−0.1645
	新工艺2号剂量组	−1.45455	1.23793	0.244	−3.9201	1.0110
	新工艺4号剂量组	−1.29091	1.26850	0.312	−3.8173	1.2355
	新工艺5号剂量组	−2.49091	1.26850	0.053	−5.0173	0.0355
	新工艺6号剂量组	−3.99091*	1.26850	0.002	−6.5173	−1.4645
新工艺4号剂量组	空白对照组	−4.98182*	1.26850	0.000	−7.5083	−2.4554
	桂枝茯苓丸组	−0.07273	1.26850	0.954	−2.5992	2.4537
	新工艺1号剂量组	−1.40000	1.29835	0.284	−3.9859	1.1859
	新工艺2号剂量组	−0.16364	1.26850	0.898	−2.6901	2.3628
	新工艺3号剂量组	1.29091	1.26850	0.312	−1.2355	3.8173
	新工艺5号剂量组	−1.20000	1.29835	0.358	−3.7859	1.3859
	新工艺6号剂量组	−2.70000*	1.29835	0.041	−5.2859	−0.1141
新工艺5号剂量组	空白对照组	−3.78182*	1.26850	0.004	−6.3083	−1.2554
	桂枝茯苓丸组	1.12727	1.26850	0.377	−1.3992	3.6537
	新工艺1号剂量组	−0.20000	1.29835	0.878	−2.7859	2.3859
	新工艺2号剂量组	1.03636	1.26850	0.416	−1.4901	3.5628
	新工艺3号剂量组	2.49091	1.26850	0.053	−0.0355	5.0173
	新工艺4号剂量组	1.20000	1.29835	0.358	−1.3859	3.7859
	新工艺6号剂量组	−1.50000	1.29835	0.252	−4.0859	1.0859

续表

（I）组别	（J）组别	均值差（I-J）	标准误（S_x）	显著性（P）	95% 置信区间	
					下限	上限
新工艺6号剂量组	空白对照组	−2.28182	1.26850	0.076	−4.8083	0.2446
	桂枝茯苓丸组	2.62727*	1.26850	0.042	0.1008	5.1537
	新工艺1号剂量组	1.30000	1.29835	0.320	−1.2859	3.8859
	新工艺2号剂量组	2.53636*	1.26850	0.049	0.0099	5.0628
	新工艺3号剂量组	3.99091*	1.26850	0.002	1.4645	6.5173
	新工艺4号剂量组	2.70000*	1.29835	0.041	0.1141	5.2859
	新工艺5号剂量组	1.50000	1.29835	0.252	−1.0859	4.0859

* 均值差的显著性水平 $P < 0.05$。

　　总结：止痛化癥胶囊新工艺药效学小鼠给药剂量，可以设在0.78 ~ 3.6g生药/kg之间。此剂量相当于成人临床等效剂量6.0 ~ 27.7g生药/d。

参考文献 ---

［1］马云，罗艳琴，宋路遥等．菝葜治疗慢性盆腔炎有效部位的药效学筛选研究．JSouth Med Univ. 2013, 33（1）：145-149.

［2］孙兰，林楠，吕耀中等．桂枝茯苓胶囊对大鼠慢性盆腔炎的影响．中药药理与临床．2013, 29（4）：21-24.

［3］马雪萍，张兰兰，聂继红等．消瘤片对小鼠子宫内膜异位症和抗炎、镇痛作用研究．中国现代应用药学，2014, 31（3）：257-261.

［4］陈奇．中药药理研究方法学．第3版．北京：人民卫生出版社，2006：573.

［5］陈景伟，仝瑞晓，孙晓换等．补佳乐联合缩宫素建立小鼠原发性痛经模型．中国实验动物学报．2013, 21（5）：78-81.

［6］林乔，陈建南，赖小平等．川芎提取物对实验性痛经的镇痛机制．中国实验方剂学杂志．2011, 17（10）：161-164.

［7］李兰芳，解丽君，李国风等．方消经痛胶囊对缩宫素诱发大鼠痛经模型的镇痛作用．中成药．2009, 31（3）：363-367.

［8］刘畅，付永强，王英等．桂枝茯苓丸及其温阳利水和活血化瘀两组药物对小鼠子

官肌瘤模型的影响. 辽宁中医药大学学报. 2009，11（11）：214-216.

［9］余成浩，彭腾，杜洁等."三棱－莪术"组分配伍对大鼠子宫肌瘤的影响. 中药药理与临床. 2014，30（3）：104-107.

［10］陈海刚，朱兰，崔全才等. 雌激素制备大鼠子宫肌瘤动物模型. 中国学科学院学报. 2011，33（4）：108-411.

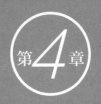

第4章

临床研究

4.1 治疗原发性痛经（血瘀证）Ⅲ期临床试验研究 --

4.1.1 研究方案

【试验药物名称】 止痛化癥胶囊。

【研究题目】 以田七痛经胶囊为平行对照，评价止痛化癥胶囊治疗原发性痛经（血瘀证）安全性和有效性的随机、双盲临床试验。

【试验目的】 评价止痛化癥胶囊治疗原发性痛经（血瘀证）安全性和有效性的。

【试验设计】 随机、双盲临床试验。

【纳入标准】 符合原发性痛经的诊断标准，血瘀证辩证，年龄18～40岁，签署知情同意书。

【有效性评价指标】 主要指标：经期腹痛。

次要指标：血瘀证候

【安全性评价指标】 1. 一般体检项目：包括体温、脉搏、呼吸、血压等。
2. 血、尿、便常规，心电图，肝功能（ALT）、肾功能（BUN，Cr）。

【受试者数量】 实验组：120例；对照组：40例。

【病例分配】 01，长春中医学院附属医院，临床观察原发性痛经患者120例。对照组40例。

【给药方案】 试验组：止痛化癥胶囊，一次6粒，一日3次。

对照组：田七痛经胶囊，一次5粒，一日3次。

【疗程】 于月经前5天开始，持续至月经来潮2天后停服。连用2个月经周期为1个疗程。痊愈病例随访1个月经周期。

【疗效评定标准】 疗效判定标准指数=（疗前积分1疗后积分）/疗前积分×100%。

止痛疗效标准（主要疗效指标）：

1. 缓解：疼痛完全消失，$n \geqslant 95\%$。

2. 显效：疼痛明显减轻，$n \geqslant 70\%$。

3. 有效：疼痛减轻，$n \geqslant 30\%$。

4. 无效：疼痛无明显改善，$n < 30\%$。

伴随症状疗效判定：

1. 痊愈：伴随症状基本消失，$n \geqslant 95\%$。
2. 显效：伴随症状明显减轻，$n \geqslant 70\%$。
3. 有效：伴随症状减轻，$n \geqslant 30\%$。
4. 无效：伴随症状无明显改善，$n < 30\%$。

4.1.1.1　试验背景

止痛化癥胶囊是吉林金宝药业股份有限公司生产并申报国家级中药保护品种。其主要成分为党参、炙黄芪、白术、丹参、当归等。具有活血调经、化癥止痛、软坚散结的功效。主治月经不调、痛经、癥瘕、慢性盆腔炎等。

（1）主要药效学实验表明

止痛化癥胶囊能显著减少乙酸引起的小鼠扭体次数，提高小鼠的热板痛阈值显示本品有较强的镇痛作用；止痛化癥胶囊还能对抗巴豆油、甲醛及棉球所致炎性渗出及肉芽组织增生，抑制角叉莱胶所致大鼠足肿胀，证明本品具有抗炎作用；止痛化癥胶囊还能提高小鼠单核巨噬功能，表明本品能提高动物的免疫功能；此外本品尚有一定的抑菌能力。

（2）小鼠急性、毒性试验

止痛化癥胶囊以最大浓度0.45g药粉/mL，最大体积0.4mL/10g体重给小鼠灌胃，24小时内给药3次，给药后观察7日，未见毒性反应和胃肠道反应。其止痛化癥胶囊灌胃给药最大耐受量＞182.9g生药/kg，相当于临床用药量的600倍，结果表明，止痛化癥胶囊毒性低。

（3）长期毒性试验

止痛化癥胶囊分别以24.38g生药/（kg·d）、12.19g生药/（kg·d）、6.1g生药/（kg·d）给大鼠灌胃，相当于临床用药量的80、40、20倍，连续90d，未见大鼠出现外观、体重增长、血常规、肝功能、肾功能及脏器组织的毒性变化，亦未见病理组织学变化，结合急性、毒性实验结果，证明本品毒性小，久服安全。

4.1.1.2　试验目的

① 客观评价止痛化癥胶囊的安全性及不良反应。
② 客观评价止痛化癥胶囊治疗原发性痛经（血瘀证）的临床疗效。

4.1.1.3　病例选择

（1）诊断标准

① 中医诊断标准

妇女正值经期或经行前后（1周之内），出现周期性小腹疼痛为主症，伴有其他不适，以致影响工作及生活者。

② 中医证候辨证标准——血瘀证

主症：经前或经期限小腹疼痛难忍。

次症：a. 月经量少；b. 月经量多；c. 经血黯而有瘀块；d. 畏寒可手足欠温；e. 面色青白；f. 肛门坠胀；g. 恶心呕吐；h. 乳房胀痛；i. 有灼热感；j. 神疲乏力；k. 舌黯苔白；l. 脉涩。

③ 西医诊断标准——原发性痛经

症状：在行经前后或月经期出现下腹疼痛、坠胀，伴有腰酸或其他不适，程度较重者以致影响生活和工作质量。

妇科检查：生殖器官无器质性病变者。

（2）症状评分标准

① 疼痛程度评分标准

凡有疼痛者基础分为	5分
疼痛程度：腹痛难忍	6分
腹痛明显，坐卧不宁	4分
腹痛时作时止，不影响生活及工作	2分
无疼痛	0分
腹痛持续时间≥2d	6分
1d≤腹痛持续时间＜2d	4分
腹痛持续时间＜1d	2分
无腹痛	0分

② 伴随症状证候评分标准

月经量少：量少（少于30mL，以渗透每片卫生巾的80%为10mL，为计算单位）	2分
正常	0分
月经量多：量多（多于80mL）	2分
正常	0分
经质经色异常：经色紫黯，有血块	2分
色红	0分
畏寒肢冷：有	1分
无	0分
面色青白：有	1分
无	0分

续表

恶心呕吐：有		1分
无		0分
肛门坠胀：有		1分
无		0分
乳房胀痛：有		1分
无		0分
有灼热感：有		1分
无		0分
神疲乏力：有		1分
无		0分

（3）痛经轻重分级标准

轻度：9分≤积分＜12分。

中度：12分≤积分＜16分。

重度：积分≥16分。

（4）纳入病例标准

① 中医辨证属原发性痛经（血瘀证）者。

② 西医诊断为原发性痛经。

③ 年龄在18 ～ 40岁之间为受试年龄范围。

④ 用药前两周内未服过止痛药、镇静药及激素类药物。

⑤ 已签有知情同意书者。

（5）排除病例标准

① 西医诊断属继发性痛经、经检查证实由盆腔炎、子宫内膜异位症、子宫肌瘤、子宫腺肌病、卵巢病变等所致痛经者。

② 年龄在18岁以下或40岁以上。

③ 妊娠、哺乳期妇女，或计划6个月内妊娠者。

④ 合并有心血管、肝、肾等重要脏器严重器质性疾病和造血系统严重原发性疾病，精神病患者。

⑤ 当下在参加其他临床药物试验，或当下在使用与试验药物有类似治疗作用的药物者。

⑥ 过敏体质和对本药过敏者。

（6）剔除病例标准

已入组病例但符合以下条件之一者，应予剔除。

① 误诊、误纳。

② 符合排除标准。

③ 一次药未用。

④ 无任何检测记录。

⑤ 由于使用某种禁用的药物，以致无法评价药效。

剔除病例应说明原因，其CRF表保留备查。不作疗效统计分析，但至少接受一个月经周期治疗，且有记录者，可参加不良反应分析。

（7）脱落病例标准

因以下原因未能完成临床方案的入组病例应视为脱落。

① 患者自行退出（疗效太差，不良反应等）。

② 失访。

③ 研究者令其退出（依从性差、出现夹杂症、严重不良事件）。

④ 虽然完成试验，但服药量不在应服量的80%～120%范围内。

⑤ 泄盲或紧急揭盲的病例。

脱落的病例应详细记录原因，并将其最后一次的主要疗效检查结果转接为最终结果进行统计分析，其CRF表应保留备查。

（8）全面中止试验的标准

研究进行中由于以下原因整个试验在多中心全面停止。

① 研究者发现严重的安全性问题。

② 疗效太差，无继续进行试验的必要。

③ 方案有重大失误。

④ 申办方因经费或管理原因。

⑤ 行政主管部门撤消试验，均可中途停止全部试验。

全面中止试验可以是暂时的，也可以是永久的。中止试验时，全部试验记录应予以保留备查。

4.1.1.4 试验方法

（1）研究设计

为了对该药的有效性、安全性和用药后的疗效性作出客观的评价。根据GCP

的有关要求，本次临床研究按临床单病种试验组最低例数不少于40例的要求，拟试验组120例，对照组40例。采用随机、双盲、平行对照的方法，按3∶1的分组方法进行试验，共观察160例患者，其中试验组120例，对照组40例。采用分层、分段随机的方法，运用SAS统计软件，按参加单位的病例分配数及随机比例生成随数字分组表。

按志愿者入选的先后顺序，提取相应的随机号，进行相应的组别进行治疗。为了保证双盲法的顺利实施，由申办者将试验药、对照药进行统一包装。分A、B两组，药品采用相同外包装，每一个包装为一个患者一个疗程的药物剂量，包装外粘贴药物编号。试验病例来源于门诊和病房，以辩论为主，但要严格控制可变因素。

（2）试验用药

① 研究用药

试验药物：止痛化癥胶囊，吉林金宝药业股份有限公司，批号：041101。

对照药物：田七痛经胶囊。

② 用药方法

a. 试验组：止痛化癥胶囊，温开水送服，一次6粒，一日三次，于月经前5天开始，持续至月经来潮2天后停用。

b. 对照组：田七痛经胶囊，温开水送服，一次5粒，一日3次，于月经前5天开始，持续至月经来潮2天后停用。

③ 疗程

连用2个月经周期为1个疗程，疗程结束后判断疗效。痊愈病例随访1个月经周期。

（3）注意事项

在用药期间，停服止痛药、镇静药及激素类药物。

4.1.1.5 观察指标

（1）诊断指标

① 妇科检查，未婚女子可做肛查（疗前检查1次）。

② B超检查（疗前检查1次）。

（2）安全性观测

① 一般体检项目（体温、心率、呼吸、血压），治疗前后各记录一次。

② 血、尿、便常规检查，治疗前后各做一次。

③ 心电图检查、肝（ALT）、肾（BUN、Cr）功能检查，治疗前后各做一次。

④ 不良事件：随时详细记录。

（3）疗效性观测

① 经期疼痛程度（于每次月经周期第7～10天记录）。

② 中医的症候评分：包括症状、舌、脉的变化。

4.1.1.6　疗效性判定标准

疗效判定标准指数＝（疗前积分－疗后积分）/疗前积分×100%

（1）经期腹痛疗效判定标准（主要疗效指标）

① 痊愈：治疗后经期腹痛完全消失。

② 显效：治疗后经期腹痛时间缩短，疼痛减轻，1项以上积分值降低两个等级。

③ 有效：治疗后经期腹痛时间缩短，疼痛减轻，1项以上积分值降低一个等级。

④ 无效：治疗后经期腹痛无明显改善，积分值未降低。

（2）中医证候疗效判定

① 痊愈：伴随症状基本消失，$n \geq 95\%$。

② 显效：伴随症状明显减轻，$95\% > n \geq 70\%$。

③ 有效：伴随症状减轻，$70\% > n \geq 30\%$。

④ 无效：伴随症状无明显改善，$n < 30\%$。

（3）随访

停药1个月经周期后，对痊愈病例进行随访3个月经周期，详细询问病情变化及不良反应发生情况，并对结果做出判定。

4.1.1.7　病例脱落

（1）脱落定义

所有填写过知情同意书，并筛选合格进入临床试验的受试者，无论何时何因退出，只要没有完成方案所规定的治疗周期，均为脱落病例。未满1个疗程，而症状自行消失，不作为脱落病例。脱落病例原因可能有如下方面。

① 受试者依从性差（试验用药依从性＜80％或＞120％），或合并使用本临床方案禁止使用的中西药，或中途自行换药或加用其他药物者。

② 观察中自然脱落、失访者，包括治疗有效，但不能完成1个疗程，以致临床资料不全等原因影响疗效和安全性判断者。

③ 发生严重不良事件与并发症，不宜继续接受临床试验而被中止试验的病例，及被破盲的病例。

（2）脱落病例的处理

① 当受试病例脱落后，研究者应采取电话、预约登门随访等方式尽可能与受试者保持联系，并询问理由，记录最后一次服药时间，完成所能完成的评估项目。

② 填写CRF"试验总结表"。包括中止试验的主要原因。

③ 凡是入选并已经使用编号药物的病例，无论是否脱落，均应记录和保留CRF表，既可作为档案保存，又可作为意向性分析（ITT analysis）资料的原始记录，脱落病例无需另补，所有脱落病例均应将CRF表交临床负责单位汇总，并进行统计学分析。

4.1.1.8 受试者的权益保障及知情同意

本试验方案将在《赫尔辛基宣言》指导下进行，该试验方案须经伦理委员会审议同意并签署批准意见后，方能实施。伦理委员会的意见可以是同意、作必要的修正后同意、不同意、终止或暂停已批准的试验。

参加临床试验的医师必须向受试者提供有关临床试验的详细情况，包括试验目的、试验性质、可能的受益和危险、可供选用的其他治疗方法以及符合《赫尔辛基宣言》规定的受试者的权利和义务等，使受试者了解后表示同意，并自愿签署知情同意书后，方可进行临床试验。

4.1.1.9 临床试验的质量控制与质量保证

① 在临床试验开始前，组织参加临床试验的临床医师认真学习临床试验方案，落实各项技术指标。

② 参加临床试验的医生相对固定。

③ 患者应按观察方案的要求复诊，如患者未能按时复诊，医生应及时通知其复诊或进行随访。

临床试验中，为保证受试者的依从性，应使受试者充分理解试验的意义及按时服药的重要性。住院患者，每次服药由护士送药到口；门诊患者要严格按规定用药，并由家属督促服药。受试者要将服药情况记录于服药记录表上。对未完全按照要求服药的原因要详细记录。

4.1.1.10 临床试验记录

① 全部病例均按以上方案观察，认真填写病例记录表格。

② 认真记录患者的服药情况，应对全部服用、有时漏服、有一半以上未服及全部未服等情况进行详细记录、说明。

③ 病历及病历记录表格作为原始记录，不得更改，做任何更正时不得改变原始记录，只能采用附加叙述说明理由，由参加临床试验的医师签名并注明日期。

④ 临床试验中实验室数据均应记录，观察病例应将原始报告粘在病历记录上。

⑤ 在正常范围的实验室数据也应记录，对显著偏高或在临床可接受范围以外的数据须加以核实，由参加临床试验的医师做必要的说明。

⑥ 填写临床观察表一律使用钢笔或碳素笔。

4.1.1.11 不良反应的记录和报告方法

（1）定义

① 不良事件的术语涵盖了在临床研究观察期间受试者出现的并会影响受试者健康的任何证候、症状、综合征或疾病的出现或恶化。该术语也包括了实验室或其他诊断过程中发现的与临床相关的情况，如计划外的诊治措施，或导致从试验中退出的意外情况。

② 不良事件可能是新的疾病；治疗状态症状或体征的恶化，或伴随疾病的恶化；对照药物的作用；与参加试验无关的因素；一个或多个因素的组合。所以"不良事件"这一术语并不意味着与试验药物的因果关系。

③ 严重不良事件是在试验药物任何剂量下或在观察期间任何时候出现的以下不良事件，包括：导致死亡；即刻危及生命；需住院治疗或延长住院时间；导致永久的或严重的残疾；超剂量而引起的损伤或损害；引起癌症；导致先天畸形；有重要的医学意义（指那些不会立即危及生命或导致死亡或需住院的事件，但可能危害患者或需要采取措施来预防上述所定义的某种后果）；需要医学处理来防止永久性的损伤或损害。

（2）不良反应程度分级

① 轻度：有症状出现，但能很好耐受，不需对症处理及停药。

② 中度：症状影响正常生活，患者难以忍受，需要停药或对症处理。

③ 重度：症状严重，危及患者生命，致死或致残，需立即停药或紧急处理。

（3）不良反应与药物的相关性评价

① 不良反应评价标准（包括症状、体征、实验室检查）：a. 不良反应出现的时间与用药时间吻合。b. 不良反应与该药的已知不良反应有关。c. 不良反应不能用其他原因解释。d. 不良反应在停药后消失。e. 不良反应在给药后再现。

② 不良反应判断标准：a. 肯定，同时符合上述第a、b、c、d、e条标准。b. 很可能，同时符合上述第a～d条标准。c. 可能，同时符合上述第a、b条标准。e. 可疑，符合上述第a条标准。中药不良反应因果判断见表4.1。

表4.1　中药不良反应因果判断

Tab.4.1　Causal judgment of adverse drug reactions of traditional Chinese medicine

判断结果	判断指标				
	a	b	c	d	e
肯定	+	+	+	+	+
很可能	+	+	+	+	?
可能	+	+	±	±	?
可疑	+	−	±	±	?
不可能	+	−	−	−	−

注：1. 肯定、很可能两级可诊断是不良反应。

2. 实验室检查项目超过正常值的20%为判定异常。

凡严重药物不良反应所造成受试者的损害甚至死亡者，在专门机构鉴定认可后，药品研制单位对受试者应作出适当的经济补偿。

（4）不良反应或不良事件的记录和报告方法

① 研究者应向患者说明，要求患者如实反应用药后的病情变化，医生要避免诱导性提问。

② 在观察疗效的同时，密切注意观察不良反应或未预料到的毒副作用（包括症状、体征、实验室检查），分析原因，作出判断，并追踪观察和记录，要统计不良反应发生率。

③ 对试验期出现的不良反应，应将其症状、程度、出现时间、持续时间、处理措施、经过等记录于病例报告表，评价其与试验药物的相关性，并由研究者详细记录，签名并注明日期。

④ 发现不良反应时，观察医师可根据病情决定是否中止观察，对因不良反应而停药的病例应进行追踪调查，详细记录处理经过及结果。

⑤ 在试验中如出现严重不良事件，承担临床研究的单位必须立即采取措施，保护受试者安全，并在24h内或不迟于第2个工作日报告申办者。申办者将保证满足所有法律法规要求的报告程度。

⑥ 对试验期间出现的不良反应，应将其症状、程度、出现时间、持续时间、处理措施、经过等记录于观察表，并且在综合考虑合并症、合并用药基础上，评价其与试验药物的相关性，并由医师详细记录。

⑦ 在试验中如出现严重不良事件反应需要紧急破盲时，应由临床试验组长单位的负责人、研制者、申办者共同破盲。

4.1.1.12 临床资料收集及统计分析规划

（1）病例验收

要严格按方案进行，病例观察表不得少项漏项。

（2）对于未按规定用药，无法判断疗效，或资料不全等影响疗效或安全判断者，予以剔除，剔除病例应详细说明理由。

（3）临床资料的统计处理

① 统计分析数据的选择

a. 意向性分析：对所有经随机化分组，并至少使用一次药品的全部病例进行分析。意向性分析针对疗效和不良事件进行。对于未能观察到全部治疗过程的病例资料，用最后一次观察数据结转到试验最终结果。

b. 符合方案数据分析：有符合试验方案、用药在3d以上、依从性好、试验期间未服禁止用药、完成CRF规定填写内容的病例，对疗效进行统计分析。

② 统计分析计划

统计分析将采用SPSS8.0统计分析软件进行计算。

所有的统计检验均采用双侧检验，P值不大于0.05将被认为所检验的差别有统计意义。

不问治疗组各次就诊的计量资料将采用"均数 ± 标准差"进行统计描述。与筛选期基础值进行比较，采用配对t检验比较组内前后差异。两组治疗前后的变化采用方差分析（ANOVA）进行比较。

不同治疗组各次就诊的计数资料采用频数（构成比）进行统计描述。两组治

疗前后的变化采用 χ^2 检验或秩和检验。

4.1.1.13 临床试验药品的管理

① 申办者按照临床试验要求提供试验药品及对照药品（试验药品要有药检证明）。

② 研究者建立临床试验用药品管理记录。

③ 药品由科研药房统一管理，专人发放，专人负责。

④ 定期检查试验药品的质量、储存条件、使用情况等。

⑤ 临床试验中由专人记录药品的数量、装运、递送、试验结束后剩余药品的回收与销毁情况。

4.1.1.14 监查制度

申办者委托监查员对临床试验进行系统检查，按GCP原则对试验进行监查，确保试验方案按规定进行，确保病例记录表所记录数据与原始数据相同。

4.1.1.15 方案的修改

① 本方案经伦理委员会批准后，若需修改，需制定"方案修改说明书"，并由主要研究者签字，须经申办者同意方可修改方案。

② 方案修改后，需报伦理委员会方可执行。

③ 任何参加试验的人员不得违背方案。

4.1.1.16 安全性评定标准

1级：安全，无任何不良反应，安全性指标检查无异常。

2级：比较安全，有轻度不良反应，不需做任何处理可继续给药，安全性指标检查无异常。

3级：有安全性问题，有中等程度的不良反应，或安全性指标检查有轻度异常，做处理后可继续给药。

4级：因严重不良反应中止试验或安全性指标检查明显异常。

4.1.1.17 各方承担的职责

统计教研室完成统计分析报告，在此基础上，参加单位完成分析报告，主要研究单位完成本次临床研究的总结报告。

4.1.1.18 病例分配

01，长春中医学院附属医院，临床观察原发性痛经患者120例，对照组40例。

4.1.1.19　临床试验的进度和完成日期

① 临床试验开始时间。

② 临床试验完成时间。

③ 临床试验资料收集、统计及总结时间。

4.1.2　临床疗效观察

长春中医学院附属医院于2004年12月至2005年10月应用止痛化癥胶囊对120例痛经患者进行了临床试验，并且设阳性对照药田七痛经胶囊对比观察40例。验证止痛化癥胶囊的临床疗效和安全性。其结果显示，治疗组痊愈31例，占25.83%；显效39例，占26.67%；有效43例，占35.83%。愈显率为58.33%，有效率为94.17%。高于阳性对照药田七痛经胶囊的50%和87.5%。但经统计学处理，两组无显著性差异（$P > 0.05$）。经安全性检测，证明本品具有安全性。

4.1.2.1　研究结果

（1）一般资料

临床试验160例痛经患者，其中治疗组120例，对照组40例，两组病例均来自长春中医学院附属医院门诊及住院患者，均为女性，具体情况见表4.2 ~ 表4.8。

表4.2　两组就诊情况

Tab.4.2　Information of patients in two groups

组别	门诊	住院	总例数
治疗组	42	78	120
对照组	15	25	40

表4.3　两组年龄分布 / 岁

Tab.4.3　Age distribution in two groups（years）

组别	< 20	20 ~ 24	25 ~ 29	30 ~ 34	35 ~ 40	总例数
治疗组	11	30	38	28	13	120
对照组	6	8	12	9	5	40

注：经 χ 检验 χ^2=0.74，$P > 0.05$ 两组无显著性差异，具有可比性。

表4.4　两组病程分布/年

Tab.4.4　course of adisease in two groups（years）

组别	0.5≤病程<1	1≤病程<2	2≤病程<3	3≤病程<4	病程≥4	总例数
治疗组	48	30	19	14	9	120
对照组	15	9	6	6	4	40

注：经 χ^2 检验 χ^2=0.56，$P>0.05$ 两组无显著性差异，具有可比性。

表4.5　两组病情分布

Tab.4.5　Distribution of illness in two groups

组别	轻	中	重	总例数
治疗组	63	41	16	120
对照组	20	15	5	40

注：经 χ^2 检验 χ^2=0.93，$P>0.05$ 两组无显著性差异，具有可比性。

表4.6　两组治疗前中医症状积分比较

Tab.4.6　Comparison of TCM symptom scores before treatment between two groups

组别	总例数	积分值（$x\pm$SD）	t	P
治疗组	120	26.31±6.15	1.46	>0.05
对照组	40	25.75±5.98		

注：经 t 检验，$P>0.05$ 两组无显著性差异，具有可比性。

表4.7　两组治疗前中医症状情况比较

Tab.4.7　Comparison of symptoms of traditional Chinese medicine between two groups before treatment

症状	治疗组				对照组				组间	
	+++	++	+	−	+++	++	+	−	u	P
痛经	10	39	71	0	3	14	23	0	0.73	>0.05
烦躁	8	21	66	25	4	8	19	9	1.14	>0.05
易怒	19	40	61	0	6	15	19	0	0.59	>0.05

症状	治疗组				对照组				组间	
	+++	++	+	−	+++	++	+	−	u	P
腰骶酸痛	9	35	70	6	3	12	22	3	0.76	> 0.05
纳少	0	8	64	48	0	4	21	15	1.21	> 0.05
月经量少	0	14	71	35	1	7	19	13	0.88	> 0.05
月色经暗	0	9	65	46	1	2	16	11	1.03	> 0.05
乳房胀痛	5	19	85	11	2	6	27	5	0.82	> 0.05
神疲懒言	0	30	90	0	0	9	31	0	0.36	> 0.05

注：经秩和检验，$P > 0.05$ 两组无显著性差异，具有可比性。

表4.8　两组治疗前舌脉情况比较

Tab.4.8　Comparison of tongue pulse before treatment between two groups

组别	舌质		舌苔		脉象	
	正常	暗	正常	白	正常	涩
治疗组	0	120	0	120	8	112
对照组	0	40	0	40	3	3

（2）剔除病例情况

两组剔除病例情况见表4.9。

表4.9　两组剔除病例情况

Tab.4.9　Case situation were excluded in two groups

组别	全部服用		有时漏服		1/3未服		长期中断		总例数
	n	/%	n	/%	n	/%	n	/%	
治疗组	120	83.3	9	9.3	6	5.6	7	1.9	144
对照组	40	86.1	4	12.9	2	5.6	2	0	48

由表4.9可知，两组共剔除病例32例，漏服、1/3未服及长期中断情况均有。

4.1.2.2　疗效分析

（1）治疗组和对照组中医症状积分比较

治疗组和对照组中医症状积分比较见表4.10。

由表4.10可知，本品有降低原发性痛经症状积分值的作用，并且优于对照药，经t检验$P < 0.01$或$P < 0.05$。

表4.10　两组中医症状积分比较

Tab.4.10　Comparison of symptom score between two groups of traditional Chinese medicine

组别	总例数	治前	治后	组内		组间	
		$x \pm SD$	$x \pm SD$	t	P	t	P
治疗组	120	26.31 ± 6.15	14.06 ± 7.63	11.95	< 0.01	2.31	< 0.05
对照组	40	25.75 ± 5.98	15.83 ± 7.71	10.52	< 0.01		

（2）治疗组和对照组中医症状改善情况

治疗组和对照组中医症状改善情况见表4.11。

表4.11　两组中医症状改善情况

Tab.4.11　Improvement of TCM symptoms in two groups

症状	组别	治前				治后				组内		组间	
		+++	++	+	−	+++	++	+	−	u	P	u	P
痛经	治疗组	10	39	71	0	4	9	62	45	9.81	< 0.01	3.11	< 0.01
	对照组	3	14	23	0	2	6	22	10	7.95	< 0.01		
烦躁	治疗组	8	21	66	25	3	7	56	54	3.54	< 0.01	2.18	< 0.05
	对照组	4	8	19	9	2	3	21	14	2.26	< 0.05		
易怒	治疗组	19	40	61	0	0	30	163	109	13.10	< 0.01	3.68	< 0.01
	对照组	6	15	19	0	0	8	63	30	11.63	< 0.01		
腰骶酸痛	治疗组	9	35	70	6	0	10	62	48	9.03	< 0.01	4.16	< 0.01
	对照组	3	12	22	3	0	4	22	14	6.25	< 0.01		

续表

症状	组别	治前				治后				组内		组间	
		+++	++	+	−	+++	++	+	−	u	P	u	P
纳少	治疗组	0	8	64	48	0	3	53	64	2.47	< 0.05	1.64	> 0.05
	对照组	0	4	21	15	0	2	18	20	1.97	< 0.05		
月经量少	治疗组	0	14	71	35	0	5	51	64	2.76	< 0.01	1.95	< 0.05
	对照组	1	7	19	13	0	2	21	17	1.98	< 0.05		
月色经暗	治疗组	0	9	65	46	0	4	40	76	2.69	< 0.01	1.57	> 0.05
	对照组	1	2	16	11	0	2	18	20	2.24	< 0.05		
乳房胀痛	治疗组	5	19	85	11	0	6	64	50	5.33	< 0.01	2.41	< 0.05
	对照组	2	6	27	5	0	3	25	12	3.96	< 0.01		
神疲懒言	治疗组	0	30	90	0	0	8	86	26	8.42	< 0.01	3.25	< 0.01
	对照组	0	9	31	0	0	4	28	8	6.17	< 0.01		

由表4.11可知，本品对原发性痛经症状有改善作用，并且优于对照药（纳少、色经暗外）。经秩和检验$P < 0.01$或$P < 0.05$。

（3）治疗组和对照组舌脉改善情况

两组舌脉改善情况见表4.12～表4.14。

表4.12　两组舌质用药后改善情况

Tab.4.12　Improvement of tongue quality in two groups after medication

组别	治前		组内		组间		总例数
	暗	正常	χ^2	P	χ^2	P	
治疗组	120	0	132.62	< 0.01	3.61	> 0.05	120
对照组	40	0	48.38	< 0.01			40

由表4.12可知，本品对原发性痛经病理性舌质有改善作用$P < 0.01$，两组比较无显著性差异$P > 0.05$。

表 4.13 两组舌苔改善情况

Tab.4.13 Improvement of tongue coating in two groups

组别	治前		治后		组内		组间		总例数
	白	正常	白	正常	χ^2	P	χ^2	P	
治疗组	120	0	13	107	163.52	< 0.01	3.26	> 0.05	120
对照组	40	0	8	32	45.18	< 0.01			40

由表4.13可知，本品对原发性痛经病理性舌苔有改善作用 P < 0.01，两组比较无显著性差异 P > 0.05。

表 4.14 两组脉象改善情况

Tab.4.14 Improvement of pulse condition in two groups

组别	治前		治后		组内		组间		总例数
	涩	正常	涩	正常	χ^2	P	χ^2	P	
治疗组	113	7	6	114	142.94	< 0.01	1.31	> 0.05	120
对照组	37	3	4	36	44.78	< 0.01			40

由表4.14可知，本品对原发性痛经病理性脉象有改善作用 P < 0.01，两组比较无显著性差异 P > 0.05。

4.1.2.3 治疗组和对照组综合疗效比较

两组综合疗效比较见表4.15。

表 4.15 两组综合疗效比较

Tab.4.15 Comparison of comprehensive curative effect between two groups

组别	痊愈		显效		有效		无效		愈显率 /%	有效率 /%	总例数
	n	/%	n	/%	n	/%	n	/%			
治疗组	31	25.83	39	32.5	43	35.83	7	5.83	58.33	94.17	120
对照组	9	22.5	11	27.5	15	37.5	5	12.5	50	87.5	40

由表4.15可知，经 χ^2 检验 χ^2=3.68，P > 0.05证明本品对原发性痛经有改善作用，对照组比较，无显著差异。

4.1.2.4 安全性评价

① 不良事件观察，经治疗组120例临床观察，除无效病倒外，在有效病例

中尚未发现不良反应症状和体征。

② 实验室观测，止痛化癥胶囊对治疗组血常规（Rhc、Wbc、Hb）、尿常规（Rbc、Wbc、Pr）、便常规、肝功能（ALT）、肾功能（Cr、BUN）、心电图进行用药前后观测。

表4.16 治疗组安全性观测
Tab.4.16 Safety observation in treatment group

观测项目	治前		治后		χ^2	P
	异常	正常	异常	正常		
血常规	0	120	0	120	0	> 0.05
尿常规	0	120	0	120	0	> 0.05
便常规	0	120	0	120	0	> 0.05
肝功能	0	120	0	120	0	> 0.05
肾功能	0	120	0	120	0	> 0.05
心电图	3	116	2	118	0.35	> 0.05

由表4.16可知，止痛化癥胶囊对血、尿、便常规，心、肝、肾功能无不良影响。

4.1.2.5 随访

20例试验组痊愈患者，于1个月后进行随访，尚未发现不良反应，也无痛经的复发。

4.1.2.6 典型病例

病例1 患者王×，女，21岁，以月经期小腹胀痛3个月为主诉来诊。当时伴有月经量少、错后、经色深、有血块、乳房胀痛、腰骶酸痛、乏力等。查体：体温36.0℃，脉搏76分/次，血压110/70mmHg，心肺未见异常，肝脾不大。腹软，下腹轻度的压痛（＋），无腹膜刺激征，舌质紫暗、苔薄白、脉涩。腹部B超示子宫过度屈曲，各项化验指标均正常。中医诊断为痛经（血瘀证），西医诊断为原发性痛经。给予止痛化癥胶囊，口服，一次5粒，一日3次。月经期停药，观察2个月经周期。月经前小腹胀痛、月经量少、月经错后等上述症状消失，腹部B超示正常，病情痊愈1个月后随访，患者未复发痛经。

病例2 患者高××，女，43岁。以经前期小腹胀痛半年，伴腰骶酸痛、月经量少、色暗、错后，头晕眼花，尿频等为主诉来诊。查体：体温36.1℃，脉搏78

分/次，血压120/70mmHg，内科未见异常，腹软、小腹压痛（＋），无腹膜刺激征。尿常规：WBC 10～25个/HP，腹B超示正常，舌质暗、苔白、脉涩。中医诊断为痛经（血瘀证），西医诊断为月经不调、尿路感染。给予止痛化癥胶囊，口服，一次5粒，一日3次，月经期停药，观察2个月经周期。复查上述症状均消失，尿常规WBC 0～3个/HP，腹部B超示正常。病情痊愈，1个月后随访未复发。

4.1.2.7 讨论

（1）疗效分析

经120例原发性痛经患者的临床试验和40例对照组比较研究证明：①止痛化癥胶囊试验组治疗痛经120例，临床痊愈31例、占25.83%，显效39例、占32.5%，有效43例，占35.83%，总有效率为94.17%；对照组田七痛经胶囊总有效率为87.5%；经 χ^2 检验，两组综合疗效，无显著性差异（ $P > 0.05$ ）。因此认为试验组疗效近似并优于对照组。②本品还有降低痛经患者症状积分的作用（ $P < 0.01$ ），与对照药比较有显著性差异（ $P < 0.05$ ）。

（2）中医证候疗效分析

通过两组比较观察证明，止痛化癥胶囊有改善痛经患者痛经、月经不调、烦躁易怒、乳房胀痛、腰低酸痛、乏力等中医症状的作用（ $P < 0.01$ 或 $P < 0.05$ ）。说明止痛化癥胶囊适合于痛经血瘀证候，与对照药比较，除纳少、月经色暗外，其余症状均优于对照药（ $P < 0.01$ 或 $P < 0.05$ ）。本品有改善痛经患者病理性舌脉的作用（ $P < 0.01$ ），但与对照药比较无显著性差异（ $P > 0.05$ ）。

（3）安全性分析

经实验室检查止痛化癥胶囊对患者血、尿、便常规，肾功能、肝功能无不良影响（ $P > 0.05$ ）。用药期间患者无不良症状出现，说明用药时间、剂量都处于安全范围。本组有剔除及脱落病例。

（4）药物特点或体会

痛经是临床常见病、多发病，凡在经期前后或在行经期间发生腹痛或其他不适以致影响生活和工作者称为痛经。痛经又分原发性痛经和继发性痛经两种，原发性痛经指生殖器官无明显器质性病变的月经疼痛，又称功能性痛经，常发生在月经初潮或初潮后不久，多见于未婚或未孕妇女，往往经生育后痛经缓解或消失；继发性痛经指生殖器官有器质性病变，如子宫内膜异位症、盆腔炎和子宫黏膜下肌瘤等引起的月经疼痛。本文主要观察原发性痛经。

中医对痛经也有论述，《医宗金鉴·妇科心法要诀》中有"凡经来腹痛，在经后痛则为气血虚弱；经前痛，则为气血凝滞。若因气滞血者，则多胀满；因血滞气者，则多疼痛。更当审其凝滞作胀痛之故，或因虚、因实，因寒、因热而分治之也"。本病的主要机理，是气血运行不畅所致。因经水为血所化，若血随气行，气充血沛，气顺血和，经行畅通，自无疼痛之患。若气滞血瘀或气虚血少，则使经行不畅，不通则痛。

根据以上痛经的病机，认为止痛化癥胶囊的组方、立法是合理的，因此临床试验取得了满意的结果。

4.1.2.8 结论

止痛化癥胶囊是治疗原发性痛经安全、有效的中成药。

4.2 治疗慢性盆腔炎（气虚血瘀证）Ⅲ期临床试验研究 ------------------------------------

4.2.1 研究方案

【试验药物名称】 止痛化癥胶囊。

【研究题目】 以桂枝茯苓胶囊为平行对照，评价止痛化癥胶囊治疗慢性盆腔炎（气虚血瘀证）安全性和有效性。

【试验目的】 评价止痛化癥胶囊治疗慢性盆腔炎（气虚血瘀证）安全性和有效性的。

【试验设计】 随机、双盲、多中心临床试验。

【纳入标准】 依据《指导原则》，符合慢性盆腔炎诊断及气虚血瘀证，年龄18～50岁，签署知情同意书。

【有效性评价指标】 ① 证候指标：下腹疼痛，腰骶酸痛，带下异常。
② 体征及理化检查：妇科检查及B超。

【安全性评价指标】 血、尿、便常规，心电图，肝功能（ALT）、肾功能（BUN，Cr）。

【受试者数量】 试验组180例，对照组60例。

【病例分配】 02，长春市中医院，临床观察慢性盆腔炎患者90例，对照组30例。03，长春市第二医院，临床观察慢性盆腔炎患者90例，对照组30例。

【给药方案】 试验组：止痛化癥胶囊，一次6粒，一日3次，口服。

对照组：桂枝茯苓胶囊，一次3粒，另加止痛化癥胶囊模拟剂3粒，一日3次，口服。

【疗程】 2个月为1个疗程（经期停药）。

4.2.1.1　试验背景

（1）主要药效学实验

表明止痛化癥胶囊能显著减少醋酸引起的小鼠扭体次数，提高小鼠的热板痛阈值，显示本品有较强的镇痛作用；止痛化癥胶囊还能对抗巴豆油、甲醛及棉球所致炎性渗出及肉芽组织增生，抑制角叉莱胶所致大鼠足肿胀，证明本品具有抗炎作用；止痛化癥胶囊还能提高小鼠单核巨噬细胞功能，表明本品能提高动物的免疫功能；此外本品尚有一定的抑菌能力。

（2）小鼠急性、毒性试验

止痛化癥胶囊以最大浓度0.45g药粉/mL，最大体积0.4mL/10g体重给小鼠灌胃，24h内给药3次，给药后观察7d，未见毒性反应和胃肠道反应。其止痛化胶囊灌胃给药最大耐受量＞182.9g生药/kg，相当于临床用药量的600倍，结果表明，止痛化癥胶囊毒性低。

（3）长期毒性试验

止痛化癥胶囊分别为24.38g生药/（kg·d）、12.19g生药/（kg·d）、6.1g生药/（kg·d）给大鼠灌胃，相当于临床用药量的80、40、20倍，连续给药90d，未见大鼠出现外观、体重增长、血象、肝功能、肾功能及脏器组织的毒性变化，亦未见病理组织学变化，结合急性、毒性实验结果，证明本品毒性小，久服安全。

4.2.1.2　试验目的

通过随机、双盲、阳性药物（桂枝茯苓胶囊）对照、多中心临床研究，初步评价止痛化癥胶囊治疗慢性盆腔炎（气虚血瘀证）安全性和有效性。

4.2.1.3　设计依据

① 国家药品监督管理局（2000）国药中保字第209号批文。

②《药品临床试验管理规范（GCP）》。

③《新药审批办法及有关法规》。

④《中药新药治疗慢性盆腔炎的临床研究指导原则》。

⑤《中药新药研究的技术要求》。

⑥《临床药理学》。

⑦ 止痛化癥胶囊的处方组成和功能主治。

⑧ 止痛化癥胶囊的药效学和毒理学试验研究资料。

4.2.1.4　病例选择标准

（1）诊断标准

参照《中药新药临床研究指导原则》2005年版、普通高等教育"十一五"国家级规划教材《妇产科学》（乐杰主编，人民卫生出版社）及新世纪全国高等中医药院校规划教材《中医妇科学》（张玉珍主编，中国中医药出版社）。

① 症状

下腹部坠胀、疼痛及腰骶部酸痛，常在劳累、性交后及月经前后加重，可伴有低热、易感疲倦、月经量增多或经期延长，甚至不孕及异位妊娠等。

② 妇科检查

子宫常呈后位，活动受限或粘连固定。子宫肌炎时，子宫可有压痛，输卵管炎时在子宫的一侧或两侧可触及条索状物，并有轻度压痛。盆腔结缔组织炎时在子宫一侧或两侧有片状增厚、压痛，或在盆腔的一侧或两侧摸到包块，宫骶韧带增粗、变硬，有触痛感。

上述体征至少需同时具备下列2项，子宫活动受限或粘连固定有压痛，附件区（条索状增粗或片状增厚或包块）压痛。

③ 理化检查

B超检查提示盆腔可有积液或炎性包块。

（2）气虚血瘀证中医判证标准

主证：下腹胀痛或刺痛、痛处固定；腰骶酸痛；经行腹痛加重；带下量多，色淡黄质稀。

次证：神疲乏力，低热起伏，食少纳呆，月经量多或伴经期延长，大便干燥或溏而不爽。

（3）症状、体征轻重分级标准

① 症状轻重分级标准

a. 主症

下腹疼痛	无疼痛	0分
	疼痛时作时止	2分
	疼痛频繁发作	4分
	疼痛持续存在	6分
腰骶胀痛	无胀痛	0分
	腰低酸胀不适	2分
	腰骶酸胀疼痛	4分
	腰骶酸痛，较难忍受	6分
经行腹痛加重	无加重	0分
	时有加重	2分
	常有加重	4分
	每次均加重	6分
带下异常	无异常	0分
	量较平时增多1/2以内色白。气味微臭	2分
	量较平时增多1/2～1倍，色黄白相兼，气味腥臭	4分
	量较平时增多1倍以上，需要垫纸，色黄，气味秽臭	6分

b. 次症

神疲乏力	无	0分
	有	2分
低热起伏	无	0分
	有	2分
食少纳呆	无	0分
	有	2分
月经不调	无	0分
	有	2分
大便干燥或泄不爽	无	0分
	有	2分
舌象异常	舌质红或暗红，边尖瘀点或瘀斑，苔白或黄	均记+
脉象异常	脉沉弦或沉滑，脉弦涩无力	均记+

以上症状具2项以上即可入选。

② 体征轻重分级标准

a. 子宫

活动直觉，无压痛	0分
活动沿可，轻度压痛	1分
活动受限，明显压痛	2分
活动明显受限，触之疼痛拒按	3分

b. 左侧附件

正常，无压痛	0分
触诊韧性增加，轻度压痛	1分
呈细条索状，明显压痛	2分
条索状增粗明显，或形成炎性包块，触之疼痛拒按	3分

c. 右侧附件

正常，无压痛	0分
触诊韧性增加，轻度压痛	1分
呈细条索状，明显压痛	2分
条索状增粗明显，或形成炎性包块，触之疼痛拒按	3分

③ 病情分度

根据症状及体征积分判定：积分 > 22分者为重度，13 ~ 22分者为中度，12分以下者为轻度。

（4）纳入病例标准

① 符合慢性盆腔炎西医诊断标准。

② 符合气虚血瘀证的中医辨证标准。

③ 年龄在18 ~ 50岁之间的已婚妇女，或未婚有性生活史者。

④ 签有知情同意书者。

（5）排除病例标准

① 妊娠期、哺乳期妇女或计划6个月内妊娠者。

② 由妇科肿瘤、子宫内膜异位症、盆腔瘀血症、结核性盆腔炎等到其他病证引起的相关症状者。

③ 两周内做过有关治疗的急性、亚急性盆腔炎患者。

④ 合并有严重的全身性疾病，如心血管、脑血管、肝、肾和造血系统等严重原发性疾病，以及精神病患者。

⑤ 过敏体质和对本药过敏者。

⑥ 受试者同时在参加其他药物临床试验，或当下使用与试验药相类似治疗作用的药物者。

⑦ 参加本项研究的医务工作者。

（6）剔除病例标准

① 纳入后发现不符合纳入标准。

② 不能坚持治疗者。

③ 服药后无任何评价记录的病例。

④ 在试验过程中服用违禁药物。

⑤ 病情加重，需要采取治疗措施者。

（7）病例脱落

① 脱落定义

所有填写过知情同意书，并筛选合格进入临床试验的受试者，无论何时何因退出，只要没有完成方案所规定的治疗周期，均为脱落病例。未满1个疗程，而临床症状自行消失，不作为脱落病例。脱落病例原因可能有如下方面。

a. 受试者依从性差（试验用药依从性＜80%或＞120%），或合并使用本临床方案禁止使用的中西药，或中途自行换药或加用其他药物者。

b. 观察中自然脱落、失访者，包括治疗有效，但不能完成1/2疗程，以致临床资料不全等原因影响疗效和安全性判断者。

c. 发生严重不良事件与并发症，不宜继续接受临床试验而被中止试验的病例，及被破盲的病例。

② 脱落病例的处理

参见4.1.1.7中（2）。

4.2.1.5　试验设计

（1）设计类型

随机、双盲、阳性药对照临床试验方法。

① 样本数及分组

本试验计划完成180例有效病例，故将根据纳入/排出标准筛选出196例作为受试对象，随机分为试验组与对照组和开放试验组，两组病例比例为3∶1。本试验将有2个临床试验中心参加，研究中心将按规定例数进行研究。

② 随机化方法

随机化的实施采用SAS软件由计算机产生随机列表的方法进行随机化分组，以保证组间的均衡性。

③ 盲法要求

本试验为随机双盲、阳性药对照、多中心临床试验。由研制单位特聘统计教研室统计专业人员完成药品编盲及应急信件的准备工作，并用相应编盲记录。

a. 随机数：根据要求试验组与对照组的比例为1：1，试验在3个中心进行，随机数具有重现性，所设定的中心数、区组长度及种子数等参数记录在盲底中。

b. 应急信件：统计学专业人员在产生随机数的同时，用牛皮纸信封为每个病例准备一个应急信件，信封标有患者的药物编号。内密封的信底注明了该病例的所属组别和该组别患者具体所服用的药品种类和剂量，供紧急揭盲时用，应急信件将随研究药物一同发给各研究中心，并保存在该中心主要研究者处。

c. 盲底保存：在完成药品编盲后当场密封盲底，并在信封骑缝处加盖公章，交本次临床研究组长单位临床基地和申办单位独立的两处，并保存至临床研究结束后，用作统计分析揭盲用。

④ 揭盲规定

本次试验规定为二次揭盲，第一次揭盲只揭出A组与B组，统计结果后进行第二次揭盲以明确试验组与对照组。

（2）试验病例来源

采用临床试验方法，按3：1比例，试验组与对照组共观察240例。由2家临床试验中心参加，由2个试验中心完成试验组与对照组病例。各临床试验中心应严格按本方案规定的各项标准选择病例。对于门诊病例应保持与患者经常性联系，严格掌握可控因素，如临床症状与体征变化、是否服用其他治疗药物以及在受试过程中是否由其他外界因素导致病情加重或恶化等均应详细了解，并记录于CRF表上。

（3）试验用药

① 对照药物的选择

止痛化癥胶囊具有益气活血、散结止痛的功效，且为胶囊剂型。根据同类有效的原则，应选择具有调经止血、温宫止痛、逐瘀生新的功能，对慢性盆腔炎有治疗作用的桂枝茯苓胶囊作为阳性对照药，按双盲法要求包装两组药物，统一编号。

② 受试药品名称、规格和用法用量

试验药：止痛化癥胶囊，口服，一次6粒，一日3次。

对照药：桂枝茯苓胶囊，口服，一次3粒，另加止痛化癥胶囊模拟剂一日3次。

（4）药品包装，服用方法及标签

所有试验药品将根据每个受试者每次随访服用药量进行包装，用袋包装，每次视该药包装中有药品1袋（一盒），可供患者4天研究用药外加1次备份用药。

试验过程中每个患者将分发7盒药物，服用的研究用药组成见表4.17。

表4.17　每天服用的研究用药组成
Tab.4.17　Composition of daily study medication

组别	早	中	晚
试验组	6粒	6次	6粒
对照组	3粒	3粒	3粒

（5）药品的保存

研究用药由研究单位统一保存，专人管理，发放给患者的药品须在干燥、阴凉处保存。

（6）疗程与合并症的处理

两组病例连续给药2个月，结束疗程后复查。

所有试验病例在试验期间，不得合并使用其他相关药物，若因其他疾病服用其他药物或其他治疗，必须在观察表中做出记录，包括药名、剂量、用法。

4.2.1.6　病例分配

02，长春市中医院，临床观察慢性盆腔炎患者90例。对照组30例。

03，长春市第二医院，临床观察慢性盆腔炎患者90例。对照组30例。

4.2.1.7　观测指标

（1）安全性观测

① 一般体检项目检查。

② 血、尿、便常规检查。

③ 心、肝、肾功能检查。

④ 可能出现的不良反应。

（2）诊断性指标（试验前）

① 妇科检查：包括外阴、阴道、子宫和盆腔检查。

② B超。

（3）疗效性观测

① 主要相关症状

下腹疼痛、腰骶酸痛、经行腹痛加重，带下异常，神疲乏力，低热起伏，食少纳呆，月经不调，大便干燥或溏泄不爽等。

② 舌象、脉象。

③ 妇科检查。

④ 阴道清洁度。

⑤ B超检查，盆腔有无积液或炎性包块。

4.2.1.8　疗效判定标准

（1）慢性盆腔炎综合疗效评定标准

① 痊愈：治疗后下腹疼痛及腰骶胀痛等症消失，一般检查、妇科检查及理化检查正常。证候、体征积分和减少≥95%。停药一个月内未复发。

②显效：治疗后下腹疼痛及腰骶胀痛等症消失或明显减轻，妇科检查及理化检查明显改善。证候、体征积分和减少70%～95%。

③有效：治疗后下腹疼痛及腰低胀痛等症减轻，妇科检查及理化检查有所改善。证候、体征积分和减少30%～70%。

④无效：治疗后下腹疼痛及腰骶胀痛等症无减轻或加重，妇科检查及理化检查较治疗前无改善或有所加重。证候、体征积分和减少＜30%。

（2）主要指标（局部体征）疗效评定标准

① 痊愈：治疗后体征消失，积分值减少≥95%或降低2个级别。

② 显效：治疗后体征明显减轻，积分值减少70%～95%，或降低1个级别。

③ 有效：治疗后体征有所减轻，积分值减少30%～70%，或降低不足1个级别。

④ 无效：治疗后体征无改善或有所加重。证候积分值减少＜30%。

（3）证候疗效评定标准

① 痊愈：治疗后各症状消失，证候积分值减少≥95%。

② 显效：治疗后各症状明显减轻，证候积分值减少70%～95%。

③ 有效：治疗后各症状有所减轻，证候积分值减少30%～70%。

④ 无效：治疗后各症状无改善或有所加重，证候积分值减少＜30%。

4.2.1.9　受试者的权益保障及知情同意

参见4.1.1.8。

4.2.1.10　临床试验的质量控制与质量保证

参见4.1.1.9。

4.2.1.11　临床试验记录

参见4.1.1.10。

4.2.1.12　不良反应的记录和报告方法

参见4.1.1.11。

4.2.1.13　临床资料收集及统计分析规划

参见4.1.1.12。

4.2.1.14　临床试验药品的管理

参见4.1.1.13。

4.2.1.15　监查制度

参见4.1.1.14。

4.2.1.16　方案的修改

参见4.1.1.15。

4.2.1.17　安全性评定标准

参见4.1.1.16。

4.2.1.18　各方承担的职责

参见4.1.1.17。

4.2.2　临床疗效观察（一）

长春市中医院于2004年12月～2005年10月，应用止痛化癥胶囊对90例慢性盆腔炎患者进行了临床观察，并且设阳性对照药桂枝茯苓胶囊30例对比观察。验证止痛化癥胶囊的临床疗效和安全性。其结果显示，治疗组基本痊愈26例，占28.89%；显效29例，占32.22%；有效32例，占35.56%。愈显率为61.11%，有效率为96.67%。阳性对照药桂枝茯苓胶囊30例，基本痊愈5例，占16.67%；显效7例，占23.33%；有效14例，占46.67%。愈显率为43.33%，有效率为90%。疗效优于对照组。但经统计学处理，两组无显著性差异（$P > 0.05$）。经安全性检测，证明本品具有安全性。

4.2.2.1　研究结果

（1）一般资料

临床试验120例慢性盆腔炎患者，其中治疗组90例，对照组30例，两组病例均来自我院门诊及住院患者，均为女性患者，具体情况见表4.18～表4.24。

表4.18　两组就诊情况

Tab.4.18　Information of patients in two groups

组别	门诊	住院	总例数
治疗组	27	63	90
对照组	8	22	30

表4.19　两组年龄分布/岁

Tab.4.19　Age distribution in two groups（years）

组别	< 20	20～29	30～39	40～50	总例数
治疗组	10	16	43	21	90
对照组	3	7	12	8	30

注：经 χ^2 检验，χ^2=0.89，$P > 0.05$ 两组无显著性差异，具有可比性。

表4.20　两组病程分布/年

Tab.4.20　Course of disease in two groups（years）

组别	0.5≤病程< 1	1≤病程< 2	2≤病程< 3	3≤病程< 4	病程≥4	总例数
治疗组	37	27	12	8	6	90
对照组	13	8	4	3	2	30

注：经 χ^2 检验，χ^2=1.15，$P > 0.05$ 两组无显著性差异，具有可比性。

表4.21　两组病情分布

Tab.4.21　Distribution of illness in two groups

组别	轻	中	重	总例数
治疗组	48	30	12	90
对照组	16	9	5	30

注：经 χ^2 检验，χ^2=0.86，$P > 0.05$ 两组无显著性差异，具有可比性。

表4.22　两组治疗前中医症状积分比较

Tab.4.22　Comparison of TCM symptom scores before treatment between two groups

组别	总例数	积分值（$x \pm$ SD）	t	P
治疗组	90	25.13 ± 5.85	1.34	> 0.05
对照组	30	24.70 ± 6.42		

注：经 t 检验，$P > 0.05$ 两组无显著性差异，具有可比性。

表4.23　两组治疗前中医症状情况比较

Tab.4.23　Comparison of symptoms of traditional Chinese medicine between two groups before treatment

症状	治疗组				对照组				组间	
	+++	++	+	−	+++	++	+	−	u	P
小腹胀痛	9	27	54	0	2	10	18	0	0.64	> 0.05
烦躁	6	27	53	4	3	11	15	1	0.78	> 0.05
易怒	6	38	56	0	2	13	15	0	0.67	> 0.05
腰骶酸痛	3	13	65	9	1	5	21	3	0.46	> 0.05
纳少	0	26	64	0	0	8	22	0	0.34	> 0.05

注：经秩和检验，$P > 0.05$ 两组无显著性差异，具有可比性。

表4.24　两组治疗前舌脉情况比较

Tab. 4.24　Comparison of tongue pulse before treatment between two groups

组别	舌质		舌苔		脉象	
	正常	红	正常	黄	正常	弦数
治疗组	0	90	0	90	6	84
对照组	0	30	0	30	2	28

（2）剔除病例情况

剔除病例情况见表4.25。

表4.25　两组剔除病例情况
Tab.4.25　Cases were excluded in two groups

组别	全部服用		有时漏服		1/3未服		长期中断		总例数
	n	/%	n	/%	n	/%	n	/%	
治疗组	90	83.3	10	9.3	6	5.6	2	1.9	108
对照组	30	86.1	4	12.9	1	5.6	1	5.6	36

由表4.25可知，两组共剔除病例24例，漏服、1/3未服及长期中断情况均有。

4.2.2.2　疗效分析

（1）治疗组和对照组中医症状积分比较，见表4.26。

表4.26　两组中医症状积分比较
Tab.4.26　Comparison of symptom score between two groups of traditional Chinese medicine

组别	总例数	治前	治后	组内		组间	
		$x \pm SD$	$x \pm SD$	t	P	t	P
治疗组	90	25.13±5.85	15.17±6.96	11.42	< 0.01	2.62	< 0.01
对照组	30	24.70±6.42	16.02±7.28	9.75	< 0.01		

由表4.26可知，本品有降低慢性盆腔炎症状积分值的作用。并且优于对照药，经 t 检验 $P < 0.01$。

（2）治疗组和对照组中医症状改善情况

中医诊断为月经不调（气虚血瘀证），西医诊断为慢性盆腔炎。给予止痛化癥胶囊，口服，一次5粒，一日3次，连续给药观察2个月经周期。复查示小腹坠胀、疼痛消失，其他症状均明显好转，临床痊愈。1个月后随访未复发。

4.2.2.3　讨论

（1）疗效分析

经90例慢性盆腔炎患者的临床试验和30例对照组比较研究证明：①止痛化癥胶囊试验组治疗慢性盆腔炎症90例，临床痊愈26例，占28.89%；显效29例，占32.22%；有效32例，占35.56%；愈显率61.11%，总有效率为96.67%。对照组桂枝茯苓胶囊的愈显率和总有效率分别为43.33%和90%；经卡方检验，两组综合疗效无显著性差异（$P > 0.05$）因此认为试验组疗效近似并优于对照组。

②本品还有降低慢性盆腔炎患者症状积分的作用（$P < 0.01$）与对照药比较有显著性差异（$P < 0.05$）。

（2）中医证候疗效分析

通过两组比较观察证明：止痛化癥胶囊有改善慢性盆腔炎患者小腹胀痛、纳呆、腰膝酸软、乏力等中医症状作用（$P < 0.01$或$P < 0.05$）。说明止痛化癥胶囊适合于慢性盆腔炎气虚血瘀证候，与对照药比较，除纳少外，其余症状均优于对照药（$P < 0.01$或$P < 0.05$）。本品有改善慢性盆腔炎患者病理性舌脉的作用（$P < 0.01$），但与对照药比较无显著性差异（$P > 0.05$）。

（3）安全性分析

经实验室检查，止痛化癥胶囊对患者血、尿、便常规，肾功能、肝功能无不良影响（$P > 0.05$）。用药期间患者无不良症状出现，说明用药时间、剂量都处于安全范围。本组有剔除及脱落病例，经随访未再出现慢性盆腔炎症状和因服止痛化癥胶囊而致的不良反应。

（4）药物特点或体会

慢性盆腔炎是女性内生殖器及其周围结缔组织、盆腔腹膜炎症的总称。炎症可局限于一个部位，也可同时累及多个部位，或延至整个盆腔脏器及腹膜。其病理改变包括子宫内膜炎、子宫肌炎、输卵管卵巢炎、盆腔结缔组织炎及盆腔腹膜炎，其中以输卵管卵巢炎最常见。盆腔炎按其发病过程、临床表现可分为急性和慢性两种。急性盆腔炎发展可引起弥漫性腹膜炎、败血症、感染性休克，严重者可危及生命；若急性期未彻底治愈，则转为慢性负担。本病属于中医学妇女腹痛、癥瘕、带下病等病症范畴。慢性盆腔炎多由急性盆腔炎治疗不当迁延而致，但亦有急性期限不明显，开始发病即为慢性者，病情常较顽固，当机体抵抗力低下时易急性发作。慢性盆腔炎主要包括慢性附件炎和慢性盆腔结缔组织炎。中医学认为是余邪未尽，瘀积胞中，以致脏腑功能失常，气血失调，冲任受损，从而引起月经不调、崩漏、痛经、带下、癥瘕不孕等。

根据以上慢性盆腔炎的病因病理，通过本试验证明止痛化癥胶囊的组方、立法是合理的，因此本组临床试验取得了较好的疗效。

4.2.2.4 结论

经90例慢性盆腔炎患者的临床试验，证明止痛化癥胶囊是治疗慢性盆腔炎（气虚血瘀证）安全、有效的中成药。

4.2.3　临床疗效观察（二）

长春市中医院于2004年12月～2005年10月间，应用止痛化癥胶囊对90例慢性盆腔炎气虚血瘀证患者，进行了临床疗效观察，并且设30例对照组，阳性对照药为桂枝茯苓胶囊，进行对比观察。验证止痛化癥胶囊的临床疗效和安全性。其结果：治疗组基本痊愈24例，占26.67%；显效33例，占33.33%；有效33例，占36.67%；愈显率为60%，有效率为96.67%，高于阳性对照药桂枝茯苓胶囊的50%和93.33%。但经统计学处理，两组无显著性差异（$P > 0.05$）。经安全性检测，证明本品具有安全性。

4.2.3.1　研究结果

（1）一般资料

临床试验120例慢性盆腔炎（气虚血瘀证）患者，其中治疗组90例，对照组30例，两组病倒均来自我院门诊及住院患者，均为女性患者，具体情况见表4.27～表4.33。

表4.27　两组就诊情况

Tab. 4.27　Information of patients in two groups

组别	门诊	住院	总例数
治疗组	29	61	90
对照组	8	22	30

表4.28　两组年龄分布/岁

Tab.4.28　Age distribution in two groups（years）

组别	< 20	20 ~ 29	30 ~ 39	40 ~ 50	总例数
治疗组	9	17	42	22	90
对照组	2	5	15	8	30

注：经 χ^2 检验，χ^2=1.53，$P > 0.05$ 两组无显著性差异，具有可比性。

表4.29　两组病程分布/年

Tab.4.29　Course of disease in two groups（years）

组别	0.5≤病程 < 1	1≤病程 < 2	2≤病程 < 3	3≤病程 < 4	病程≥4	总例数
治疗组	41	23	12	8	6	90

续表

组别	0.5≤病程<1	1≤病程<2	2≤病程<3	3≤病程<4	病程≥4	总例数
对照组	13	8	5	3	1	30

注：经 χ^2 检验，χ^2=2.15，$P>0.05$ 两组无显著性差异，具有可比性。

表4.30　两组病情分布

Tab.4.30　Distribution of illness in two groups

组别	轻	中	重	总例数
治疗组	52	27	11	90
对照组	15	12	3	30

注：经 χ^2 检验，χ^2=1.43，$P>0.05$ 两组无显著性差异，具有可比性。

表4.31　两组治疗前中医症状积分比较

Tab.4.31　Comparison of TCM symptom scores before treatment between two groups

组别	总例数	积分值（$x\pm\mathrm{SD}$）	t	P
治疗组	90	24.86±7.13	1.51	>0.05
对照组	30	25.28±6.64		

注：经 t 检验，$P>0.05$ 两组无显著性差异，具有可比性。

表4.32　两组治疗前中医症状情况比较

Tab.4.32　Comparison of symptoms of traditional Chinese medicine between two groups before treatment

症状	治疗组				对照组				组间	
	+++	++	+	−	+++	++	+	−	u	P
小腹胀痛	9	27	64	0	2	10	18	0	1.37	>0.05
烦躁	6	15	48	21	1	5	15	9	1.06	>0.05
易怒	14	23	53	0	5	9	16	0	0.53	>0.05
腰骶酸痛	8	23	55	4	2	7	16	1	0.95	>0.05
纳少	0	6	52	32	0	3	18	9	0.76	>0.05
月经不调	2	14	68	6	1	5	21	3	0.62	>0.05

注：经秩和检验，$P>0.05$ 两组无显著性差异，具有可比性。

表4.33　两组治疗前舌脉情况比较

Tab.4.33　Comparison of tongue pulse before treatment between two groups

组别	舌质		舌苔		脉象	
	正常	红	正常	黄	正常	弦数
治疗组	0	90	0	90	4	86
对照组	0	30	0	30	1	29

（2）剔除病例情况

剔除病例情况见表4.34。

表4.34　两组剔除病例情况

Tab.4.34　Cases were excluded in two groups

组别	全部服用		有时漏服		1/3未服		长期中断		总例数
	n	/%	n	/%	n	/%	n	/%	
治疗组	90	83.3	8	7.4	6	5.6	4	3.7	108
对照组	30	86.1	3	8.3	2	5.6	1	2.8	36

由表4.34可知，两组共剔除病例24例，漏服、1/3未服及长期中断情况均有。

4.2.3.2　疗效分析

（1）治疗组和对照组中医症状积分比较

两组中医症状积分比较见表4.35。

表4.35　两组中医症状积分比较

Tab.4.35　Comparison of symptom score between two groups of traditional Chinese medicine

组别	总例数	治前	治后	组内		组间	
		$x \pm SD$	$x \pm SD$	t	P	t	P
治疗组	90	26.31 ± 6.15	14.06 ± 7.63	11.95	< 0.01	2.31	< 0.05
对照组	30	25.75 ± 5.98	15.83 ± 7.71	10.52	< 0.01		

由表4.35可知，本品有降低慢性盆腔炎症状积分值的作用，并且优于对照药，t检验$P < 0.01$或$P < 0.05$。

（2）治疗组和对照组中医症状改善情况

两组中医症状改善情况见表4.36。

表4.36　两组中医症状改善情况
Tab.4.36　Improvement of TCM symptoms in two groups

症状	组别	治前				治后				组内		组间	
		+++	++	+	-	+++	++	+	-	u	P	u	P
小腹胀痛	治疗组	9	27	64	0	3	6	45	36	5.871	< 0.0	2.59	< 0.01
	对照组	2	10	18	0	0	5	17	8	4.01	< 0.01		
烦躁	治疗组	6	15	48	21	3	6	56	55	3.54	< 0.01	2.18	< 0.05
	对照组	1	5	15	9	2	3	21	14	2.26	< 0.05		
易怒	治疗组	14	23	53	0	0	13	58	19	13.53	< 0.01	6.14	< 0.01
	对照组	5	9	16	0	0	3	21	6	7.42	< 0.01		
腰骶酸痛	治疗组	8	23	55	4	0	8	52	30	9.11	< 0.01	3.08	< 0.01
	对照组	2	7	16	1	0	3	18	9	7.15	< 0.01		
纳少	治疗组	0	6	52	32	0	2	36	52	2.38	< 0.05	1.67	> 0.05
	对照组	0	3	18	9	0	1	15	14	1.95	< 0.05		
月经不调	治疗组	2	14	68	6	0	4	43	44	8.10	< 0.01	4.18	< 0.01
	对照组	1	5	21	3	0	1	18	11	5.46	< 0.01		

由表4.36可知，本品对慢性盆腔炎症状有改善作用，并且优于对照药（纳少除外）。经秩和检验$P < 0.01$或$P < 0.05$。

（3）治疗组和对照组舌脉改善情况

两组舌脉改善情况见表4.37 ~表4.39。

表4.37　两组舌质改善情况
Tab.4.37　Improvement of lingual quality in two groups

组别	治前		治后		组内		组间		总例数
	红	正常	红	正常	χ^2	P	χ^2	P	
治疗组	90	0	7	83	96.47	< 0.01	3.72	> 0.05	90
对照组	30	0	4	26	33.58	< 0.01			30

由表4.37可知，本品对慢性盆腔炎患者病理性舌质有改善作用$P < 0.01$，两组比较无显著性差异$P > 0.05$。

表4.38　两组舌苔改善情况

Tab.4.38　Improvement of tongue coating in two groups

组别	治前		治后		组内		组间		总例数
	黄	正常	黄	正常	χ^2	P	χ^2	P	
治疗组	90	0	8	72	95.57	< 0.01	3.32	> 0.05	90
对照组	30	0	4	26	33.58	< 0.01			30

由表4.38可知，本品对慢性盆腔炎患者病理性舌苔有改善作用$P < 0.01$，两组比较无显著性差异$P > 0.05$。

表4.39　两组脉象改善情况

Tab.4.39　Improvement of pulse condition in two groups

组别	治前		治后		组内		组间		总例数
	弦数	正常	弦数	正常	χ^2	P	χ^2	P	
治疗组	84	6	4	86	97.36	< 0.01	1.38	> 0.05	90
对照组	29	1	2	28	34.75	< 0.01			30

由表4.39可知，本品对慢性盆腔炎患者病理性脉象有改善作用$P < 0.01$，两组比较无显著性差异$P > 0.05$。

（4）治疗组和对照组综合疗效比较

两组综合疗效比较见表4.40。

表4.40　两组综合疗效比较

Tab.4.40　Comparison of comprehensive curative effect between two groups

组别	痊愈		显效		有效		无效		愈显率/%	有效率/%	总例数
	n	/%	n	/%	n	/%	n	/%			
治疗组	24	26.67	30	33.33	33	36.67	3	3.33	60	96.67	90
对照组	7	23.33	8	26.67	13	43.33	2	6.67	50	93.33	30

由表4.40可知，经χ^2检验$\chi^2=3.26$，$P > 0.05$，证明本品对慢性盆腔炎（气

虚血瘀证）有改善作用，与对照组比较，无显著差异。

4.2.3.3 安全性评价

① 不良事件观察：经治疗组90例临观察，除无效病例外，在有效病例中尚未发现不良反应症状和体征。

② 实验室观测：对治疗组血常规（Rbc、Wbc、Hb），尿常规（Rbc、Wbc、Pr），便常规，肝功能（ALT），肾功能（Cr、BUN），心电图进行用药前后观测。

表4.41　治疗组安全性观测
Tab.4.41　Safety observation in treatment group

检查项目	治前		治后		χ^2	P
	异常	正常	异常	正常		
血常规	0	90	0	90	0	> 0.05
尿常规	0	90	0	90	0	> 0.05
便常规	0	90	0	90	0	> 0.05
肝功能	0	90	0	90	0	> 0.05
肾功能	0	90	0	90	0	> 0.05
心电图	2	80	1	89	0	> 0.05

由表4.41可知，止痛化癥胶囊对血、尿、便常规，以及心，肝、肾功能无不良影响。

4.2.3.4 随访

对15例试验组痊愈患者，于1个月后进行随访，其结果见表4.42。

表4.42　随访情况
Tab.4.42　Follow-up of patients

例数	复发		试验药不良反应	
	/例	/%	/例	/%
15	1	6.7	0	0

4.2.3.5 典型病例

病例1　患者刘×，女，28岁，近半年来每于来月经时出现小腹及腰骶痛伴有烦躁、易怒、失眠、乳房胀痛。行经时月经量少、经期短、乏力等。查体：体温36.0℃，脉搏88分/次，血压100/70mmHg，心肺未见异常，肝脾不大，右侧小腹压痛（+），呈条索样包块。实验室检查示尿白细胞10～15个/400倍，腹部B超示盆腔有积液、右输卵管增粗，妇科检查示白带增多，宫颈糜烂。舌质红、苔黄、脉弦数。中医诊断为痛经（气虚血瘀证），西医诊断为慢性盆腔炎。给予止痛化癥胶囊，口服，一次6粒，一日3次。连续治疗2个月经周期，小腹及腰骶痛等症状消失，月经量较前增加，经期5～7d。病情痊愈。1个月后随访未复发。

病例2 患者赵××，女，36岁。主诉：经常左小腹痛且胀时轻时重4个月，伴月经量少、色深、有血块，腰骶痛、尿频、头晕、乏力等。当时查体：体温36.2℃，脉搏88分/次，血压110/80mmHg，心肺未见异常，左小腹压痛（+），可触到条索状肿物。实验室检查示WBC10～15个/HP，盆腔B超示左输卵管积液。舌质红、苔黄、脉弦数。中医诊断为月经不调（气虚血瘀证），西医诊断为慢性盆腔炎。给予止痛化癥胶囊，口服，一次6粒，一日3次，连续治疗2个月，复查：上述症状均消失，尿检：WBC0～2个/HP，盆腔B超示正常。临床痊愈。1个后随访未复发。

4.2.3.6 讨论

（1）疗效分析

经90例慢性盆腔炎患者的临床试验和30例对照组比较研究证明：①止痛化癥胶囊试验组治疗慢性盆腔炎症90例，临床痊愈24例，占26.67%；显效30例，占33.33%；有效33例，占36.67%；愈显率60%，总有效率为96.67%。对照组桂枝茯苓胶囊愈显率和总有效率分别为50%和87.5%；经卡方检验，两组综合疗效，无显著性差异（$P > 0.05$）。因此认为试验组疗效近似并优于对照组。②本品还有降低慢性盆腔炎患者症状积分的作用（$P < 0.01$），与对照药比较有显著性差异（$P < 0.05$）。

（2）中医证候疗效分析

通过两组比较观察证明，止痛化癥胶囊有改善慢性盆腔炎患者小腹及腰骶痛、烦躁易怒、月经不调及大便秘结等中医症状作用（$P < 0.01$或$P < 0.05$）。说明止痛化癥胶囊适合于慢性盆腔炎气虚血瘀证候，与对照药比较，纳少除外。其余症状均优于对照药（$P < 0.01$或$P < 0.05$），本品有改善慢性盆腔炎患者病理性舌脉的作用（$P < 0.01$），但与对照药比较无显著性差异（$P > 0.05$）。

（3）安全性分析

经实验室检查，止痛化癥胶囊对患者血、尿、便常规，肝、肾功能无不良影响（ $P > 0.05$ ）。用药期间患者无不良症状出现，说明用药时间、剂量都处于安全范围。本组有剔除及脱落病例，经对15例试验组痊愈病例进行随访，复发率为6.7%，不良反应率为0，说明本品远期疗效较好。

（4）药物特点或体会

慢性盆腔炎是妇科的常见病、多发病，本病常为急性盆腔炎未能恰当彻底治疗，或患者体质较差、病程迁延所致，但亦可无急性炎症史。病情较顽固，当机体抵抗力较差时，可有急性发作。其病理变化有慢性输卵管炎与输卵管积水、输卵管卵巢炎及输卵管卵巢囊肿、慢性盆腔结缔组织炎。其临床表现有全身症状，如低热、易感疲乏，有下腹及腰痛。其体征有子宫常呈后位，活动受限或粘连固定，如输卵管炎，则在子宫一侧或两侧增粗的输卵管，呈条索状，并有轻度压痛。如有输卵管积水或输卵管卵巢囊肿，则可盆腔的一侧或两侧摸到囊性肿物。盆腔有结缔组织炎时，子宫一侧或两侧有片状增厚，伴压痛，子宫骶骨韧带增粗、变硬、有压痛。

根据止痛化癥胶囊的功能主治和临床试验，证明了止痛化癥胶囊是治疗慢性盆腔炎（气虚血瘀证）的首选药物，值得在临床上广泛应用。

4.2.3.7 结论

经临床试验证明止痛化癥胶囊是治疗慢性盆腔炎（气虚血瘀证）安全、有效的中成药。

4.3 治疗原发性痛经和慢性盆腔炎临床试验总结

2004年12月～2005年10月应用止痛化癥胶囊对300例原发性痛经和慢性盆腔炎患者进行了临床试验，并且设阳性对照药田七痛经胶囊和桂枝茯苓胶囊，观察100例进行对比，验证止痛化癥胶囊的临床疗效和安全性。其结果显示，原发性痛经和慢性盆腔炎试验组300例。痊愈81例，占27%；显效98例，占32.27%；有效108例，占36%；愈显率为59.67%，效率为95.67%，高于阳性对照药田七痛经胶囊和桂枝茯苓胶囊的48%和90%；但经统计学处理，两组无显著性差异（ $P > 0.05$ ）。经安全性检测证明本品具有安全性。

4.3.1　研究结果

4.3.1.1　一般资料

临床试验400例原发性痛经和慢性盆腔炎患者，其中治疗组300例，对照组100例，两组病例均来自三个试验中心的门诊及住院患者，均为女性患者，具体情况见表4.43～表4.51。

表4.43　两组就诊情况

Tab.4.43　Information of patients in two groups

组别	门诊	住院	总例数
治疗组	98	202	300
对照组	31	69	100

表4.44　两组痛经患者年龄分布/岁

Tab.4.44　Age distribution in two groups（years）

组别	< 20	20 ～ 24	25 ～ 29	30 ～ 34	35 ～ 40	总例数
治疗组	11	30	38	28	13	120
对照组	6	8	12	9	5	40

注：经 χ^2 检验 $\chi^2=0.74$ ，$P > 0.05$ 两组无显著性差异，具有可比性。

表4.45　两组慢性盆腔炎患者年龄分布/岁

Tab.4.45　Course of disease in two groups（years）

组别	< 20	20 ～ 29	30 ～ 39	40 ～ 50	总例数
治疗组	19	33	85	43	180
对照组	5	12	27	16	60

注：经 χ^2 检验，$\chi^2=1.16$ ，$P > 0.05$ 两组无显著性差异，具有可比性。

表4.46　两组病程分布/年

Tab.4.46　Course of disease in two groups（years）

组别	0.5≤病程< 2	2≤病程< 3	3≤病程< 4	病程≥4	总例数
治疗组	126	19	43	22	300
对照组	42	15	12	7	100

注：经 χ^2 检验 $\chi^2=1.64$ ，$P > 0.05$ 两组无显著性差异，具有可比性。

表4.47 两组病情分布

Tab.4.47 Distribution of illness in two groups

组别	轻	中	重	总例数
治疗组	163	98	39	300
对照组	52	36	12	100

注：经 χ^2 检验 χ^2=0.97，$P > 0.05$ 两组无显著性差异，具有可比性。

表4.48 两组治疗前中医症状积分比较

Tab.4.48 Comparison of symptoms of traditional Chinese medicine between two groups before treatment

组别	总例数	积分值（$x \pm SD$）	t	P
治疗组	300	26.73 ± 6.57	1.62	> 0.05
对照组	100	25.96 ± 5.94		

注：经 t 检验，$P > 0.05$ 两组无显著性差异，具有可比性。

表4.49 两组痛经患者治疗前中医症状情况比较（n_1=120、n_2=40）

Tab. 4.49 Comparison of symptoms of traditional Chinese medicine before treatment between two groups of dysmenorrhea patients（n_1=120、n_2=40）

症状	治疗组				对照组				组间	
	+++	++	+	−	+++	++	+	−	u	P
痛经	10	39	71	0	3	14	23	0	0.73	> 0.05
烦躁	8	21	66	25	4	8	19	9	1.14	> 0.05
易怒	19	40	61	0	6	15	19	0	0.59	> 0.05
腰骶酸痛	9	35	70	6	3	12	22	3	0.76	> 0.05
纳少	0	8	64	48	0	4	21	15	1.21	> 0.05
月经量少	0	14	71	35	1	7	19	13	0.88	> 0.05
月经色暗	0	9	65	46	1	2	16	11	1.03	> 0.05
乳房胀痛	5	19	85	11	2	6	27	5	0.82	> 0.05
神疲懒言	0	30	90	0	0	9	31	0	0.36	> 0.05

注：经秩和检验，$P > 0.05$ 两组无显著性差异，其有可比性。

表4.50　两组慢性盆腔炎患者治疗前中医症状情况比较（n_1=180、n_2=60）

Tab.4.50　Comparison of symptoms of traditional Chinese medicine before treatment between two groups of patients with chronic pelvic inflammatory disease（n_1=180、n_2=60）

症状	治疗组				对照组				组间	
	+++	++	+	−	+++	++	+	−	u	P
小腹胀痛	18	54	118	0	4	20	36	0	1.04	> 0.05
烦躁	12	42	111	25	4	8	30	10	0.87	> 0.05
易怒	10	61	109	0	7	22	31	0	0.54	> 0.05
腰骶酸痛	11	36	120	13	3	16	37	4	0.61	> 0.05
纳少	0	32	116	32	0	11	26	9	0.58	> 0.05
月经不调	4	28	136	12	2	10	42	6	0.61	> 0.05

注：经秩和检验，$P > 0.05$ 两组无显著性差异，具有可比性。

表4.51　两组治疗前舌脉情况比较

Tab.4.51　Comparison of tongue pulse before treatment between two groups

组别	舌质		舌苔		脉象	
	正常	异常	正常	异常	正常	异常
治疗组	0	300	0	300	18	282
对照组	0	100	0	100	6	94

4.3.1.2　剔除病例情况

两组剔除病例情况见表4.52。

表4.52　两组剔除病例情况

Tab.4.52　Cases were excluded in two groups

组别	全部服用		有时漏服		1/3未服		长期中断		总例数
	n	/%	n	/%	n	/%	n	/%	
治疗组	300	83.3	27	7.5	18	5.0	13	3.6	360
对照组	100	83.3	10	8.3	5	4.2	3	2.5	120

两组共剔除病例80例，漏服、1/3未服及长期中断情况均有。

4.3.2　疗效分析

4.3.2.1　治疗组和对照组中医症状积分比较

治疗组和对照组中医症状积分比较见表4.53。

表4.53　两组中医症状积分比较

Tab. 4.53　Comparison of symptom score between two groups of traditional Chinese medicine

组别	总例数	治前	治后	组内		组间	
		$x \pm SD$	$x \pm SD$	t	P	t	P
治疗组	300	26.73 ± 6.57	13.15 ± 6.26	11.98	< 0.01	2.31	< 0.05
对照组	100	25.96 ± 5.94	14.75 ± 6.50	10.45	< 0.01		

　　由表4.53可知，本品有降低原发性痛经和慢性盆腔炎症状积分值的作用，并且优于对照药，经t检验$P < 0.01$或$P < 0.05$。

4.3.2.2　治疗组和对照组中医症状改善情况

治疗组和对照组中医症状改善情况见表4.54～表4.55。

表4.54　两组原发性痛经患者中医症状改善情况（n_1=120、n_2=40）

Tab.4.54　Improvement of traditional Chinese medicine symptoms in two groups of patients with primary dysmenorrhea and sadness（n_1=120、n_2=40）

症状	组别	治前				治后				组内		组间	
		+++	++	+	−	+++	++	+	−	u	P	u	P
痛经	治疗组	10	39	71	0	4	9	62	45	9.81	< 0.01	3.11	< 0.01
	对照组	3	14	23	0	2	6	22	10	7.95	< 0.01		
烦躁	治疗组	8	21	66	25	3	7	56	54	3.54	< 0.01	2.18	< 0.05
	对照组	4	8	19	9	2	3	21	14	2.26	< 0.05		
易怒	治疗组	19	40	61	0	0	30	163	109	13.10	< 0.01	3.68	< 0.01
	对照组	6	15	19	0	0	8	63	30	11.63	< 0.01		
腰骶酸痛	治疗组	9	35	70	6	0	10	62	48	9.03	< 0.01	4.16	< 0.01
	对照组	3	12	22	3	0	4	22	14	6.25	< 0.01		
纳少	治疗组	0	8	64	48	0	3	53	64	2.47	< 0.05	1.64	< 0.05
	对照组	0	4	21	15	0	2	18	20	1.97	< 0.05		

续表

症状	组别	治前				治后				组内		组间	
		+++	++	+	－	+++	++	+	－	u	P	u	P
月经量少	治疗组	0	14	71	35	0	5	51	64	2.76	< 0.01	1.95	< 0.05
	对照组	1	7	19	13	0	2	21	17	1.98	< 0.05		
月色经暗	治疗组	0	9	65	46	0	4	40	76	2.69	< 0.01	1.57	< 0.05
	对照组	1	2	16	11	0	2	18	20	2.24	< 0.05		
乳房胀痛	治疗组	5	19	85	11	0	6	64	50	5.33	< 0.01	2.41	< 0.05
	对照组	2	6	27	5	0	3	25	12	3.96	< 0.01		
神疲懒言	治疗组	0	30	90	0	0	8	86	26	8.42	< 0.01	3.25	< 0.01
	对照组	0	9	31	0	0	4	28	8	6.17	< 0.01		

由表4.54可知，本品对痛经症状有改善作用，并且优于对照药（纳少，月色经暗外）。经秩和检验 P < 0.01 或 P < 0.05。

表4.55　两组慢性盆腔炎患者中医症状改善情况（n_1=180、n_2=60）

Tab.4.55　Improvement of TCM symptoms in two groups of patients with chronic pelvic inflammatory disease（n_1=180、n_2=60）

症状	组别	治前				治后				组内		组间	
		+++	++	+	－	+++	++	+	－	u	P	u	P
小腹胀痛	治疗组	18	54	118	0	6	14	87	73	6.58	< 0.01	2.56	< 0.01
	对照组	4	20	36	0	1	10	35	14	4.61	< 0.01		
烦躁	治疗组	12	42	111	25	3	12	112	83	3.75	< 0.01	2.19	< 0.05
	对照组	4	16	30	10	2	7	39	22	2.25	< 0.05		
易怒	治疗组	10	61	109	0	0	15	94	73	6.96	< 0.01	2.25	< 0.05
	对照组	7	22	31	0	0	4	35	21	5.24	< 0.01		
腰骶酸痛	治疗组	11	36	120	13	0	12	96	72	4.36	< 0.01	1.98	< 0.05
	对照组	3	16	37	4	0	6	36	18	4.13	< 0.01		
纳少	治疗组	0	32	116	32	0	8	99	73	2.48	< 0.05	1.26	< 0.05
	对照组	0	11	40	9	0	4	29	27	2.24	< 0.05		
月经不调	治疗组	4	28	136	12	0	8	86	86	6.84	< 0.01	3.37	< 0.01
	对照组	2	10	42	6	0	2	36	22	4.46	< 0.01		

由表4.55可知，本品对慢性盆腔炎症状有改善作用，并且优于对照药（纳少除外）。经秩和检验$P < 0.01$或$P < 0.05$。

4.3.2.3 治疗组和对照组舌脉改善情况

治疗组和对照组舌脉改善情况见表4.56～表4.58。

表4.56 两组舌质改善情况

Tab.4.56 Improvement of lingual quality in two groups

组别	治前		治后		组内		组间		总例数
	异常	正常	异常	正常	χ^2	P	χ^2	P	
治疗组	300	0	24	276	491.73	< 0.01	3.57	> 0.05	300
对照组	100	0	14	86	140.16	< 0.01			100

由表4.56可知，本品对原发性痛经和慢性盆腔炎患者病理性舌质有改善作用$P < 0.01$，两组比较无显著性差异$P > 0.05$。

表4.57 两组舌苔改善情况

Tab.4.57 Improvement of tongue coating in two groups

组别	治前		治后		组内		组间		总例数
	异常	正常	异常	正常	χ^2	P	χ^2	P	
治疗组	300	0	31	269	483.99	< 0.01	3.25	> 0.05	300
对照组	100	0	18	82	134.75	< 0.01			100

由表4.57可知，本品对原发性痛经和慢性盆腔灸患者病理性舌苔有改善作用$P < 0.01$，两组比较无显著性差异$P > 0.05$。

表4.58 两组脉象改善情况

Tab.4.58 Improvement of pulse condition in two groups

组别	治前		治后		组内		组间		总例数
	异常	正常	异常	正常	χ^2	P	χ^2	P	
治疗组	282	18	15	285	415.82	< 0.01	1.29	> 0.05	300
对照组	94	6	9	91	123.45	< 0.01			100

由表4.58可知，本品对原发性痛经和慢性盆腔炎患者病理性脉象有改善作用$P < 0.01$两组比较无显著性差异$P > 0.05$。

4.3.2.4 治疗组和对照组综合疗效比较

治疗组和对照组综合疗效比较见表4.59。

表4.59 两组综合疗效比较

Tab.4.59 Comparison of comprehensive curative effect between two groups

组别	痊愈		显效		有效		无效		愈显率/%	有效率/%	总例数
	n	/%	n	/%	n	/%	n	/%			
治疗组	81	27	98	32.27	108	36	13	4.33	59.67	95.67	300
对照组	21	21	27	27	42	42	10	10	48	90	100

由表4.59可知，经 χ^2 检验 $\chi^2=3.51$，$P > 0.05$ 证明本品对原发性痛经和慢性盆腔炎有改善作用，与对照组比较，无显著性差异。

4.3.3 安全性评价

4.3.3.1 不良事件观察

经治疗组300例临床观察，除无效病例外，在有效病例中尚未发现不良反应症状和体征。

4.3.3.2 实验室观测

止痛化癥胶囊对治疗组血常规（Rbc、Wbc、Hb），尿常规（Rbc、bc、Pr）。便常规，肝功能（ALT），肾功能（Cr，BUN），心电图进行用药前后观测。

表4.60 治疗组安全性观测

Tab.4.60 Safety observation in treatment group

检查项目	治前		治后		χ^2	P
	异常	正常	异常	正常		
血常规	0	300	0	300	0	> 0.05
尿常规	0	300	0	300	0	> 0.05
便常规	0	300	0	300	0	> 0.05
肝 功	0	300	0	300	0	> 0.05
肾 功	0	300	0	300	0	> 0.05
心电图	3	294	3	297	0.45	> 0.05

由表4.60可知，止痛化癥胶囊对血、尿、便常规，心、肝、肾功能无不良影响。

4.3.4 随访

对50例试验组痊愈患者，于1个月后进行随访，观察3个月经周期，其结果见表4.61。

表4.61　随访情况

Tab.4.61　Follow-up of patients

例数	复发		试验药不良反应	
	/例	/%	/例	/%
50	1	2	0	0

由表4.61可知，随访复发率为2%，不良反应率为0。

4.3.5 讨论

4.3.5.1 疗效分析

经300例原发性痛经和慢性盆腔炎患者的临床试验和100例对照组比较研究证明：①止痛化癥胶囊试验组治疗原发性痛经和慢性盆腔炎症300例，临床痊愈81例，占27%；显效98例，占32.27%；有效108例，占36%；愈显率59.67%，总有效率为95.67%。对照组田七痛经胶囊和桂枝茯苓胶囊的愈显率和总有效率分别为48%和90%；经卡方检验，两组综合疗效，无显著性差异（$P > 0.05$）。因此认为试验组疗效近似并优于对照组。②本品还有降低原发性痛经和慢性盆腔炎患者症状积分的作用（$P < 0.01$），与对照药比较有显著性差异（$P < 0.05$）。

4.3.5.2 中医证候疗效分析

通过两组比较观察证明，止痛化癥胶囊有改善原发性痛经和慢性盆腔炎患者月经期小腹胀痛、烦躁易怒、乳房胀痛，月经不调等中医症状作用（$P < 0.01$ 或 $P < 0.05$）。说明止痛化癥胶囊适合于原发性痛经和慢性盆腔炎气虚血瘀证证候，与对照药比较，纳少，月色经暗除外，其余症状均优于对照药（$P < 0.01$ 或 $P < 0.05$）。本品有改善原发性痛经和慢性盆腔炎患者病理性舌脉的作用（$P < 0.01$）。但与对照药比较无显著性差异（$P > 0.05$）。

4.3.5.3 安全性分析

经过化验检测证明，止痛化癥胶囊对患者血、尿、便常规，肾功能、肝功能无不良影响（$P > 0.05$）。用药期间患者无不良症状出现。说明用药时间、剂量都处于安全范围。两组都有剔除及脱落病例，随访复发率为2%，不良反应率为0。

4.3.5.4 药物特点或体会

根据以上原发性痛经和慢性盆腔炎的病机的论述和临床试验，证明止痛化癥胶囊的组方，立法是合理的，其疗效与对照药田七痛经胶囊和桂枝茯苓胶囊相当。

4.3.6 结论

止痛化癥胶囊是治疗原发性痛经和慢性盆腔炎安全、有效的中成药。

参考文献

［1］国家药品监督管理局. 药品临床试验管理规范（GCP）. 1999.

［2］孙忠实. 临床药理学. 北京：北京科学技术出版社，2005.

［3］国家食品药品监督管理局. 药物研究技术指导原则. 北京：中国医药科技出版社，2006.